杏林追真

——名中医何若苹临证精华

主　审　何若苹

主　编　何永生

副主编　叶璐　黄硕　徐艳琳

全国百佳图书出版单位

中国中医药出版社

·北京·

图书在版编目（CIP）数据

杏林追真：名中医何若苹临证精华 / 何永生主编 .—北京：
中国中医药出版社，2021.4
ISBN 978 – 7 – 5132 – 6454 – 9

Ⅰ . ①杏⋯　Ⅱ . ①何⋯　Ⅲ . ①中医临床—经验—中国—现代
Ⅳ . ① R249.7

中国版本图书馆 CIP 数据核字（2020）第 186945 号

中国中医药出版社出版

北京经济技术开发区科创十三街 31 号院二区 8 号楼
邮政编码　100176
传真　010-64405721
河北新华第二印刷有限责任公司印刷
各地新华书店经销

开本 710×1000　1/16　印张 16.75　彩插 0.5　字数 308 千字
2021 年 4 月第 1 版　2021 年 4 月第 1 次印刷
书号　ISBN 978 – 7 – 5132 – 6454 – 9

定价　73.00 元
网址　www.cptcm.com

社 长 热 线　010-64405720
购 书 热 线　010-89535836
维 权 打 假　010-64405753

微信服务号　zgzyycbs
微商城网址　https://kdt.im/LIdUGr
官方微博　http://e.weibo.com/cptcm
天猫旗舰店网址　https://zgzyycbs.tmall.com

如有印装质量问题请与本社出版部联系（010-64405510）

四時讀書樂

山光照檻水繞廊　舞雩歸詠春風香
好鳥枝頭亦朋友　落花水面皆文章
蹉跎莫遣韶光老　人生唯有讀書好
讀書之樂樂何如　綠滿窗前草不除

修竹壓檐桑四圍　小齋幽敞明朱曦
晝長吟罷蟬鳴樹　夜深燼落螢入幃
北窗高臥羲皇侶　只因素稔讀書趣
讀書之樂樂無窮　瑤琴一曲來薰風

昨夜庭前葉有聲　籬豆花開蟋蟀鳴
不覺商意滿林薄　蕭然萬籟涵虛清
近床賴有短檠在　對此讀書功更倍
讀書之樂樂陶陶　起弄明月霜天高

木落水盡千崖枯　迥然吾亦見真吾
坐對韋編燈動壁　高歌夜半雪壓廬
地爐茶鼎烹活火　四壁圖書中有我
讀書之樂何處尋　數點梅花天地心

丙子夏日　何任

首届国医大师何任翰墨（1）

1

首届国医大师何任翰墨（2）

首届国医大师何任翰墨（3）

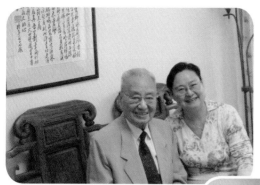

与首届国医大师何任
（左）合影

与国医大师葛琳仪（左）
参加义诊后合影

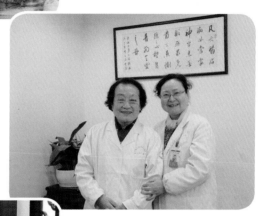

学习经典　温故知新

悉心带教　薪传后学

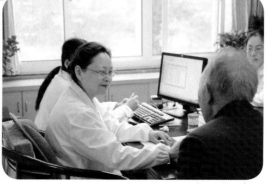

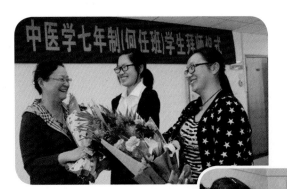

浙江中医药大学"何任班"收徒

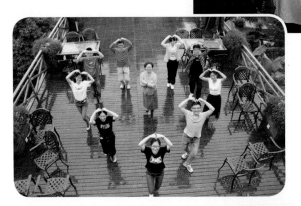

宁蒗公益扶贫义诊

毕业季——让快乐驱散离别的不舍

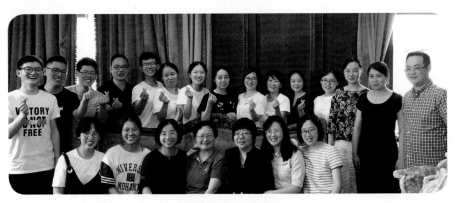

杏林桃李　情暖师门

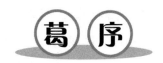

葛　序

　　中医药学是中华民族的伟大创造，是中国古代科学的瑰宝，因而代代相传，泽被世人。继承并发扬好祖国中医药，是每一代中医人的责任和使命。习近平总书记在 2019 年全国中医药大会前夕，对中医药发展做出重要指示"传承精华，守正创新"。于我而言，人到了一定的年纪，最开心的莫过于后来者赓续中医、精诚济世、薪火相传。因此，当何若苹手捧《杏林追真——名中医何若苹临证精华》索序之时，我欣然应允。

　　何若苹系钱塘"清源何"第三代传人，家学渊源，根深叶茂。她的祖父何公旦是民国时期杭州著名中医，父亲何任是我国著名中医学家，一生从事中医临床、教学、科研及管理工作，曾担任浙江中医学院（现浙江中医药大学）院长、浙江中医学会（现浙江省中医药学会）会长等，并荣获我国首届"国医大师"称号。我于 1962 年从上海中医学院毕业到浙江省中医院中医内科工作，直至后来担任浙江省中医院院长、浙江中医学院院长，无论在临床学术方面，还是在中医教学管理等方面都与何老先生交流密切，颇多获益，他的音容笑貌与大医风范永远留在我的心间。

　　何若苹为何老先生之女，青年时期就跟随何老先生学习中医。她天资聪颖，勤奋好学，1994 年在她"高师徒"出师论文答辩时，我是考核组组长，对她清晰而顺畅的答题印象极为深刻。可以说我是若苹成长的见证者。若苹在学习工作期间，继承了何老先生"夜卧人静后，晨起鸟啼先"的勤奋精神，在临床、科研及人才培养方面都取得了显著成绩。她是一位好医生，救死扶伤，精益求精。她治疗内科杂症注重辨证论治，顾护脾胃，调畅心理，擅用经方。在肿瘤的治疗方面，她传承了何老的"不断扶正，适时祛邪，随证治之"十二字法则，又根据自己的临床实践，进一步提出"重脾胃、益气阴、祛邪浊"的思想，并且根据不同部位、不同阶段、不同主症的肿瘤选择药物，在肝癌、肺癌、胃癌、肠癌、乳腺癌、卵巢癌、膀胱癌等肿瘤以及癌前病变的中医治疗与调理上都取得了不凡的成绩。在妇科疾病治疗方面，她重视调气和血，疏肝健脾，补益奇经，提出"治妇人诸症，总以调经为第一，必通晓奇经之理"，对月经不调、乳腺增生、卵巢囊肿、子宫肌瘤、盆腔炎、不孕、更年期综合征等妇科疾病治疗都有出色表现。她是一位好老师，成果丰硕，桃李芬芳。在繁忙的医疗工作之余，她总是努力挤出时间从事科研以及研究生的指导工作，先后承担"十五"国家科技攻关项目以及浙江省中医药管理局科技项目7项，发表《六味地黄丸运用探微》等论文50余篇，编著整理《何任医论选》等著作10余种，曾获得浙江省人民政府科学技术进步一、二等奖。她担任研究生指导老师，辛勤培养、认真指导硕士、博士研究生，不少毕业生已成为所在单位的骨干。正因为这样，她先后获得浙江省名中医、浙江省优秀医生、全国医药卫生系统先进个人等荣誉。

《杏林追真——名中医何若苹临证精华》，正是她临证经验与学术思想的荟萃。全书共分六章，第一章学术思想与临证特色，记录了她在长期从事中医临床工作中形成的中医学术思想与临证经验；第二章医道承薪，记录了她从师过程中学到的医学精华与自己的心得感悟；第三章肿瘤专论，第四章内科证治，第五章妇科证治，分别记录她在肿瘤、内科病、妇科病诊治中的经验心得；第六章医案选辑，记录她在肿瘤、内科、妇科等临床中的98则医案。此书叙述清晰，文风质朴，案例翔实，逻辑严密，可读性强，有临床指导价值，值得广大中医药工作者与中医药院校师生的学习与借鉴。

长江后浪推前浪，冀望何若苹在中医的道路上继续不断进取，走得更远、更出色，这是中医事业的需要，也是时代的召唤。我作为长者，对此充满信心，是为序。

2020 年元月于杭州

漫漫杏林路　巍巍父爱情
——纪念先父首届国医大师何任诞辰一百周年

光阴荏苒，橘杏春秋。

我与中医的结缘，自有一番渊源。我出生于杭州的一个中医世家，祖父何公旦（1876—1941）是民国时期杭州著名的中医，幼习儒，擅诗词，由儒通医，博采众长，时人号称钱塘"清源何"，医名远及湘、滇、蜀、粤、鲁等地，求诊者络绎不绝、门庭若市。家父何任（1921—2012）是我国现代著名的中医教育家、理论家、临床家，享有中国"金匮研究第一人"的美誉，2009年5月被国家中医药管理局授予首届"国医大师"称号。可以说，从我的出生之日起，整个幼年、童年、少年时期，都生活在这样一个中医氛围浓郁的家庭中，耳濡目染，加上父亲的谆谆教诲、用心引导，让我不时品味到中医药的馨香、分享到经父亲治疗恢复健康的患者无比感激喜悦的心情，这是我走上医学道路的起点。

人生路漫漫，我的中医生涯并非一帆风顺。在那个特殊的年代，我当时才刚刚初中毕业，就别无选择地进了一家校办工厂奉献青春热血。好在我没有像哥姐那样远离杭城，每天下班还能陪伴在虽身处"困境"但依然从医的父亲身边。虽然一家人的日子过得迷茫，但父亲期待我接续他中医事业的愿望却非常明晰，这使我逐渐习惯在繁忙的工作之余，依然坚持每天领受父亲布置的中医功课与颇有一番苦心的耳提面命。有了这样一段相对曲折的人生岁月，在恢复高考之后，我毫不犹豫地以"同等学力"的身份与十余届高中毕业生一同挤入高考，如同千军万马过"独木桥"。同样，在高考志愿书上我也毫不犹豫地填报了以治病救人为终身职志的中医学，这一切都不是偶然的。自从1978年进入浙江中医学院（现浙江中医药大学）后，我便真正开始了正规的中医求学之路。由于之前有7年的工作经历，因此对这来之不易的读书学医机会格外珍惜，与那个时代的年轻人一样，我也勤奋刻苦地学习，努力把"失去的时间补回来"。

一分耕耘，一分收获。从 1983 年毕业到 1991 年，我成为国家中医药管理局认定的何任教授学术经验继承人，又在何任教授身边传承学习 3 年，1994 年以优异成绩顺利通过首批国家中医药管理局高徒出师考核，从国医大师何任教授学术经验继承人成长为浙江省名中医、浙江中医药大学传承型博士生导师，以及全国第五、六批老中医药专家学术经验继承工作指导老师。一路走来，我始终坚持勤读经典、勤跟名师、勤做临床，努力传承家父医德医风、学术思想和临床经验，把投身中医药事业作为自己的价值追求，把善待患者作为自己的现实目标，把提高临床疗效作为自己运用中医药防治疾病的第一要务。也正因此，数十年间，我收获了诸如浙江中医药大学优秀工作者、优秀共产党员及浙江省优秀医生、全国医药卫生系统先进个人等多种荣誉；编著整理《何任医学经验集》等医学著作 10 余种，撰写发表学术论文 50 余篇，承担国家科技攻关项目及省中医药管理局科技项目 7 个；荣获浙江省人民政府科技进步一、二等奖各 1 项，浙江中医药科学技术奖多项。这些荣誉和成绩的取得，除了自身的努力，更多得益于家父的教导以及从医路上诸多前辈、同事的关心帮助。

荣誉和成绩只是过去。于我而言，最重要的有三：一是救死扶伤，二是学术求真，三是中医薪传。救死扶伤是业医者的职业道德和基本素养。我有幸在过去 40 年的从医路上，以自己的诚心、精心，医治了无数肿瘤、内妇科和疑难杂症患者，并且颇有疗效，深受患者信任爱戴，自觉无愧于心，因此，救死扶伤是我永恒的职责。学术求真是学者的群体取向与价值追求。我在中医临床与研究过程中，坚持疗效是硬道理，坚持探本求源、辨证论治、矢志求真。中医薪传不仅是中医学源远流长的重要途径，更是中医事业兴旺发达的基本保证。这些年来，我认真带教了博士、硕士研究生及何任班的学生、进修生等数十名。他们用心学习、潜心岐黄，承薪有意、悟道续真，不仅学有所成，而且大多成为中医临床的骨干力量。"青出于蓝而胜于蓝"是我对他们寄予的厚望。

作为我执业生涯的阶段性总结,《杏林追真——名中医何若苹临证精华》一书的编写,得到了我弟子们的支持和助力,书中的多数章节,都是他们跟随我学习中医时在临床过程中的见闻感悟与归纳总结,并做了分类、整合、提炼和编撰,除了医案部分在案后署有执笔者的姓名外,其他章节一并不另署名。由于时间仓促,书中谬误难免,恳请读者不吝赐教。

作为中医人,中医是我的初心,是我的诗和远方,是我孜孜以求的梦想。习近平总书记在 2019 年全国中医药大会前夕,对中医药工作作出"要遵循中医药的发展规律,传承精华,守正创新,加快推进中医药现代化、产业化"的重要指示。我始终秉承着努力工作、快乐生活的理念,永远怀揣着赤子之心,践行着对学无止境的不懈追求。作为在临床工作 40 年的中医人,在新时代里,仍然要以只争朝夕的精神,努力做好传承工作,努力服务好病患,不负使命,为中医药传承创新发展贡献自己的一分力量。辛勤耕耘,永不停息,杏林追真,芳华不逝。

本书付梓之际,适逢先父百年诞辰。回首往事,父亲的谆谆教诲、音容笑貌时时浮现在我的脑海,使我感慨万千。虽然我年逾花甲,但唯有发扬"敢将妙手疗疢难,勉作良医济世人"的精神,才能对得起恩重如山的父爱,才是对父亲最好的怀念。

何若苹
2020 年秋于杭州

编者的话

何若苹老师系首届国医大师何任教授的学术经验继承人，浙江中医药大学附属第三医院主任中医师，浙江省名中医，浙江中医药大学兼职教授，传承型博士生导师，全国第五、六批老中医药专家学术经验继承工作指导老师。她从事中医内科、妇科及肿瘤的临床工作已四十余年，积累了丰富的经验，形成了自己独特的学术思想和临床特色。

2016年国家中医药管理局发文，建立"何若苹全国名中医药专家传承工作室"，我们有幸成为工作室成员。因此，整理何若苹老师的临证经验，推广其临床应用既是我们的职责所在，也是国家中医药管理局下达的任务，更是为国家弘扬中医药文化尽一分力量。由此我们编写了《杏林追真——名中医何若苹临证精华》。

本书分为六章，第一章学术思想与临证特色，记录了何若苹老师在长期从事中医临床工作中形成的学术思想与临证经验。第二章医道承薪，记录了何若苹老师多年来不断学习和整理何任教授的学术经验以及自己临床的心得感悟。第三章肿瘤专论、第四章内科证治、第五章妇科证治，分别记录何若苹老师对肿瘤、内科病、妇科病的诊治经验。第六章医案选辑，记录了何若苹老师各科临床医案98则。除第二章医道承薪由何若苹老师自己撰写外，其余章节均由其传承工作室成员以及硕士、博士研究生撰写。

本书付梓之前，国医大师葛琳仪教授于百忙之中应邀为本书作序，何若苹老师以"漫漫杏林路 巍巍父爱情"为题撰写了自己学医、从医路上的经历与体会，均为本书增辉添彩，在此一并表示衷心的感谢！该书内容丰富，文风质朴，案例翔实，可读性强，适合中医药专业人员及爱好者学习与参考。

由于时间仓促，书中若有不妥之处，恳请读者批评指正，以便再版时修订提高。

《杏林追真——名中医何若苹临证精华》编委会
庚子年秋于杭州西子湖畔

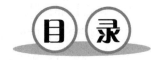

目录

第一章 学术思想与临证特色

何若苹教授，系国医泰斗何任教授的学术经验继承人，浙江中医药大学附属第三医院（浙江省中山医院）主任中医师，浙江省名中医，浙江中医药大学兼职教授、传承型博士生导师，全国第五、六批老中医药专家学术经验继承工作指导老师。她长期从事中医内、妇科及肿瘤的临床工作，积累了丰富的经验，形成了自己独特的学术思想与临证特色。

一、求真务实，疗效为先

何若苹老师（以下简称何师）强调，凡业中医者，最要紧的素质修养就是求真务实，不仅求知问学、提高医术要求真务实，而且接诊疗疾、救死扶伤也要求真务实。这个真，就是真真切切的知识学问、医疗水平；这个实，就是实实在在的科学态度、治疗效果。坚守"求真务实，疗效为先"，减轻的是患者的负担与痛苦，体现的是医者的能力与价值，展示的是中医的神奇与魅力。

大医精诚。对医生而言，要用自己高超的医术和仁厚的医德来赢得患者的信任，尤其是疗效，更是赢得患者信任的宝典。有的医生有时会用一些投机取巧的方法招揽吸引患者，但如果疗效不好，也只会出现一阵子求诊者门庭若市的场景，最终是得不到患者的信任的。所以当医生一定要老老实实，精研医道，诚心对人。所谓"酒香不怕巷子深"，就是说在医生的职业生涯中，疗效是硬道理；只有疗效好，才能获得患者的信赖。

二、尊经重典，文化为本

何师指出，一个良医的造就，除去勤于临床、勤于跟师之外，关键要学好基本功，而中华民族几千年来所存世之中医典籍，正是所谓中医的本与源，也是学习领悟的核心内容。她说，在她年轻时，其父何任先生就开始灌输重视典籍的思想，特别是对中医四大经典，更是亲自督导，务必求真下苦功，力求熟能生巧。她还说，熟读深悟中医经典，临床才能信手拈来、灵活运用。记得早在1983年，跟师侍诊时运用《金匮要略》中一张原用于治疗妇女绝经期后下利夹血的良方"温经汤",治疗一位结婚4年不孕的罗姓妇女,居然一年后身怀六甲,对此印象非常深刻。

何师强调,作为传统文化的重要组成部分,我们要真正弄通中医,就必须对中华传统文化有深入的研究,才能真正感悟到中医学的真谛,才能充分继承和发展好中医药学。何师回忆说,她的祖父何公旦,不仅长于医道,也深谙诗文、书画,在当时是一位誉满江南的名医。她的父亲何任从小涉猎甚广,除了研读《本草备要》《药性赋》等中医书籍外,还旁及四书及《史记》《古文观止》等经、史、文集著作。这些都为他日后登上中医学的高峰打下了坚实的文化基础。

三、衷中参西,守正创新

何师认为,中医与西医是两门各具不同理论体系的医学科学,各有其长、各具特色、各有优势。中医长于辨证,西医长于辨病;中医长于治本兼能治标,西医长于治标兼能治本。作为杏林中人,切不可妄自菲薄,而应知彼知己,扬长避短,弘扬国粹,增强文化自信。临床上,何师坚持衷中参西,强调医生给患者看病,首先要弄清患者得的到底是什么病,疾病清楚了再进行辨证制方,唯其如此,方可药到症缓,药到病除。

何师强调,创新是一个学科发展的动力。顺应时代的发展变化,中医务必创新发展、不断提高,比如能否使中药汤剂既确保疗效又方便服用?能否使中医辨证既用好揆度又科学规范?能否使中医在服务"一带一路"建设中更好地做到既福泽四方授人以鱼又铺轨世界授人以渔?如此等等,都值得我们认真研究。当然,中医的创新绝不能离开对原有中医精华的继承,绝不能丢掉本来、迷失将来,甚至全盘西化。在中医药事业创新发展的道路上,我们一定要把好方向、守住正道,既坚持辨证诊治、整体观念,又重视吸收运用现代科技文明成果,洋为中用、西为中用。唯其如此,中医的生命才会充满活力,中医的发展才会生机勃勃。

四、扶正祛邪,万变尤宗

何师强调,人之患病,一因正虚,一因邪侵,一因正虚邪侵两者兼而有之。正伤易致邪侵,邪侵易致正伤,诚如《素问·刺法论》所云:"正气存内,邪不可干。"《素问·评热病论》则云:"邪之所凑,其气必虚。"因此,就治疗而言,虽然扶正的方法很多,包括健脾益肾、补益气血、滋阴助阳等,祛邪的方法也很多,包括祛风散寒、消暑除湿、清热解毒、活血化瘀等,但万变不离其宗，归根结底也无非是扶正祛邪两端。

正是基于上述认识，何师在肿瘤治疗中坚定"扶正祛邪"的第一大法，再加上随证治之、综合施策，故而取得了临床治癌的卓越疗效。针对肿瘤患者的特点，何师指出，通常来说，在肿瘤的早期，人体正气尚未完全虚衰，邪气盛往往为主要病机，此时应以祛邪为主，兼顾扶正；而到了肿瘤的中期，人体的正气不断受到损耗，正虚日渐明显，此时就应扶正祛邪并用，既扶助正气，又祛邪外出；对于晚期肿瘤患者而言，正气渐衰，邪实内盛，常常可见多部位、多脏器的转移扩散，此时宜扶正为主，辅以祛邪，大补元气，方能存留一线生机。

五、四诊合参，详明因证

何师指出，社会上一些人对中医存在误解，好像中医看病就是号脉，以为把脉一搭就能知悉人体一切情况，其实望、闻、问、切是医生全面采集患者病情信息的四种方式，各有其独特的作用，不应相互取代，只能相互结合、整体协同，必须综合运用、全面分析。只有这样，才能全面而系统地了解病情，做出正确的判断；反之，就容易出现误诊、误治的情况。

何师强调，《难经·六十一难》："望而知之谓之神，闻而知之谓之圣，问而知之谓之工，切脉而知之谓之巧。何谓也？然：望而知之者，望见其五色，以知其病。闻而知之者，闻其五音，以别其病。问而知之者，问其所欲五味，以知其病所起所在也。切脉而知之者，诊其寸口，视其虚实，以知其病，病在何脏腑也。"《古今医统》谓："望闻问切四字，诚为医之纲领。"这些讲的都是临床需要四诊合参的意思。简言之，望即观察人体形色，闻即听取声音气味，问即询问症状感受，切即触摸脉象胸腹。实际工作中，四诊之间，不能顾此失彼、独尊一诊，而应互为协同、联动应证。如此方能明晰病因、了然证治。

六、辨证论治，圆机活法

何师指出，辨证论治是诊断和治疗疾病的基本原则，是中医的精髓也是中医的特色。"证"是机体在疾病发展过程中某一阶段的病理概括，包括病变的部位、原因、性质以及邪正关系，能够反映出疾病发展过程中某一阶段的病理变化的本质，因而它比症状能更全面、更深刻、更准确地揭示出疾病的发展过程和本质。四诊收集完毕之后，医生临床看病的关键就在于准确地判断"证"。证的判断准确了，进而就可确定相应的治疗原则和治疗方法。前者是"辨证"，后者是"论治"，临床这种环环相扣、纵向逐步推进的诊疗方法，就是辨证论治。

何师认为，临床上辨证准确，对患者的病因病机认识正确了，这才是第一步。实际上，即便已经准确辨证某位患者是某种疾病的某一证型，在诊治用药上仍然并非一成不变。就比如同样是一个气阴两虚的证型，气虚和阴虚到底孰轻孰重，也是因人、因地、因时而有所差别的，那它们到底应该是五五开还是四六开、三七开，这些都要经过分析做出判断。因此，虽然是辨证得出的同一证型，在临床处方时，其药味的加减、药物的用量也都会有一些差别，这也正是所谓的"变而不变"。实际诊疗中，只有辨证准确、论治精当，圆机活法、灵活用药，方为善始善终、圆满收工。

七、擅用经方，效不更方

何师临床擅用经方。例如经过四诊合参对肾癌进行辨证论治，何师选方大都以经方为主，如六味地黄汤或四君子汤、归脾汤、八珍汤或猪苓汤等，古为今用，巧施经方，有是证则用是方，无是证则不用其方，屡获佳效。对于肾脏肿瘤所并发兼证，往往亦采用经方施治，如运用百合地黄汤合甘麦大枣汤治疗肿瘤兼精神疾病，女性多用，男性亦可，两方均属甘润之品，能"滋脏气而止其燥"；运用当归芍药散治疗肿瘤术后疼痛，健脾利湿与养血调肝并用，补中寓行，补而不滞；运用半夏泻心汤治疗胃脘胀滞不适、呕吐等，寒热同施，辛开苦降，使清阳升，浊阴降，胃口开。

何师临床主张"效不更方，验不变法，随症加减"。何师指出，经方治病强调方证相应，方以证立，证以方名，方随证转，有是证则用是方。根据四诊所收集到的患者病情信息，运用经方对其内环境进行调节，使之达到"阴平阳秘，精神乃治"的平衡状态，即病情稳定，若证候、病机未变者，此时即应"效不更方"。

八、顾护脾胃，慢病守中

何师指出，脾胃是维持人体功能活动十分重要的器官，二者同居中焦，主管着人体饮食物的消化和吸收，其功能状态与机体正气的生成有着密切的关系。人体出生以后，机体生命活动的持续和气血津液的生化，都有赖于水谷之运化和精微物质之吸收、输布。胃主受纳，腐熟水谷，脾主运化，输布精微，升清降浊，为气血生化之源，故中医学上把脾胃称为"后天之本""气血生化之源"。《素问·灵兰秘典论》已云："脾胃者，仓廪之官，五味出焉。"可见，脾胃在防病和养生方面也有着重要的意义。一旦脾胃受损，不仅可使人体消化功能减弱、气血生化乏源、正气亏虚，而且还可导致药物吸收率下降，影响疗效。李东垣在《脾胃论·脾胃盛衰论》中说"百病皆由脾胃衰而生也"，故在日常生活中一定要重视顾护脾胃。

何师强调"扶正以益胃气，祛邪以护胃气"，对于慢性病患者而言，尤其要重视对脾胃的保护与调理，即所谓的慢病守中。因为慢病患者一般都需长期服药，人们常说是药三分毒，无论是中药还是西药，尤其是西药中的一些消炎止痛药、免疫抑制剂，中药中的部分祛风湿药、活血化瘀药等，吃多了以后，或多或少都会对患者的脾胃造成一定的不良影响。临床可见很多患者晚期往往是由于脾胃受损，无法用药而使病情加剧，并产生很多并发症。所以，医生在处方用药中，务必重视对患者尤其是慢性病患者的脾胃调理和保护，并把"零毒为佳，重视脾胃"作为基本选药准则。

九、疏导心理，畅达情志

何师认为，情志对任何疾病的防治都具有十分重要的意义，思想情绪影响疾病的易感性，也影响疾病的康复。对尚未患病的健康人而言，良好的情志可以预防疾病的发生；对患者而言，良好的情志可以减慢疾病的发展进程、加快疾病的康复速度。因此，何师强调，医生临床看病，务必加强对患者心理的疏导教育，努力消除患者的紧张、恐惧、忧郁、悲观、失望等不良情绪，尽心帮助他们提高战胜疾病的信心和勇气，力求引导他们做到情志畅达、气机和顺、心态平和。

何师日常对患者开出的心理调节处方主要有三味：一是心平气和，正视疾病。何师认为，心平气和可以使一个人保持情绪稳定，从而克服因疾病带来的恐惧和精神压力。二是乐观开朗，满怀希望。乐观开朗可以使人对生活充满希望。临床常可见到患者的不同精神状态所产生的不同结果，由于患者乐观开朗的心态导致神奇康复效果出现的病例并不乏见。因此何师强调，患者不能自我放弃，不能自己打败自己，而应树立自己能够战胜癌魔的乐观开朗的心态。对癌症患者而言，可以说，看到希望，得到希望；看到绝望，得到绝望；看到死亡，得到死亡。三是移情超脱，树立目标。移情超脱可以使人忘记疾病所带来的痛苦、忧郁和悲观。何师指出，不断树立自己有限人生的生活目标，是移情超脱的很好方法。通过全身心投入对目标的追求，可以增强人的自信心，带来心灵的宁静和安详，并可使机体处于一种较好的功能状态。

十、未病先防，既病防变

何师指出，中医学很早就提出了治未病思想，倡导"未病先防，既病防变"。《黄帝内经》中有这么一段话："圣人不治已病治未病，不治已乱治未乱，此之谓也。夫病已成而后药之，乱已成而后治之，譬犹渴而穿井，斗而铸锥，不亦晚乎？"这段话的中心思想就是"不治已病治未病"。而所谓"治未病"中的未病，概括起来有以下四种情况：一是完全健康的尚无疾病的状态，即真正意义上的未病先防；二是曾患某病防其复发的状态，即愈后防复；三是已经患病防其传及他脏的情况，即既病防变；四是处于似病非病的亚健康状态，即亚健康的调理。

何师重视治未病思想在肿瘤防治中的运用。她强调，中医学对于肿瘤的治疗独具特色并且有一定的优势，主要表现在其治未病的思想即预防肿瘤的发生或者是在肿瘤发生之后控制疾病的进展，缓解患者因为肿瘤出现的一些临床症状等，也有研究表明中医药对延长患者的生存期有着重要的意义。何师认为，对于癌前病变，通过中医药调整机体阴阳，提高人体免疫力，可以有效阻止或延缓癌症的发生。因此，在肿瘤的防治中，务必做到"未病先防，既病防变"。

第二章 医道承薪

先父何任教授，别署湛园，全国首届国医大师，著名中医教育家、理论家、临床家，功擅内科、妇科、肿瘤及各种疑难杂症；遇重病大证，常以"经方"取效；独创治疗肿瘤的"不断扶正、适时祛邪、随证治之"十二字法则，在临床被广泛运用，并屡获奇效。作为杭州"清源何"中医第三代传人，我幼承庭训，尤其是踏上岐黄之路后，更得益于家父的悉心教导，这是我能够结缘中医、初心不变并且在从医的征程上有所发挥的关键所在。我随家父侍诊学习30余年，除了对他老人家治病疗效高、医学功底深叹服之外，特别对他的医德、风格感触良多。本章选录了多年来我跟师过程中曾经撰著的部分论文，收入时有所修改、删减和整合，主要记录家父的医德医风、医学思想与临床成就，其中也有部分我个人的心得感悟。

一、医德与风格

1. 严于律己，力戒自满

家父有深厚的医学功底及中华传统文化底蕴，但他并不自满。他常说：要做的工作很多，要多读书，不断充实新知。要多诊病，不断累积经验。为的是提高临床效果，做到"上工十全其九"，把百分之九十的患者治好。好多次报社要撰写介绍他的事迹，家父都婉言拒绝，希望题目里去掉他的名字。

家父诊病开方，逐个患者都要由他亲拟全方后交学生抄写，患者再多也绝不马虎，深受病家信任。患者治愈后送来锦旗，一般他最多挂一两天，就叫收进橱柜中。有时患者太多，已大大超出限号数量，我们怕他年高体力不支，他总是说："他们外地赶来，已花了很多路费，给他加一号吧，迟点就迟点。"凡是门诊的当天，家父早晨起来后总要翻查一下诊病底稿，思考提高疗效的措施，多少年来都是如此。

2. 默默奉献，落实承诺

听家父说，早年写作喜在夜深人静以后，没有外来干扰，根据读书、诊病心得，经过思虑分析，很快就能成篇，如探囊取物。20世纪80年代初，他受卫生部和人民卫生出版社的委托，担任《金匮要略校注》主编，并承担中医古籍其他主编开题会、审稿会的主审。回忆随家父去南京中医学院（现南京中医药大学）主持丁光迪老先生主编《诸病源候论校注》的开题会、去长沙主持李聪甫主编的《中藏经校注》的审稿会、去北京怀柔主持刘渡舟主编的《伤寒论校注》的审稿会议，他都认真负责地看资料、听汇报，而且十分尊重与会主编和在座评委。我印象最深刻的一次，在怀柔听刘渡舟介绍情况后，有两位评委争议激烈，刘老作为主编见相持不下，就站起来先向大家鞠了一躬，然后邀请家父讲一讲，家父站起来向刘老回敬一鞠躬，谦和地感谢诸评委对学术负责的精神，并随和地阐明自己的看法，得到大家一致赞同，圆满地完成了评审工作。

有人说，家父作为《浙江中医药大学学报》主要创始人，虽至耄耋，但每期仍有他老人家的文章，真是难能可贵。其实这也是家父对诚信的实际践行。他在"文革"后创办《浙江中医药大学学报》，当时的知识分子心有余悸，视写稿为畏途。家父为了解除大家的顾虑，就首先承诺为了学术繁荣，他每期保证有一篇或读书或临床的心得体会发表。这一承诺，他坚持了30年。

3. 爱憎分明，宽容大度

家父常常说："当医生要'一身正气'；当干部要'两袖清风'。"他对陶行知先生所说的"捧着一颗心来，不带半根草去"非常赞赏。"文革"时受批判迫害，粉碎"四人帮"后，"浩劫"结束，阴霾散开，他欣喜之余，请人刻了一枚闲章，文曰"大地回春"，盖在他所写绘的字画上，几年以后，出现了国泰民安的好年景，他说："要抓紧多读书，'文革'时期没有好好读书，要补！"国家兴达，他常常感叹自己对新事物懂得太少，真如处在世外桃源一样。一位艺术家知他这一心情，就依照古黟县人旧居联语，刻了一枚"桃花源里人家"送他。家父十分欣喜，在自写自画的作品上盖上这枚闲章。平时有空著书作画，并且选择满意的裱好，有人问他索讨，他从不吝啬地赠送人家。

有人问他："以前'文革'中对你老批斗的少数学生，现在也在有关医疗机构中，你对他们如何看待？"家父笑笑说："30多年前，他们还小，幼稚，为时潮所迫，也是受蒙蔽的，行动出格，是他们自己认识水平问题，怪不得他们。"足见家父心胸之宽厚。

4. 言传身教，重在务实

家父对我们后辈的教导，除了学术知识外，就是对心灵的教导。他对知识，要求丰富，对心灵，要求润泽，即既要智慧又要仁德。他有一枚闲章，文曰"心诚行正"，说先养心，推崇荀子说的"养心莫善于诚"。有诚的心，待人接物诚信善仁，这样行为也就正直无私了。他认为："一位学者，他的学术根底和自身人格是学术价值的保证。优秀的学者应具备坚定的学术信仰，不畏艰难，不唯书，只唯实。一位优秀医生，永远离不开实践。要理论和实践结合，要勤读、勤研、勤写。"他这样说，也这样做到了。

家父常常强调"温故知新"。他说早年读过的书，不时翻看，常常会得到新的收获。他曾连续撰写《重温中医典籍　认真继承创新》文稿，认为这等于自己对中医经典著作重新概括整理了一遍，感到得益不浅。

家父对我们中医专业人员，认为先把中医学好，学深学透，再学其他，这是最好的办法，也叫"先入为主"。他常说："我们老一辈中医不会轻易忘记中医，就是靠的'先入为主'。先把中医的根扎深了，其他学识进来了，也不会动摇中医的根底。如果没能'先入为主'把中医的根扎深，听到其他就摇摇摆摆，先是枝叶动摇，久而根也渐渐松动，这怎么行呢！"

二、治学之方法

1. 基础扎实，不断累积

谈到治学的方法，家父生前经常提到老子的"合抱之木，起于毫末；九层之台，起于垒土；千里之行，始于足下"及朱熹的"循序而渐进"。前者说明做任何事情都要从基础开始，后者强调学习要按照由浅入深的顺序，逐步地深入。家父认为，任何一门科学知识，都是前后相互联系的。基本理论知识、基本技能没有学好，就不可能掌握精深的理论、尖端的技术。就像建筑宝塔一样，塔基越牢固、越宽大，塔身才越稳固，塔尖才能高耸入云。

学习中医，先要学好古文，具备阅读古典医籍的能力；其次要打好中医专业的基础，诸如阴阳五行、藏象、经络、病因病机、诊法、辨证、治疗原则、中药学、方剂学等；在此基础上再学习临床各科以及《伤寒论》《金匮要略》《温病学》等，这是学中医之正路。反之，对基础知识不求甚解，就想赶学新内容，贪多务得必然事倍而功半。家父早在少年时代就阅读了四书以及《古文观止》《史记》等大量的古代文史作品，同时还诵读了《本草备要》《药性赋》《汤头歌诀》《医学心悟》等医书。当他考入上海新中国医学院后，又系统地学习了医经、医史通论、中药、方剂、伤寒杂病、温热病、西医基础和中西医临床各科课程，这些使得他对基础理论和临床各科都有比较系统的掌握。整个学习过程，无论在家时的自学，还是在医学院的学习，大体上是循序渐进的。由于学得扎实，所以掌握得也比较牢固。当家父回忆这一段学习经历时，不无感慨地说：家庭的自学，我打下了古文和中医学基础，以后医学院的教授使我对中医理论和临床各科得以系统掌握。而医校毕业后几十年的不断实践和更新，则是最有收获的。

家父还以他切身体会对我说："基础扎实以后，并不可以停步，学问知识还在于平时的积累、充实。有一句贬义的话，叫作脑满肠肥，我却反其意而用之。因为有人搞不清问题，常要绞尽脑汁；写不出文章，常常要搜索枯肠。如果平时不断地充实知识，博采精思、温故知新，长期多方面地充实、完善自己的脑海，使它不空，肠也不干枯了。当要取材的时候，不必绞尽脑汁、搜索枯肠，就能一下子想到几方面的内容，动起笔来，就如探囊取物，一挥而就。这使我真正体验到，平时不断累积知识是治学、提高的关键。"

2. 熟读精思，深刻理解

熟读背诵是我国传统的读书方法。宋代朱熹要求诵读先定下遍数，"遍数不足，而未成诵，必须成诵；遍数未足，虽已成诵，必满遍数。但百遍时，自是强五十遍；二百遍时，自是强一百遍。今人所以记不得，说不出，心下若存若亡，皆是不精不熟。"强调了诵读的重要性。家父认为，熟读背诵是学习中医的一种好方法。因为中医许多基本的知识，诸如药物的性能、功用，方剂的组成、适应证，诊察疾病的方法，辨别证候的症状依据，《伤寒论》的六经提纲等，都必须牢牢记住，为此在学习阶段就必须熟读背诵。熟读背诵并不是死读书，熟读是为了便于领悟，便于牢固记忆，便于在实践中加深理解，正确使用。家父说，传统的中医师带徒一般也多先指定几本易于背诵的医籍，让学生自读自诵。他本人少年时期就背诵过《药性赋》《汤头歌诀》《脉体状诗》等，由于熟读背诵，记忆牢固，至今五十年还能脱口而出。

然而，光靠熟读不行，还必须加以深入的思考。家父说，背诵后再经过自己的反复思考，就能真正弄懂，这就是所谓的"学而不思则罔""熟读"与"精思"了。举例来说，《金匮要略·痰饮咳嗽病篇》对"夫短气有微饮"，既言"苓桂术甘汤主之"，又曰"肾气丸亦主之"；然而肾气丸在《金匮要略》中先后出现五次，除痰饮外，还分别用于治疗虚劳、消渴、转胞等多种病证。如果一个人学习《金匮要略》只知背诵条文，而不注意前后联系思考，那他就很难领悟到原文前者是论述同病异治，后者是说明异病同治，最终是为了教人以辨证施治的真实用意。因而，只有把熟读和精思结合起来，才能理解得更加深刻，掌握得更加牢固。家父认为浅尝辄止乃治学的大忌。

3. 围绕《金匮》，多方研究

家父在临诊工作中，广泛阅读各医家著作，更潜心于仲景学说并常用仲景方。他在临床中体会到《金匮要略》（以下简称《金匮》）方治病疗效显著，于是着重于它的理论、法则、方药及煎煮、服法的钻研。家父研究《金匮》约就三个方面着手：一是将《金匮》原文从普及、应用的角度做研究；二是将《金匮》从沿革、版本、注家方面做注释；三是对《金匮》方药的临床实践应用做继承和推广。

家父除出版了从各个角度研究《金匮》的专著外，还着重进行：①《金匮》学术思想的进一步探究，以脏腑经络为基础，根据病因、病理变化、病与证的结合进行研究，从而揭示提高诊治质量的最良好方法。②《金匮》四诊方法的研究，曾有专文发表。③考虑《金匮》以杂病为主，传变较少，其治疗当以扶正为前提，还曾致力于《金匮》方在提高人体免疫能力方面的研究探索。④《金匮》特殊法则的探究，如对《金匮》木防己汤的研究等。⑤对《金匮》同病异治、异病同治基本规律的研究。⑥《金匮》二百余方从选药到配方、煎煮、服法等的研究。

4. 勤于实践，勤于总结

家父认为只要有可能，就要多接触患者，坚持医疗实践以提高分析问题的能力。譬如麻黄一味，《神农本草经》谓能发汗，但临床上若单用麻黄就很少能见到发汗的；若以麻黄与其他发汗药相伍，则发汗就很明显；以麻黄与其他利水药相合，尿量亦明显增加。说明书本知识与临床实际有时尚存在一定的距离，这个距离就依靠医生的临床实践来缩短。家父常说："纸上得来终觉浅，绝知此事要躬行。"要在实践中不断提高，争取"日异其能，岁增其智"。正是这样，家父在接触实践中，不仅验证古法、古方，而且拓宽了古方运用的范围。

家父在漫长的医林生涯中善于观察分析，勤于总结著述，形成习惯。无论是在教学、医疗、科研工作中，还是在阅读、休息的时候，一有体会辄加记录，他的不少文章的构思就是在这样平凡的生活、工作中完成的。50多年来，家父之所以文如泉涌，专论专著不断问世，就是得益于勤于实践、勤于总结的科学态度和方法。

家父写文章、总结经验，除了平时记录积累的读书心得、医事体会、家庭教益、师友见闻，或追忆旧迹，或把握临证，一些在他人看来是点滴烦琐的医学事物，家父都不将它丢弃而引为日后文章题材。家父常说："要问写文章，我念一首诗：'但肯寻诗便有诗，灵犀一点是吾师，夕阳芳草寻常物，解用都是绝妙词。'我是把医事中的'夕阳''芳草'那些看来平常的东西都不丢弃，花些功夫将它整理总结，那么真实、清新的文章就出来了。这是我向清代诗人袁子才学来的写作方法。"

5. 珍惜光阴，学无止境

家父经常告诫青年朋友，要想在事业上有所建树，就必须珍惜寸阴、持之以恒地努力学习。他常常提及陶渊明的"盛年不再来，一日难再晨，及时当勉励，岁月不待人"。几十年来，家父始终保持求学时那种"夜卧人静后，晨起鸟啼先"的生活习惯。无论是节假日，还是繁忙工作中短暂的间歇，他都抓紧一切可以利用的时间，精勤不倦地看书、学习、著述。他说："我这一生无他嗜好，唯书而已。""泰山不辞杯土，所以成其高；大海不捐细流，所以成其大。"家父正是依靠这种珍惜分分秒秒、锲而不舍、勤奋研读的精神，在中医药学领域取得了很大的成就，成为知名的《金匮要略》研究大家。

我跟随家父已经多年，家父的治学指导思想是有益于人民，有益于社会国家，永远奉献的，具体方法总括起来是勤奋、艰苦、求实、惜阴。不断充实、不断完善自己，实实在在永不停步，这些真是感人至深。我们要首先学习他的治学思想，并在他的指导下巩固学到的知识，而且一步一步提高。古人说："临渊羡鱼，不如退而结网。"世上人间的大事业、大学问都是在实实在在的思想和方法下完成的。

三、方药的运用要点与使用经验

1. 要正确运用方药

家父常说："治病效果要好，这是做医生的第一要义。前人曾说，做医生治病要验、便、廉。第一是治之有效，即'验'；第二要方便患者；第三要使患者负担少，用药要廉。"说到"验"字，他认为其中最重要的是精准用方用药。

（1）以经方治病，须按原方配伍，力求准确　家父临床常用经方，用药味少而效宏。目前经方是指张仲景著作中的方子。经方用药是有严格规律的，他常常举例说："用大承气汤就得按'四黄、八朴、五枳、三芒'的比例。如果少其中的芒硝，那就不能说用大承气汤，而是用小承气汤。看待这个问题日本汉医比我们认真……"意思是说要么你准确地运用经方，有针对性地辨病、辨证，要么不要说用经方，只能说是个人的经验方。比如泻心汤，某一味药的用量加大，为主药，就分为半夏泻心汤、生姜泻心汤、甘草泻心汤等，而各方中亦有一些增损，但各有其适应证，不可混用。比如用复脉汤治"脉结代，心动悸"，九味药中，不能少麻仁的滋养，且应于全方之外视患者习惯，适当加酒入水煎，如此收效要好得多。又如用经方黄芪桂枝五物汤治痹证，不能在方中加甘草，因为本方是桂枝汤去甘草倍生姜，加黄芪而成，是治疗由阳气不足、营卫不和所致的痹证的；证之临床，如本方加甘草，效果常不好。可见用方用药准确，方能切中病机，这是提高疗效的重要因素。

（2）用时方或其他医家方，必须掌握其方特点，正确使用"时方"习惯上指的是经方以外的治温热病各家方，如三仁汤、清营汤之类。这种方剂基本上是结构完善的，一般宜全方使用，不可过多增减。至于内科、妇科等其他方，都融贯当时医家之探索经验，方始形成。如妇科中的完带汤，是很典型的例子。此方是明末医家傅青主经验之结晶，用于治疗脾虚带下确有显效。方中白术一两、山药一两都较其他药为重，用此方则必须用全方，白术、山药亦必须用足，即各30g，效用方能明显。又比如用千金苇茎汤，除了照原方比例薏苡仁半升（现用15～30g）、瓜瓣即冬瓜子半升（15～30g）、桃仁30枚（9～15g）外，主药苇茎原是用苇的嫩茎二升煎汁放入他药，像这种较难配到的药，则可以改用鲜芦根30g以上煎汁代替。总之，有些古方经过千百次实践，其结构配合甚好，还当推崇使用全方。

（3）在准确辨证的前提下用方用药，治疗效果才显著　金·刘河间曾说："方不对证，非方也；剂不蠲疾，非剂也。"处方用药是否对证，是否能治好疾病，全在于"对证"与"蠲疾"。如何做到对证、蠲疾，关键在于准确地辨证。辨证是决定治疗方法的前提和依据，定什么治则，处什么方，用什么药，这是论治，是治疗疾病的方法和手段。所以要治好病，准确辨证是前提。比如金匮肾气丸，治肾阳不足、痰饮喘咳、阳虚消渴，又可以治阳虚水肿和阳虚久泻。很多病可用金匮肾气丸治愈，但主要是辨证准确，用之得当就能"蠲疾"。举例来说，家父治疗一位上腭癌患者，经扶正祛邪治则治疗，已稳定多年，停药已久。1周前，原病患处红肿疼痛大作，有医误认为癌肿发作，即以大量抗癌药物，服后不但不好，而且日益痛剧。复求治于家父，他诊治时仔细询问这次发病过程、原因，得知为进食时损及上腭所致，这说明上腭癌是痼疾，这次红肿是进食所伤的新病，乃以清热消炎之药数剂而症状消失。

（4）熟习方药，运用时才能得心应手　家父常说："药物之能治病，总离不开祛除病邪，协调脏腑，纠正偏颇，和调阴阳，恢复元气。故而识习药物，先当明白标志药物性能之性和味，反映药物作用部位之归经，指示药物作用趋向之升、降、浮、沉以及有毒、无毒、用量等。这必须经过一定程度的熟习和一定时间的实践，方能了然。对于方剂，从古到今，医书所载，何止千万。即从《内经》的半夏秫米汤、四乌鲗骨一芦茹丸至《圣济总录》《太平圣惠方》《太平惠民和剂局方》，至今仍为现代医家常用。医生应熟记各家名方，用时方可探囊取物，信手拈来。我们常用的《太平惠民和剂局方》二陈汤、逍遥散、参苓白术散，刘河间的天水散、李东垣的补中益气汤、朱砂安神丸、朱丹溪的越鞠丸、保和丸、大补阴丸等都是配合极好的名方。至于明清各医家的名方，更是不少。如王清任的诸逐瘀汤，其组成药物、用法、功效、主治、适应证和方义都应熟悉了解，运用自能准确。这些方子用得恰当，远比临时凑合的方子效果好。"

2. 方药使用的经验

谈到用方，家父十分强调辨证的重要性，认为辨证是决定治疗方法的前提和依据，论治是治疗疾病的手段和方法，准确辨证是提高治疗效果的关键。他常引用刘完素的话说："方不对证，非方也；剂不蠲疾，非剂也。"这告诫我们，遣方用药成功与否，全在于是否能够对证。例如对于高血压病的治疗，必须先按四诊去辨证。是肝胆火旺，阴虚阳亢，阴阳两虚，还是痰湿阻滞？辨证准确后，才能决定用哪种方药。

家父还非常重视经方的应用。他认为张仲景的方药是久经实践验证的，加以学习和灵活运用，当能在临床上取得较好疗效。例如，就张仲景之芍药甘草汤而言，如果能通过认真学习和分析，认识到此方为酸甘化阴之要方，并将其配伍组方原则和适应证牢牢掌握，就能在临床运用上得心应手，从而大大提高自己在某些疾病上的治疗水平。

家父用方，强调博采众长，并在临床上举一反三，加以灵活运用。如用炙甘草汤，除了按《伤寒论》原文"伤寒，心动悸，脉结代"使用外，还常用于脉来不畅，短气，咽干便难者，或虚热咳嗽，痰中带血，咽干舌燥，心烦不眠者，以取其滋阴和营之功。值得一提的是，家父十分推崇叶天士医案中对于邪少虚多之温热病、内伤病的治疗方法。认为叶氏在这种情况下"顾阴液，须投复脉"一说极为可取，在临床遇到类似情况时参考应用，多能取得良好疗效。

谈到用药，家父认为，药物之治病，总离不开祛除病邪、调理脏腑、纠正偏颇、平衡阴阳等方面，能够识别和使用药物，是起到以上治疗作用的关键，而要想正确使用药物，则首先必须充分认识到药物的性味、归经、升降浮沉以及有毒无毒、用法等。家父还指出，由于药材产地不同、采集方法和加工炮制形式各异，也可造成治疗作用上的差别，故而在用量上也应有所不同。总之，用药方法贵在知常达变，医者在用药之前要全面考虑药物产地差别、患者的禀赋差异、自然条件差异等多种因素。

家父也指出，用药对应注意比较，以达到投用恰当的目的，譬如酸枣仁与柏子仁、全蝎与蜈蚣、石决明与草决明、青蒿与牡丹皮等，每两味药之间在性质和功效上有许多共同之处，但也存在一些区别，切不可混淆。如青蒿和牡丹皮都有退热之功效，但青蒿擅长于退气分病所致之发热，而牡丹皮则擅长于治血分病所致之发热。

14　　　　除了熟练掌握各种药物的一般用法外，家父认为，医者还应多了解各家用药的特色，切不可拘泥于一家之见。例如半夏，综合各家论述，大多认为其能开结、化痰、消肿、降逆、止呕，为咽喉胸膈之药；观仲景诸方，所用半夏多治胸膈以上病；然而据《神农本草经》所载，则有将半夏用于肠鸣、下气等，可见半夏亦能治下；李时珍亦谓：半夏辛温能散，涎滑能润，故行湿而通大便，利窍而泄小便；《太平惠民和剂局方》半硫丸治老人虚秘，则更是纯属治下也。又譬如白术，一般多用以补脾益气，燥湿利水，固表止汗，用量常在3～12g；而傅青主用其治脾虚带下，白术、山药各用到30g以上。前人这些独特的用药经验都值得我们学习和研究，并在临床实践中加以应用。

家父在治疗中亦十分注重总结实践经验。例如治肿瘤患者，家父往往根据"不断扶正，适时祛邪，随证治之"十二字原则遣方用药，疗效也往往较为理想。但对于某些肝癌患者，在接受治疗过程中可能会出现转氨酶升高现象，影响治疗效果。经过多年的实践总结，家父认识到，此时应视具体情况暂时停止用党参、黄芪等药，而仅用中药清渗降酶，一般旬日即可使转氨酶降低，然后再恢复应用原来扶正为主的治疗方法。又如在肝肾移植患者的临床治疗中，机械地运用参、芪等扶正之品往往不能收到令人满意的治疗效果，故而应以慎用为妥。

3. 方药应用采撷

（1）金匮温经汤的应用　我常聆听家父讲解《金匮要略》，并在侍诊中认识到《金匮》温经汤是治妇女经绝期后下利夹瘀的一张良方。《金匮要略·妇人杂病脉证并治》温经汤条的原文是："问曰：妇人年五十所，病下利数十日不止，暮即发热，少腹里急，腹满，手掌烦热，唇口干燥，何也？师曰：此病属带下。何以故？曾经半产，瘀血在少腹不去。何以知之？其证唇干燥，故知之。当以温经汤主之。"这正如尤在径所说："此为瘀血作利，不必治利，但去其瘀而利自止。"《金匮》温经汤用量为吴茱萸三两，当归、川芎、芍药、人参、桂枝、阿胶、牡丹皮、生姜、甘草各二两，半夏半升，麦冬一升。方中吴茱萸、桂枝入血散寒，即所谓温经，亦是由温药去寒而达到行瘀目的；川芎、当归、芍药、麦冬、阿胶育养而生新血；人参、甘草、生姜、半夏益正脾气。因为血瘀长久，营衰脾伤而成下利，所以温经汤温养气血的同时兼有行瘀散结作用。

从另一个角度分析温经汤的方剂组成，似乎是桂枝汤（去枣）、吴茱萸汤（去枣）、胶艾汤（去地黄、艾叶）再加上牡丹皮、麦冬的合方。就这三个方剂来说，桂枝汤以调营卫为主，吴茱萸汤以温中为主，胶艾汤以养血为主。同样可以理解温经汤除了《金匮》原文所指出的主治证候外，还具备调营卫之寒温、和脾胃之津气、温中补血之力及增津破瘀之功。家父用《金匮》温经汤治妇女少腹寒冷、月经量多或月经至期不来的不孕症，屡见治效。这实际已跨出本方原条文指征的界线，扩大了其适应范围，正如原方后所说，"亦主妇人少腹寒，久不受胎，兼治崩中去血，或月水来过多，及至期不来"。这里举一医案为例。

罗某，女，32岁。1983年10月24日初诊。

结婚四载未育。少腹不温，时作胀滞，经期趲落不定，行则量多有块，色或淡或黯，迁延时日，日晡手足心热，唇口干燥，脉涩苔薄，舌色略黯。宜温经为法：党参、当归、白芍各12g，川桂枝、川芎、阿胶、姜半夏、麦冬各9g，吴茱萸、牡丹皮、生甘草各6g，生姜3片。

二诊：服10月24日方14剂，自感少腹寒冷减少，本月汛行5日而净，手足心热见轻，原方再续。后又处方服数次，于1984年初怀孕。

据上例可以认为《金匮》温经汤治妇女少腹寒冷，久不受孕，以及崩漏或月经量多，或月经愆期等症，确实有效。因该方具有调经、温经、补养、祛瘀等多方面的作用。

家父还指出，《金匮》温经汤与后世诸温经汤名同而实异。如《太平惠民和剂局方》亦有温经汤，与陈自明《妇人大全良方》温经汤大致相同，用归、芎、芍、肉桂、莪术、牡丹皮、人参、牛膝、炙甘草等药，治寒气客于血室，血气凝滞，脐腹作痛等证。《证治准绳》亦有温经汤，用香附、乌药、甘草、吴茱萸等药，治血海虚冷、血涩腹痛、崩漏、带下、溲数、肠风等证。另《沈氏尊生》亦有温经汤，用附子、当归等药，亦治妇人冲任虚、月经不调、半产停瘀、唇口干燥、五心烦热、少腹冷痛、久不受胎等症。后世诸种温经汤，就其用药、主治，亦似源于《金匮》温经汤加以化裁而来。

综观《金匮》温经汤用药，寒热并投，气血双补，温经与祛瘀相互配合，不可偏废，所以能治较多的妇女病证。经少能通，经多能止，子宫虚寒能孕。后世很多调经种子的方剂，都未能脱出本方范围。

我随家父学习本方原文后，有如下认识：

①本条"下利"两字，有医家认为应是"下血"之误，此说亦有参考价值。《备急千金要方》《外台秘要》温经汤用治崩中下血，就是证明。但崩是因热而迫血妄行者，不可用此方。

②妇人瘀血在少腹不去的诊断，则突出反映在"唇口干燥"。治瘀血证，《金匮》有下瘀血汤，本证不选下瘀血汤而用温经汤，是因为妇人年五十，当七七天癸竭之时，不宜用下瘀血汤，故用本方养血温经，使血得温能正其行道

则瘀阻自消。

③方中半夏一味，令人费解，程注认为止带，徐注认为正脾气，陆渊雷认为必有呕逆之证等；日人丹波元坚则认为"其旨难晰"。但半夏、生姜同用，当有和胃降逆、益正脾气兼能起温散里寒的作用。

④按照日本学者矢数道明的说法："用于气血虚弱（元气衰弱、贫血）带有寒象之妇科诸病。如月经不调、带下、子宫出血、阴道不定期出血、更年期障碍（头昏眼花手足发冷者）、子宫发育不全、不妊症、习惯性流产、冻疮、干癣、手掌角化症、手掌烦热或干燥等；其他如下利、月经期下利、上额窦化脓症、阑尾炎等亦可应用。"（《临床应用汉方处方解说》）这可作为探索温经汤的参考。

（2）猪苓汤的应用　猪苓汤见于《伤寒论》和《金匮要略》。《伤寒论》用猪苓汤治阳明病，脉浮发热，渴欲饮水。少阴病下利六七日，咳而呕渴，心烦不得眠。处方用猪苓、茯苓、泽泻、滑石、阿胶各一两，先水煎前四味，再入阿胶烊化，每日三服。其方义以二苓、泽泻渗利小便，滑石清热通淋，阿胶滋阴清热。五药合方，利水而不伤阴，滋阴而不敛邪，使水气去、邪热清、阴液复而诸症自解。故《伤寒论》用猪苓汤在于利水清热、养阴。《金匮要略》中虽未直接用猪苓汤作方治，但在"脏腑经络先后病脉证篇"中举猪苓汤作为例子说："……如渴者，与猪苓汤，余皆仿此。"指出譬如渴病，是邪热和水结合归聚而成病，治渴病用猪苓汤，主要是利水，水利之后，热邪无所依附，渴就解除。

家父临床常以仲景方取效，对猪苓汤之立方用意曾说："《伤寒论》用猪苓汤之条文是'若脉浮、发热、渴欲饮水、小便不利者，用猪苓汤主之'，就其语气来说，是有承接条文的含义，因为有一'若'字。此'若'字是承接阳明病误下后出现的征象而言。一般说有余热留于胸膈不解或里热太盛津气受伤，亦有下后出现水热互结之阳明证。像这一类因为水热所致的津液损伤者方用猪苓汤。"并指出这与《金匮》用猪苓汤是水与邪热相结的"渴"是一致的。家父在临诊时对水热互结、内热伤阴的发热、渴欲饮水、小便不利、心烦不得眠，甚至尿血等属阴虚有热者，或者某些证属阴虚内热的泌尿系统感染、肾炎、尿闭等亦用之。如1985年8月曾治一位42岁孙姓男性患者，初诊，发热38.7℃、头痛、腰酸痛、尿频尿急、尿量少、口渴欲饮、舌燥质红脉细数。尿检：红细胞（+），白细胞（++），脓球（+++）及蛋白等。细询病史，曾患肾盂肾炎多年，疲劳则发作，久治不见除根，乃处方：猪苓12g，茯苓12g，滑石12g，泽泻9g，阿胶（先烊化）9g（5剂）。服2剂后热退、头痛解。服完5

剂，诸恙悉除。后又以六味地黄汤加味善后。此例说明猪苓汤疏泄热邪水湿之气并滋复其真阴，故热除渴止而愈。

日本汉方家矢数道明先生认为本方能"去下焦（下腹部）之邪热，有利尿之效，用于消退尿路炎症"，其目标是"下焦郁热，下部之气和水不通利，气上冲所致脉浮、小便不利、淋沥痛或小便困难，或心烦、口渴……"确也说明了该方的适应证是比较广的。

我有以下体会：

①猪苓汤是仲景方，但后世亦有同名而药味不同者，如《圣济总录·卷六十一》之猪苓汤系由猪苓、黄芩、炒大黄、栀子、朴硝等组成，主治脾黄、两颊生青脉、目黄、大便不通等证；《沈氏尊生书》猪苓汤亦是别有所治。这些方均不能与仲景猪苓汤混淆。再如《御药院方》猪苓汤虽药味与仲景方同，但服法有异。故在应用猪苓汤时必须按原方原法为宜。

②猪苓汤虽用于水热互结、津液损伤证，但亦有其禁忌之处，《伤寒论》说："阳明病，汗出而渴者，不可与猪苓汤……"因为阳明病热证，里热炽盛，迫津外泄，则汗出，这是反映热盛伤津的口渴，说明化源不足、小便甚少之渴，应该采取清热生津法，禁用猪苓汤再利其小便。

③猪苓汤在临床上应用，一般都着重注意"渴"字。故对仲景方治"渴"诸方，应做一番区别：如五苓散之治渴、小便不利、胃内停水、气上冲与表证、自汗、水逆；白虎加人参汤治"渴"是脉洪大、烦渴、小便不利；八味丸治"渴"是脉紧或弱、小便不利、少腹不仁、腰痛。这样对治"渴"做一番区别，则对猪苓汤的临床应用就较精确了。

④猪苓汤与猪苓散均是仲景方，但猪苓散药味及主治均与猪苓汤不同，亦应严加区分。

（3）栝楼瞿麦丸的应用　栝楼瞿麦丸出自《金匮要略·消渴小便不利淋病脉证并治》，是治小便不利的一张丸方，丸由栝楼根二两，茯苓、薯蓣各三两，附子一枚（炮），瞿麦一两，为末，炼蜜为丸组成。方中栝楼根、薯蓣生津止渴，茯苓、瞿麦淡渗利水，附子温肾补阳，五味合用，共起温阳利水、生津止渴的作用。《金匮要略》原文曰："小便不利者，有水气，其人苦渴，用栝楼瞿麦丸主之。"可见栝楼瞿麦丸是用治水气内停所致的小便不利，而且该证伴有口渴的症状。从栝楼瞿麦丸温阳利水的作用来分析，该证当有浮肿的症状，原文"有水气"也提示了这一点。此外，该证的水停是肾阳亏虚，气不化水。肾阳亏虚不能温煦全身，气血凝滞出现各种疼症，根据方后服药剂量中提及"以小便利，腹中温为知"，可见该证可有腹中冷痛症状。因此，栝楼瞿麦丸治小便不利，当伴有口渴、浮肿、腹中冷痛、舌苔白等症状。

家父善用《金匮要略》方，临证时常以栝楼瞿麦丸治疗慢性肾炎、慢性肝硬化等其他原因引起的小便短少、浮肿等。现介绍案例如下：

卢某，女，46岁，住苏州平江路。1983年2月14日初诊。

患者自感口渴，小便短少，小腹部寒冷如水浇，月经量少色淡，脉沉，苔白而干。治宜生津益阳、化气行水：天花粉9g，茯苓12g，山药12g，淡附子4g，瞿麦6g。服药5剂后，小便恢复正常，口渴好转，少腹寒冷也明显减轻。此后仍用原方续服7剂治愈。

我有以下体会：

①仲景治小便不利重视辨证论治。如属上焦郁闭的小便不利，用越婢加术汤开上导下；属阳明瘀热发黄的小便不利，则用茵陈蒿汤清热利湿；属脾肾亏虚的小便不利，用真武汤温阳利水；属妇人妊娠血虚有热的小便难，用当归贝母苦参丸滋润清热利水。以"消渴小便不利淋病脉证第十三"而言，对病在于表，水与热结，膀胱气化受阻的脉浮、微热、消渴、小便不利，用五苓散表里分消治之；对阴虚水热互结的脉浮、发热、渴欲饮水、小便不利，用猪苓汤滋阴利水。此外尚有蒲灰散、滑石白鱼散、茯苓戎盐汤治不同的小便不利之证。栝楼瞿麦丸则专用肾阳亏虚，膀胱气化不利之小便不利。这些不同的治小便不利的方药，若证候辨识不清，误以投之，则祸如反掌，故不得不明辨慎投。

②栝楼瞿麦丸方证原文中"苦渴"二字，有的版本作"若渴"。若渴者，似渴非渴也，根据方药功效分析，我们认为作"苦渴"较妥。倘为"若渴"则该丸方中似不必加栝楼根，正因为"苦渴"，才与小便不利"有水气"组成一对矛盾，而形成栝楼根之清热，附子之温阳，瞿麦、茯苓之淡渗，山药补益生津之配伍方。当然方中药物看似寒温并用，补泄并施，实际上是重在温、泄，因为该证主要是肾阳亏虚引起水饮内停的小便不利。

③《医宗金鉴》谓，栝楼瞿麦丸系肾气丸之变制也，这是因为《金匮要略》之肾气丸除能治虚劳、消渴外，还能治妇人妊娠转胞之小便不利。那么，"消渴小便不利淋病脉证并治第十三"中的小便不利为什么用栝楼瞿麦丸而不用肾气丸呢？这是因为栝楼瞿麦丸证是上热下寒，投以栝楼瞿麦丸，既能以天花粉、山药清热润燥治上，又能用附子温肾化气利水治下，两相兼顾。若纯用肾气丸则下益而上损，故不用肾气丸而用栝楼瞿麦丸。

④现代医学有诊断性治疗的试探方法，仲景选方遣药乃至药物分量增减也十分谨慎，对栝楼瞿麦丸的服法中谈到"饮服三丸，日三服；不知，增至七八丸"，这说明仲景对药物剂量的增减是根据具体证情及服药后的反应，慎重处

置的。这在临证时是值得效法的。

总之，小便不利属膀胱气化不利，然引起气化不利的原因很多，表现证型亦各有异，《金匮要略》栝楼瞿麦丸所治乃其一端尔，故临证当详辨证而施治之。

（4）旋覆花汤的应用　旋覆花汤系《金匮要略》方。方见有二处，一是"五脏风寒积聚病脉证并治第十一"，用治肝着；二是"妇人杂病脉证并治第二十二"，用治妇人虚寒之半产漏下。后者历代医家认为方证不合，多作错简论。因此，旋覆花汤着重用治肝着。所谓肝着，系肝脏气血郁滞，着而不行。按《金匮要略》原文所述，肝着主要有两种临床症状，一是"其人常欲蹈其胸上"，二是"先未苦时，但欲饮热"。前者因肝郁气机不畅，患者胸胁胀满不适，故喜欢叩按胸部，借以舒展气机；后者是气血郁滞，津不上承，患者藉喝热水使气机暂得通畅。就肝着的病机而言，当有胸胁胀痛、情志抑郁、舌黯、脉涩等症状。

旋覆花汤由旋覆花、葱、新绛三味组成。旋覆花下气而善通肝络，《本经疏证》谓其味咸，甘温，主结气胁下满，下气消胸上痰结，通血脉。青葱通阳散结，《名医别录》言能除"肝中邪气"。至于新绛一味争议最多，有谓绯帛、绛帛，有谓茜草所染之色帛，也有谓藏红花所染，更多的则认为是新割之茜草。从药物功效及临床应用来看，新绛为茜草一说较为合适。《本草纲目》认为茜草专于"通经脉……活血止血"。旋覆花、葱、新绛三味共起疏肝通络、下气散结、行瘀的作用，于肝着证极为适宜。本方虽药味简少，却颇受历代医家重视。以清代言，温病大家叶天士善用旋覆花汤，常以此方化裁治胁痛、积聚、喘咳、阳逆忿怒、营卫不调的怯冷、月经不调等，对旋覆花汤的运用达到了得心应手的地步。吴鞠通以旋覆花汤去葱、新绛，加香附、苏子、茯苓、陈皮、半夏、薏苡仁，名香附旋覆花汤，治伏暑湿温胁痛，变内伤杂病方为外感热病剂，堪称善于通变发挥者。沈金鳌《杂病源流犀烛》所载旋覆花汤，以旋覆花汤去葱、新绛，加川芎、细辛、赤茯苓、前胡、鲜枇杷叶，治肝着胁痛，虽药味各异，实未出《金匮》旋覆花汤原旨。王清任用治脱发、耳聋、紫癜风等症的通窍活血汤，由赤芍、川芎、桃仁、红花、老葱、鲜姜、红枣、麝香八味组成，其实亦源于《金匮》旋覆花汤。

家父对外伤、神经性胁痛及慢性肝胆疾患所致的胸胁不舒，常配合用之，多有效验，现举验案如下：

于某，男性，36岁。1980年6月23日初诊。

病家自诉强力负重后，出现左侧胸胁疼痛如刺，痛处不移，且入夜更甚，夜寐不安，以手按揉稍舒，咽喉略燥，喜热饮，舌质偏黯，脉沉涩。治拟活血祛瘀，疏肝通络。旋覆花（包）18g，茜草炭6g，当归尾、郁金各9g，青葱5支。服药3剂后，胸胁疼痛大减，夜寐随之亦转安宁。续用原方3剂，巩固治之而愈。

旋覆花汤是《金匮》方，但后世名同药异、治异的方子很多，当予区别。例如宋代有四方：《圣济总录》方由旋覆花、赤茯苓、桑白皮、半夏、紫苏、大腹皮、大枣、姜汁组成，治瘴毒、脚气；《普济本事方》方由旋覆花、细辛、橘皮、桂心、人参、炙甘草、桔梗、白芍、半夏、赤茯苓、生姜组成，治心腹中脘痰水冷气；《三因极一病证方论》方由旋覆花、荆芥穗、半夏曲、五味子、杏仁、麻黄、炙甘草、前胡、赤芍、茯苓、生姜、大枣组成，治产后伤风咳嗽喘满等；《济生方》方则由旋覆花、半夏、橘红、炮姜、槟榔、人参、甘草、白术、生姜组成，治中脘伏痰、吐逆眩晕。此四方均从《金匮》的行瘀通络移为蠲饮化痰。元代许国祯《御药院方》所载的旋覆花汤由旋覆花、人参、赤茯苓、黄芩、柴胡、枳实、赤芍、甘草组成，用治风热所致头昏目疼鼻塞。明代旋覆花汤有三方：《妇人良方》方由旋覆花、芍药、甘草、前胡、石膏、白术、人参、麻黄组成，治妊娠伤寒；《赤水玄珠》方由旋覆花、橘红、半夏、茯苓、甘草、厚朴、芍药、细辛、生姜组成，治胸中嘈杂、冷涎上泛欲吐；《证治准绳》方由旋覆花、枇杷叶、川芎、细辛、藿香、桂心、枳壳、前胡、人参、姜半夏、炙甘草、羚羊角、赤茯苓、羌活、生姜组成，治妇人风痰呕逆等。此三方均与《金匮》旋覆花汤迥然有别。更有《全生指迷方》之旋覆花丸，用治腰以上发热汗出，昏晕，药味20味之多，虽名称仅汤丸之差，实全然不同。对这些方剂自当一一分辨，不可混淆。

《金匮》旋覆花汤临床应用应注意化裁。如肝脏气血郁滞，证情较轻，患者体质较弱的，投用原方即可。倘瘀滞较为明显，症见胸胁刺痛，病程较久，舌质偏黯，脉涩不利者，则应加强祛瘀之力，可加入郁金、丹参、当归尾等；有时也可配以少量虫类药如䗪虫、山甲等，"借虫蚁血中搜逐，以攻通邪结"。若是风寒入侵肝经，阳气郁滞之肝着，则应选用《圣济总录》蹋胸汤宣通行气。此外，肝着乃是气血郁滞于肝脏，叶天士云："初为气结在经，久必血伤入络。"因而在治疗时，还应注意通络，如加入丝瓜络、橘络等，以增强葱的引络、通络作用。瘀血内阻往往可以导致内燥证的发生，出现肌肤甲错、大便干燥等，又可加入白芍、瓜蒌仁、柏子仁育润之。

四、学习医案之重要

我侍诊家父多年，耳濡目染，颇多记忆。家父对业医者学习医案的重要性十分看重。家父手边常放着《孙东宿医案》《饲鹤亭集方》《凌晓五医案》《徐批临证指南医案》等医案，让我们去阅读。家父认为，前人说"读书不如读案"有一定道理。自古到今，学医的人不能不读医案。明·孙一奎说："医案者何？盖诊治有成效，剂有成法，固记之于册，俾人人可据而用之。"可见读医案的重要。闲暇时读各家医案，不但可以学习很多治疗方法，而且可以学习治疗过程中内外关系的表述方法，更何况有些医案的文字也很细致精彩。像《孙东宿医案》实际上写得比医话还生动，也足可师法。至于《凌晓五医案》，看得出这是一个比较实在的医生，比如他治疗单腹胀这类难治的病，医案上就写了"治之非易易耳"，他的《饲鹤亭集方》也有较多经验在内。《临证指南医案》是一部名著，学医者多半都要读，可称门类清楚，诊断详明，但由于是叶氏门人整理，有些辨述议论不一定是叶天士原意，故徐灵胎的评论既有进一步阐述原案之处，亦有对叶案的指责处。当然有些偏见的指责，王士雄评本也为之驳正。

家父认为除了上面所提医案之外，还有非常丰富的各种医案，都可以浏览。近人秦之济先生在他编辑的《清代名医医案精华》自序里说："人之论医者，动称《内经》《难经》《伤寒论》。夫《内经》《难经》论病书也，《伤寒论》诊病书也……《内经》《难经》不详方药……《伤寒》绝鲜理论。合病理治疗于一，而融会贯通，卓然成一家言，为后世法者，厥惟医案。"又说："章太炎氏曰：'中医之成绩，医案最著。'梁任公曰：'治学重在真凭实据，夫医案皆根据病理，而治疗之成绩。亦中医价值之真凭实据也。'"所以，随师侍诊，抄录老师医案是学医的重要环节。古代学医大多都是随师侍诊，事实上很多名家都是通过这种方法学医成功的。因为，医案是医生的实践记录，是将医生的经验传授给后人的主要方法之一。

家父更提倡阅读多位医家共同诊治一位患者的医案，他认为这种医案最能使人在辨证用药方面得到提高，但是医籍中这类医案是很稀少的。一次，他将一本《七家治疗伏邪方案》交给我看，这是清代末年的手抄本，记载了高紫垣、曹沧洲、陆方石、鲍竺生、吕仁甫、王赓云、陈莲舫七位当时的名医同诊姑苏富绅张越楷的方案记录。这是一本不可多得的名医会诊病者的实录，七人中曹沧洲、陈莲舫不仅是江南大名医，还是曾被荐召入宫为光绪帝诊病的"御医"。

书中患者张越楷患的是时病温证，对病的诊断上，几位大名医首先就看法不同。十月初六日，高紫垣诊为"有少阴，阴阳证，形如瘴疟"。当天曹沧洲诊为"内伤外感同病"。既然诊断结论不一，用药也不一致。高紫垣重在滋阴清热，曹沧洲则解表去痰浊。次日高紫垣二诊，看来病情加重，认为"防正不胜邪，有痉厥之变"，用了人参须、龙齿、鲜竹沥、石斛、麦冬等，当天下午又诊了一次，第二天又用了牛黄清心丸。十月初十高紫垣五诊，方案说："舌苔已化黄色，目珠旁亦现微黄，此湿热之邪，从内外达……是宜淡渗芳香，以解湿涤热。"用了石膏、茵陈、炒栀子、佩兰叶等，当晚又诊一次，患者出现呃逆。从十月初六到十一日夜止，高紫垣诊治七次，证情未见松动，且有加重之势。十二日起换了医生，由陆方石来诊，方案是"阴气先伤，阳气独发，小寒但热，是为瘴疟……恐有厥脱之变"，用了扶正存阴的人参、麦冬、牡蛎、川贝母、旋覆花等。当晚又延请鲍竺生，认证与陆方石相似，用方为复脉汤加减。十三日陆方石、吕仁甫来诊，方案一开首，说："伏邪半月，由瘴疟而起……"在这方案旁有一条批语说："老手一言喝破"。这位批者看到"伏邪"两字被陆、吕点出，赞赏不已。

到十五日陆、吕、鲍及王赓云诊时，有"神情更倦，悠悠转脱，可虑之至，再谢不敏"的言语，这二三天来都是病势沉重现象。十七日晚请到青浦陈莲舫，陈氏来诊，一下点出"症属伏邪起因，内风暗动，上下失利……"用药着重以中焦为主，采益中、和液、息风等法。数日治疗，呃逆稀，神志清，小便长，转矢气等，大有转机。故陈氏再处方时说了"从此逢凶化吉"的话。前后几位名医同诊到患者寒热、呃逆、身颤、神志不清、小便不利或失禁、大便黑等邪势未解、气液已伤的危候，由陈氏治得转机，可见陈氏功底深厚，经验丰富。家父指点我们多学一类医案，对认证用药颇有好处。确实如此，我反复阅读这类医案，真是从它的朴实资料中受到教益。

家父认为，医案是记载医家的学术思想、诊治方法的，反映各个医家的经验、用方用药等特色，因而读"医案"也如随师临诊一样有益。学医案应学其医家对疾病的总体判断及处方用药。有些医案文字辞藻好，也应同时学习。有些医案中的脉案，文字极少而简朴，不加雕琢修饰，虽简单亦值得重视。就常理推之，名医诊病忙碌，除始诊者外，复诊脉案自多从简，但往往以药推证，亦可得其七八。历代医案之用药法，亦常能启迪后学。名家名案少则三五味，多则八九味、十三四味，二十味以上者比较少见，可见名家用药力避庞杂，其用药精到，历历可证。学习医案之弥足珍贵者，亦常在此。

五、内科病证治经验

1. 时病的治疗

（1）外感身热的治疗　临床上常常会遇到身热不退患者，包括多种时令病，如春季的春温、风温；夏季的中暑、泄泻、痢疾；秋季的疟疾、秋燥、湿温；冬季的冬温、咳嗽、伤寒等。其中亦离不开感染细菌或病毒所致，这类患者常常是先到医院用西药诊治，主要采取输液、抗生素治疗，多可以热除病解，但也有些患者经输液、抗菌而仍不退热，有的偶尔身热退了，停药，随即复燃，在无法可施的情况下，往往找中医诊治。家父遇到这类患者，一般1～2剂药就能热退而愈，且不再复作。家父常用药有两类：一是有感冒症状者，即出现咽痛、咳嗽、气促等症，身热四五天或一周不退者，用连翘、金银花、黄芩、鲜芦根为主煎服，即可退热；二是身热甚高，甚至39.5℃以上多天不退，用输液、抗生素等不解，但未见上呼吸道症状的，则用黄芩、滑石、焦山栀子为主，适当加清理肠胃的神曲、鸡内金等，一般也是1～2剂即热退身安。热退以后，再适当针对症状辨证处方，巩固疗效。

（2）湿温病的诊治　家父常说：湿温病多由于暑雨炎蒸、氤氲而化生湿热，人感而病。一般发病缓慢，病程较长，初起恶寒身重，头胀而痛，胸闷身热，热势不扬，舌苔黏腻或白或黄，脉多濡缓，继则但热不寒；病在太阴脾、阳明胃。根据湿温症状特点及多发季节，颇与西医学所说的伤寒、副伤寒相类似，属急性传染病。其他如沙门菌属感染、流行性感冒、钩端螺旋体病等，若表现为湿热证候者，亦可按湿温病辨证处理。

家父认为：温病由鼻口而入，故多见肺胃证。肺证而逆传，则为心包；上焦病不治，则传中焦脾与胃，中焦病不治，即传下焦肝与肾。可见湿温之辨证，在于视其发展、病程、病变之所在。湿温乃湿热所致，故其辨证以卫、气、营、血与三焦为要点。本病初起，邪困卫阳，故有卫分见证，但为时甚短，且多伴有温邪蕴脾的气分见证，而呈现卫气同病。随着表证消失，则气分湿热逐渐转盛。就湿温病一般进程而言，初起阶段湿中蕴热，多表现为湿重于热；病渐进，湿热逐渐化燥，出现湿热并重现象，甚至转化为热重于湿，湿热郁蒸气分，虽以肺、胃现象为主，其邪亦可弥漫三焦，波及其他脏腑，出现多种证候。家父对湿温的治疗法，明确指出，湿温既为湿热所致，当分其湿热所胜，湿胜者，当化其湿；热胜者，当清其热。湿胜其热，不可以热治，使湿愈重；热胜其湿，不可以湿治，使热愈盛。但在初时见到其湿，即当以利水化湿为要，使其湿不化成热。久而湿已化为热，亦不得再利其湿，使热反助其盛矣。此为泛指湿热诸病而言，但湿温证之临床诊治，自当湿热俱清为宜，此为原则。但其变病，如神昏、谵妄躁狂、大便下血、瞀乱痉厥等，则按卫气营血各自病机论治。

湿温初起内外合邪，湿遏卫气时，宜芳香宣透以化表里之湿，表证解除后，则宜宣化气分湿浊，并视症状兼佐清热。湿渐化热，湿热症状俱现，则既化湿，又清热；湿邪化热而出现热重于湿，以清热为主，兼及化湿。湿热完全化火，即以化燥化火论治。至于热炽气分、腑实燥结、络伤便血、气随血脱等证，则分别以清热生津、通腑清热、凉血止血、补气固脱施治。兼证、变证甚则延至恢复阶段，亦须谨慎地重视余邪是否清除。至于具体方药，自初起卫分证解表用淡豆豉、大豆卷、冬桑叶、甘菊花及藿朴夏苓汤或黄芩汤、银翘散之类。卫分证出现湿热见证者，用三仁汤、葛根芩连汤、益元散、苍术白虎汤、竹叶石膏汤；营分血分证时用清营汤，兼里实用凉膈散，兼神昏用玉枢丹、安宫牛黄丸，化燥用增液汤，便血（伤寒肠出血）则必须用犀角地黄汤、黄连阿胶汤等。

2. 眩晕证论治

眩晕是一种证象，临床上有单独出现的，亦有伴随其他证候同时出现的。眩晕又称头眩，眩指的是眼发花，甚至发黑，晕是指头旋晕转。《素问·至真要大论》从病机上指出："诸风掉眩，皆属于肝。"《灵枢·口问》则说："上气不足，脑为之不满，耳为之苦鸣，头为之苦倾，目为之眩。"《灵枢·海论》说："髓海不足，则脑转耳鸣，胫酸眩冒，目无所见，懈怠安卧。"

历来医家叙述眩晕之病因，虽说法各异，但总是以《素问》《灵枢》所说为立论之基本。其中突出论眩晕病因的，以刘河间之由于"风火"说，朱丹溪之由于"痰"说，张景岳之由于"虚"说，影响较深广。张景岳综合前人所论眩晕，说："眩晕一证，虚者居其八九，而兼火兼痰者不过十中一二耳。"证之临床，此说可信。

目前中医资料中关于眩晕一证的分类，大体上以肝阳上扰、气血亏虚、肾精不足、痰浊中阻四种为主。临诊时在习惯上多先分清标本虚实，本虚者，以肝肾不足、心脾亏损为主；标实者，以肝风、火、痰、湿浊为主。家父有以下见解。

（1）因肝火内动、肝阳上扰眩晕者，每因烦劳、恼怒而眩晕作，常见口苦，苔黄，脉弦。常以平肝潜阳、解肝郁、清肝火诸品。常选用逍遥散、天麻钩藤饮、龙胆泻肝汤等。本虚肝肾不足甚者，亦可酌用杞菊地黄丸之属。

（2）湿痰壅遏致眩晕者，则常见头脑晕兼闭塞，气促泛漾，苔白腻，脉濡。治以祛痰湿为主。以二陈汤为主方，随症加减，或选用泽泻汤、温胆汤、半夏白术天麻汤之类。若气虚夹饮者，则往往为"清阳不升，浊阴不降"，上重下轻所致，常以六君子汤为主加减治之。

（3）体虚眩晕甚者，兼有气促，脉微，自汗不已，以重用人参或党参并六君子汤为宜。肾水不足、虚火上炎者常有手足心热，舌质红，脉弦细，常选用六味地黄汤。命门火衰、真阳上泛者，往往四肢不温，舌质淡，脉沉细，常选用右归丸之类。

临床所见，往往虚实互见，或本虚标实，或数种成因见证交织并见。更有眩晕不甚，而头目不利者，多为气血亏虚而肝阳上扰之轻症，可以川芎散、防风散类见效。此外，古人亦有将眩晕分为"真眩晕"及常见的头眩目花。所谓"真眩晕"，见于明代方隅之《医林绳墨》，系指眩晕突然发作，并有屋宇旋转、恶心呕吐等症象。此相似于西医所谓"平衡感觉障碍"，由内耳迷路或前庭神经的病变所造成。临床见到这种病例，亦须分虚实寒热，辨证施治之。

兹略举家父临诊所治眩晕之若干病案于下：

眩晕证案一

姚某，男，成年。

初诊：1974年6月19日。头目昏眩，肢腿酸软乏力，胃纳差，口苦，苔厚，脉弦。以清利法为治。龙胆草4.5g，生地黄12g，姜半夏9g，生山栀9g，知母6g，柴胡4.5g，姜竹茹12g，当归9g，黄芩6g，车前子9g，泽泻6g，保和丸15g（包煎）。5剂。

复诊：1974年6月24日。药后眩晕已除，诸症亦痊，唯体力未复，以疏补之品收其功。党参9g，焦枣仁12g，黑山栀6g，山药12g，潼蒺藜9g，夜交藤12g，当归6g，姜竹茹9g，枳实6g，北五味子4.5g。4剂。

按：本例西医诊为美尼尔综合征，辨证乃是肝经湿热为主。立龙胆泻肝汤为治，保和丸助消导之力是为佐药。合用使肝经湿热清利，痰浊蠲除，眩晕自止。

眩晕证案二

罗某，女，47岁，工人。

初诊：1976年8月4日。夙有高血压，今测为200/120mmHg。郁闷烦恼，头眩目花，夜寐转辗难安，脉弦，苔黄。治宜平潜解郁。夏枯草12g，钩藤9g，天麻6g，生山栀9g，杜仲12g，牛膝6g，益母草9g，黄芩9g，桑寄生9g，九孔石决明12g，逍遥散15g（包煎）。5剂。

复诊：药后血压见平（160/90mmHg），头眩轻减，原方加减调治。

按：本例为肝阳上亢之眩晕，以天麻钩藤饮加减。临床上高血压眩晕多属此类，往往为中风之先兆。盖素体阴虚，由情绪不佳而加剧，故以疏解肝郁、平潜亢阳之法，收效较速。

眩晕证案三

陶某，男，67岁，干部。

初诊：1978年11月4日。头昏眩有闭塞感，并有慢性支气管炎多年，秋深则痰嗽多唾而眩晕难支，脘满闷，气促而泛漾，苔白腻，脉濡。宜除饮平眩。姜竹茹12g，法半夏9g，枳实9g，炙甘草6g，茯苓15g，泽泻9g，橘红6g，白术9g，生姜2片。4剂。

二诊：药后气促泛漾已平，头眩亦减，脉濡苔白，仍以原方加减而进。

按：本例为湿痰壅遏之眩晕，亦为《金匮要略·痰饮咳嗽病脉证并治》所举"心下有支饮，其人苦冒眩，泽泻汤主之"之谓。因饮邪阻遏致脾气不升而胃气不降，故以泽泻汤合温胆汤以化浊燥湿、清滞除痰。

眩晕证案四

许某，男，66岁，干部。

初诊：1978年8月24日。头晕神倦，耳鸣目花，遇事健忘，腰腿酸乏，夜间尿多，手足感冷，脉沉细，舌质淡。宜补肾阳。熟地黄18g，山茱萸12g，山药15g，枸杞子9g，菟丝子9g，杜仲9g，上肉桂3g，淡附片9g，鹿角胶9g，当归6g。5剂。

复诊：1978年8月30日。药后头眩明显见轻，夜间尿次尚多，脉沉，舌苔白，仍以原方意进。熟地黄18g，山茱萸9g，山药15g，枸杞子9g，菟丝子9g，上肉桂3g，淡附片9g，当归6g，覆盆子9g。7剂。

按：此案为肾阳虚亏，命门火衰，故眩晕而四肢不温。肾主髓，脑为髓海，肾虚髓海不足致健忘不能思考。乃以右归丸作汤内服，初诊服药后眩减，二诊后夜间尿次减少，再以原方意调治巩固。

3. 咳血证治经验

咳血乃血由咳经气道而出，或纯血鲜红，间夹泡沫或痰中带血，多见于支气管扩张、肺结核、肺癌等病证中，为临床常见难治病证之一。论及咳血，元·朱丹溪先确立其病名，"咳血者，嗽出痰内有血者是"。葛可久制十灰散、花蕊石散，后世多遵循应用。明·缪希雍提出"宜行血，不宜止血；宜补肝，不宜伐肝；宜降气，不宜降火"之吐血三要诀，对咳血的证治也颇有影响。清人唐宗海《血证论》将咳血列实咳、虚咳、痰咳、气咳、骨蒸咳、痨虫咳等六大门类，进而又分为若干证型述其证治，其论旁征博引、条分缕析，于临床有一定的指导价值。家父从医数十载，精于《金匮要略》，于内科杂证颇多研究，常以降逆镇咳之品组成的经验方治疗咳血，疗效显著。谨介绍如下。

方剂的组成和剂量：玄参12g，麦冬15g，旋覆花12g（包），代赭石12g，仙鹤草30g，茜草炭12g，炙百部20g，浮海石12g，蛤粉炒阿胶12g。

加减法：若咳血较多，可加藕节、白茅根；若肺阴虚明显者，可加西洋参、生地黄、鲜石斛；病程日久，肺胃阴虚可加七味都气丸；胸闷痰多者，加浙贝母、瓜蒌皮、杏仁、桑白皮；内热较盛者，加黄芩、知母、牡丹皮；痰中脓血相兼者，加鱼腥草、薏苡仁；鼻咽癌、肺癌患者，可加七叶一枝花、蒲公英；肺结核低热、盗汗者，加野百合、糯稻根。

适应证：本方适用于西医学支气管扩张、肺结核、肺癌等病证出现的属于肺阴不足，内热偏盛型的咳血、咯血。症见干咳少痰、胸闷、咳血多由咳甚引发，或纯血鲜红，或痰中带血，或反复咳血，舌质红少苔或苔薄黄，脉细数或滑数。

本经验方适用于肺阴亏虚、内热偏盛之咳血，方中玄参、麦冬、阿胶润肺清热，待阴液充足，虚火得制，咳血自止。用蛤粉炒阿胶者，乃取化痰止咳止血之用。仙鹤草苦凉，为收敛止血之佳品，可用于各种出血，《本草纲目拾遗》谓："消宿食，散中满，下气，疗吐血各病。"茜草炭凉血止血，兼能行瘀，有止血而不留瘀之功，两草合用，凉血止血，为治咳血之要药。咳血由咳逆而出，故顺气降逆、化痰止咳乃治咳血的重要环节。方中旋覆花消痰降气；代赭石善镇逆气，兼能止血；百部化痰止咳。尤其值得一提的是浮海石一味，《本草备要》谓："入肺清其上源。止渴止嗽，通淋软坚，除上焦痰热，消瘿瘤结核。"四药合用化痰降逆止咳，能防止咳逆引动咳血。全方九味，合而用之，有润肺清热、消痰降逆、凉血止血之功，既针对病本以润肺清热，又面对病标以降逆止血，标本兼治，对肺阴亏虚、内热偏盛之咳血，方药与证候丝丝入扣。

应用要点与临床效应：

①咳血一般以内热炽盛、逼血妄行为多，葛可久有"血热则行、血冷则凝，见黑则止"之说，因而治疗咳血一般应从清热凉血着手论治。本方主要适用于肺阴亏虚、内热偏盛之咳血。若属风寒袭肺者，可用金沸草散加减；风热犯肺可用银翘散合苇茎汤；肝火犯肺可用泻白散合黛蛤散；气不摄血可用拯阳理劳汤加减。

②咳血乃血随气逆，故降逆化痰止咳乃为治咳血重要一着，并且注意慎用升举之品。此外，肺为娇脏，喜润恶燥，咳血之时切不可滥投温燥，半夏、桂

枝亦当慎用，并可适当加瓜蒌皮、橘络等润肺宁络之品。

③服用本方期间，一般应尽量避免服辛辣炙煿及生痰动火之品，如生姜、大蒜、辣椒、桂圆等。吸烟及饮酒均不利于咳血治疗，应当戒除。

④临床上若辨证精确，本方一般服用 3 剂后即能见到明显的疗效。

4. 喘证论治

喘证，亦称喘逆、喘促。《内经》中有"喘息""喘喝""鼻张""肩息"等记载，《金匮要略》中则称之为"上气"。一般所称气喘，是指以呼吸急促，甚至张口抬肩，难以平卧为特征的一种病证。

喘证发病与肺肾密切相关，肺为气之主，肾为气之根。因外感、痰饮、邪火等壅阻于肺，气失宣降而致喘者多属实证；因素体虚弱或久病元气损耗，肺失肃降，肾不纳气而致喘者多属虚证。因此，实喘在肺，而虚喘则当责之肺肾两脏。

喘的辨证，首应审其虚实，以为施治依据，免犯虚虚实实之戒。《景岳全书》指出："实喘者有邪，邪气实也，虚喘者无邪，元气虚也。"又云："实喘者，气长而有余；虚喘者，气短而不续。实喘者胸胀气粗，声高息涌，膨膨然若不能容，惟呼出为快也；虚喘者慌张气怯，声低息短，皇皇然若气欲断，提之若不能升，吞之若不相及，劳动则甚，而惟急促似喘，但得引长一息为快也。"景岳之辨实喘、虚喘之法，扼要而具体，至今仍为临床辨证之要领。在治疗上，实喘，其治主要在肺，治宜祛邪利气；虚喘，治疗着重在肺肾两脏，以培补摄纳为主。但临证之中虚实夹杂、本虚标实者亦相当多见，治疗则应权衡轻重，标本兼顾。

兹略举家父临诊所治喘证之若干病案于下：

喘证案一

章某，男，40 岁，工人。

初诊：1962 年 2 月 4 日。咳逆上气喘满，胸胁苦闷，素体尚壮，此次以旅途寒热欠调而起病，痰多而黏稠，面目及两下肢浮肿，小便短少，服西药止喘药而喘促未平，脉滑苔白腻。宜祛痰平喘：甜葶苈子 9g，姜半夏 9g，化橘红 4.5g，冬瓜子、皮各 9g，白茯苓 12g，生甘草 4.5g，枳壳 9g，大枣 9 枚。2 剂。

二诊：1962 年 2 月 7 日。药后喘促渐平，咳痰亦稀，小便增多，再以原方加减续之。

按：本案患者素体尚健壮，以旅途寒温失调，引动内饮实邪而见咳喘浮肿。其治应泻肺中之痰水，故以《金匮要略》葶苈大枣泻肺汤为主，泻肺行

水，下气平喘，配合二陈汤、枳壳以祛痰涎之壅盛而解咳喘胸满；方中用冬瓜子、皮者，冬瓜子性味甘寒，清热化痰；冬瓜皮味甘，其利水消肿之功亦颇明显。本案用药虽不多，然组合紧凑，故取效满意。

喘证案二

陆某，男，48岁，教师。

初诊：1963年1月4日。肺结核，曾有咳血史。咳嗽胸闷，咳痰不爽，晨起痰色稠黄，时作喘逆，倚息难卧，腰酸胁痛，神疲乏力，午后略有潮热，夜卧少寐，纳食呆滞。脉细数，舌光绛，苔根腻。治拟滋阴纳气。都气丸合生脉散加味主之：生地黄9g，怀山药9g，山茱萸9g，牡丹皮6g，茯神12g，泽泻6g，五味子4.5g，北沙参6g，麦冬9g，川贝母3g，黛蛤散12g。3剂。

二诊：1963年1月8日。上方服后显效，复原方再3剂。

三诊：1963年1月11日。服上二方，痰色转白，喘逆亦平，夜寐已安，诸症均有好转，尚有咽干、咳嗽，仍循原旨续进。

原方去黛蛤散加天冬12g，炙百部6g。5剂。

按：肺痨一病，病程较长，由于久咳咯血等因，以致气阴亏耗，虚热内生，此病例即是如此。母病及子，肾不纳气，则喘逆倚息难卧；又因乙癸同源，肾水虚则肝木失养，肝火上逆于肺，木火刑金使喘咳更剧，并伴腰酸胁痛等证。据症分析，为肝肾阴虚，阴不敛阳，气不摄纳，肺失肃降。故投以七味都气养肝滋肾纳气；生脉散益气养阴敛肺，加黛蛤散清泻肝火；贝母化痰止咳，合而用之，壮水制火，火制气平，咳逆随之而解。细察方意，亦即《金匮》麦门冬汤治虚火、喘逆之变法，为"师其法而不拘其方"之具体体现。

喘证案三

余某，女，27岁。

初诊：1974年9月4日。肺结核有年，咳嗽喘促亦久，烦热，痰中带红，面色不华且睑肿，形体羸弱，脉虚浮苔白。治拟定喘扶羸法：红参片4.5g，茯苓12g，炙甘草6g，桑白皮9g，杏仁6g，知母6g，川贝母6g，白术9g，橘红4.5g。3剂。另蛤蚧1对，焙研细末，每天2次，每次1g，吞服。

按：久咳伤肺，肺虚气逆，为喘促睑肿。治以《卫生宝鉴》人参蛤蚧散加味。方中以四君子扶元益气；陈皮、杏仁、贝母理气化痰止咳；桑白皮、知母清热泻火；参、蛤并用尤能补肺肾而定喘嗽。因久咳病必及肾，故治亦肺肾兼顾。综观全方，以治本为主，治标为辅。此例方证贴切，故效亦捷。

喘证案四

姜某，女，44岁。

初诊：1971年12月10日。素有胆囊炎、肺气肿及肺门淋巴结核。刻诊咳逆倚息不得卧，痰白如泡沫。纳滞，大便日下。脉细数，苔白厚。本虚标实，治宜兼顾。治用：北沙参9g，麦冬12g，白芍6g，五味子4.5g，细辛1.5g，橘红3g，姜半夏9g，杏仁6g。2剂。

按：此证之喘逆倚息不能平卧，痰白如沫，纳滞，苔白厚，及痰湿之邪阻于肺胃，肺失肃降，饮邪随肺气上逆，治宜温肺化饮。但患者素有肺气肿、肺门淋巴结核，又脉象细数，可见有肺阴不足之象，故当标本兼顾，用小青龙汤加减治之。方中用沙参、麦冬、白芍滋阴养肺，以顾其本；五味子镇咳平喘，收耗散之肺气，细辛散寒化饮，两药配合，一收一散，更能相得益彰；橘红、姜半夏、杏仁和胃化痰而降肺气，以治其标。原方中麻、桔、姜辛散太过，易耗其肺阴故去之不用。全方扶正与祛邪兼顾，使逆上之气得以下降平顺，故一剂而安。

5. 痫证议治

痫，亦称癫痫，为一种发作性神志异常的疾病。《素问·奇病论》说："人生而有病癫疾者，病名曰何……为胎病。此得之在母腹中时，其母有所大惊，气上而不下，精气并居，故令子发为癫病也。"可见古代医家不仅认识到癫痫证，而且还指出它的遗传因素。

临床上常见的痫证，多为"羊痫"，俗称"羊癫风"。其病机一般多责于肝、脾、肾三经。肾虚则肝失濡养，体弱用强；脾虚则精微不布，痰涎内结。偶因情志失调，饮食失节，劳累过度，肝风夹痰随气上逆，清窍被蒙而突然发作。痫证之作，症见短暂之失神，面色泛白，双目凝定，不久即恢复常态；或见突然昏倒，口吐涎沫，双目上视，牙关紧闭，四肢抽搐；或口发猪羊之鸣声。苏醒后除感觉疲劳外，一如常人。

通常治痫证，在发作时，多采用豁痰宣窍、息风定痫之法；平时则以培补脾肾为主。临诊恒以此为准则。然痫之发作常突然而起，治痫证发时与平时，亦往往难以截然区分，总应整体统盘议治。本证除牵及肝、脾、肾外，亦不宜忽视心，故宁神清心亦为不可或缺之治痫重要着眼处。清人林珮琴所说"痫证，肝、胆、心、肾病"，此之谓也。再则古人分痫证虽有五痫之说，然其要在火与痰通治。发作愈后，断根颇难，然能使发作间距逐渐拉长，诚有益于患者。

痫证案一

蔡某，男，25岁。

初诊：1978年9月6日。据来信述，患痫证已9年之久，多方求医未得控制。现每天服用苯妥英钠，尚每隔20天发作一次。发时大叫一声，然后昏倒，口吐白沫，抽搐。予痫证方，视疗效再议：天竺黄（另碎，研细）15g，沉香9g，天冬60g，白芍90g，茯神120g，远志肉（蒸熟）60g，麦冬（去心）60g，甘草18g，旋覆花45g，苏子30g，制香附90g，姜半夏30g，皂角（去黑皮、去子炒酥）60g，怀山药适量研粉糊丸。以上药研细末，为丸，朱砂为衣。每服9g，每日两次。

复诊：10月12日。来信述服药后，痫证一直未发作过。复信按上方续配一料继服。

三诊：11月7日。来信述前药共服用两料，病至今未发，也未见副作用。复信再续服两料，以期巩固。

按：本例患者为通讯问病求治，据称病已9年，起于冬季寒气之外袭，情绪之激动。积岁累月，寒郁化热，痰涎因心气虚而阻滞，痫证越发越勤，乃至于每隔20天发作一次。据证检方，给以补心宁志丸方。此方为缪仲淳《先醒斋医学广笔记》原方。考《素问·大奇论》有"脉满大，痫瘛筋挛""肝脉小急，痫瘛筋挛""二阴急为痫厥"等论，都说明心、肝、肾之病变为痫的病机。按补心宁志丸方药而言：竺黄、苏子、姜夏、皂角化痰涎；沉香、香附理逆气；旋覆花降气；远志、茯神益志安神，远志并有祛痰开窍之作用；天冬、麦冬滋养并清心宁神；白芍、甘草以缓其急；山药、朱砂则滋育、镇静。全方则理气、化痰、镇静均多方兼顾，初服痫证得以控制，再服而疗效巩固。

痫证案二

方某，男，38岁。

初诊：1983年3月22日。1983年2月2日突然发作抽搐，继则神识不清、口吐白沫，五六天后始苏醒，但不知身在何处。心悸头昏，夜有盗汗，不寐，肝区作痛，胃纳一般，苔根黑垢，脉濡涩。予宁心为治（某医院诊断为癫痫）：丹参12g，茯神12g，炙甘草9g，淮小麦30g，石菖蒲4.5g，桂枝4.5g，煅龙骨9g，煅牡蛎9g，陈胆星4.5g，生铁落60g，大枣7枚。5剂。

复诊：4月3日。3月22日药连服10贴后，盗汗解，能入寐，神志亦平稳，至今未发。纳展便调，惟感脘腹胀，苔根黑转灰。原方加减：丹参12g，炙甘草9g，淮小麦30g，降香3g，神曲12g，鸡内金9g，茯神12g，石菖蒲4.5g，玫瑰花4.5g，大枣3枚。7剂。

三诊：4月17日。4月3日方又服14帖，眠已安，神志平静，腹胀已解，灰苔亦除。原方再续：丹参12g，北沙参9g，炙甘草9g，淮小麦30g，降香3g，神曲12g，茯神12g，石菖蒲4.5g，大枣6枚。7剂。

按：本例病起到就诊为时只一个半月，但痫厥之作五六天始苏，可见病程虽短而病势实凶。据脉证则虚实夹杂，鉴于虚中夹实之证。初诊以甘麦大枣汤、桂枝龙牡汤加生铁落以滋养镇静，加胆星、菖蒲、丹参、茯神以涤痰宁心。治虚不碍实，去实不妨虚。寓疏化于镇摄滋养，10剂而痫症控制，余症亦好转。续方去桂枝、龙、牡之镇摄，加神曲、鸡内金之疏化，降香之芳香降浊，以解其腹胀。用药与病机相合，故见效亦速。

六、妇科病证治经验

1. 治妇科病当重视调经和气

妇女疾病，因其经、带、胎、产数端而多于男子。由于妇女生理、病理与男子不尽相同，故其诊断、治疗、立法、遣药乃至预防均与男子的处理方法有差异。家父对中医妇科曾做过深入的研究，对历代妇科著述，他推崇清代傅山之《傅青主女科》，认为其立论定方，均不落古人窠臼；用药纯和，无一峻品；辨证详明，易于了解。对妇科病的问诊，他认为《冷庐医话》卷二所附《问法要略》一篇，语约而意详，有助于临床诊断。

关于切脉，尤注意尺脉。尺脉滑，反映血气实，常见为经脉不利；微弱者，多为少血；微涩者多闭经；脉来弦劲，若问诊得知少腹痛，则月经多不利；若弦劲而偶有断续之势，则不仅少腹痛，且有痛引腰胁乳胸之症状。胎前脉候，经停二三月，脉行滑数，尺中按之不绝，多为妊娠，配合尿检，常能一致。产后之脉，大都以缓、滑、沉、小为宜，尤以新产妇人多见，实、大、弦、急、坚、牢等均非产后正常脉候。带下脉候，若兼症少或无，脉虚而迟者，其证轻；数而实者，其证重。带下而经行量多如崩者，其脉多浮动。

对于妇科病的治疗，家父强调应该按照"治病必求于本"的总则。在具体治法上，除采用一般的调气血、和脾胃、补肝肾方法外，要重视调经、补奇经、和气三者。他说，一者治妇人诸证，总于诊断中注意月经情况，而于治疗中重视调经。宋高宗时太医陈沂曾谓："女子经血宜弱，一毫不可壅滞。既名月经，自应三旬一下。多则病，少则亦病；先期则病，后期则病；淋漓不止则病，瘀滞不通则病。故治妇人之病，总以调经为第一。""凡治妇女之疾，先须调经"（《陈素庵妇科补解》）。验诸实践，凡月经不调者，则癥瘕痃癖，肿胀烦满，骨蒸痨瘵，诸症由此而生。但先调经，同时治疗诸疾，常能事半功倍。

二者诊治妇科病，必通晓奇经之理。奇经八脉为十二经脉以外之任、督、冲、带、阴跷、阳跷、阴维、阳维。奇经具有联系十二经、调节气血之作用。家父认为妇科之经、淋、带、崩漏、产后各证均与八脉有关。叶天士曾谓："八脉聚于肝肾，一身纲维。八脉主束固之司，阴弱内热，阳微外寒矣。"正经犹沟渠，奇经犹湖泽，比如雨降沟盈，溢于湖泽。而正经病久，延及奇经。妇科疑难之疾，常为病久入络，气血消耗，渠枯泽竭也。家父治崩久不愈者，常用补奇经而收显效。此治妇科之不可不知也。

三者治妇科病应重视和气。妇科诸疾与气血关系至密，而于气尤为重要。妇人多气者，情不能舒，忧思忿怒，肝火时动。朱丹溪所谓："血气冲和，万病不生，一有怫郁，诸病生焉。"气郁血滞，则经不调，胎孕不安，产后腹痛，神情抑郁诸证均现。盖七情失和之气，反为元气之害，和气则能使元气复而脏腑功能正常。故治妇科病，调气血中必重和气，而疏肝、理脾则参在其中也。

2. 月经不调：益母胜金丹

月经不调，包括月经周期、月经量、经色、经质等之异常。所谓月经，正常而行，循平常道，以象月盈则亏。月经不调，反常而为病。

清·程钟龄谓："方书以超前为热，退后为寒，其理近似。然也不可拘也。假如脏腑空虚，经水淋漓不断，频频数见，岂可便断为热？又如内热血枯，经脉迟滞不来，岂可便断为寒？必察其兼症，如脉数内热，唇焦口燥，畏热喜冷，斯为有热；如果脉迟腹冷，唇淡、口和，喜热、畏寒，斯为有寒。阳脏、阴脏，于斯而别。再问其经来，血多色鲜者，血有余也；血少色淡者，血不足也。将行而腹痛拒按者，气滞血凝也。既行而腹痛，喜于按者，气虚血少也。"此节论述质朴无华，且合乎辨治大旨。治疗月经不调基本方为四物汤而辨证加减之，方意在于和血，是有至理。无论为肝郁血热、血脉虚寒、气滞血瘀等诸种原因导致血脉不和，均可按方加减治愈。清·王子接注释四物汤谓："四物汤，物，类也，四物相类，而仍各具一性，各建一功，并行不悖。芎、归入少阳主升，芍、地入厥阴主降，芎䓖郁者达之，当归虚者补之，芍药实者泻之，地黄急者缓之。能使肝旺血调，阴阳气畅，故为妇人专剂。"

家父治月经不调常以四物汤为基本方，兼采益母胜金丹（大熟地黄、当归、白芍、川芎、丹参、茺蔚子、香附、白术八味，以益母草、水、酒各半熬膏、蜜丸），视辨治需要而随证用之，逍遥散加减，亦为常用效方。但于经水先后无定期则往往先用定经汤（菟丝子、白芍、当归、大熟地黄、白茯苓、山药、荆芥穗、柴胡）以定经并舒肝肾之气，往往有明显的效果。傅青主论定经汤，谓："此方舒肝肾之气，非通经之药也；补肝肾之精，非利水之品也。肝肾之气舒而精通，肝肾之精旺而水利，不治之治，正妙于治也。"

案例：李某，女，37岁，教师。初诊：1980年1月7日。

经行错乱，或提前或落后，一月一行或两月一行，量较多。时或腰酸胁胀，苔薄脉弦。宜舒肝肾。菟丝子12g，白芍12g，当归12g，熟地黄9g，茯苓 9g，山药 9g，炒黑荆芥穗 6g，柴胡 6g。5 剂。

复诊：上方服后腰酸胁胀减轻，再续服上方 5 剂，次月经行正常，连续两月月经均如期而至，未见趱落。

3. 痛经：当归芍药散

月经期少腹痛，或痛在经前，或痛在经后，或痛引腰骶，甚者昏厥，呕吐，腹泻，肢冷等，其主要病机为气血通行不畅所致。原因有气滞血瘀、寒湿凝滞、气血虚弱、肝肾亏损等。

宋·陈素庵谓："妇女经欲来而腹痛者，气滞也，法当行气和血，宜调气饮……妇人经正来而腹痛者，血滞也，法当行血和气，宜服大玄胡索散……妇人经行后腹痛者，是气血两虚也，法当大补气血，以固脾胃为主，或余血未尽，加行滞药一二味，可服三才大补丸。"

清·林羲桐论经痛谓："有经前身痛拘急者，散其风；有经前腹痛畏冷者，温其寒；气滞者，行其滞；血瘀者，逐其瘀；气血郁结者，理其络；癥瘕痞胀者，调其气血；虚寒急痛者，温其里；痛在经后者，补其虚；一切心腹攻筑，胁肋刺痛，月水失调者，和其肝；经滞脐腹痛不可忍者，导其壅。"

家父治痛经，不主张分型太繁，认为辨清虚、实、寒、热即可。就临床体会言之，虚证痛经大多属于功能性者为常见，中药之治愈率较高；实证痛经多有器质性改变为常见，如子宫过于前屈或后倾、子宫颈管狭窄等，中药治疗之有效率相对较低。治痛经基本方为《金匮》当归芍药散加减，以当归、白芍、延胡索、制香附为主，视其寒、热、虚、实适当加味。虚者加黄芪、川续断；实者加木香、川楝子、川芎；寒者加木香、小茴香、苏梗；热者加牡丹皮，白芍易赤芍。血瘀者加蒲黄、五灵脂，血瘀明显而喜热者则少腹逐瘀汤（小茴香、干姜、延胡索、没药、当归、川芎、桂心、赤芍、生蒲黄、五灵脂）为主，多能收到明显之温经、止痛、逐瘀的效果。较轻之痛经，或因学习、工作服煎剂不方便者，冲服益母膏亦能条达气血而止痛。

案例：王某，女，38 岁。初诊：1971 年 12 月 30 日。

经行腹痛，腰酸，畏寒尤以背部为甚，苔光脉弦，以祛瘀止痛为治。蒲黄 6g，五灵脂 6g，干姜 3g，当归 9g，小茴香 1.5g，白芍 9g，川芎 4.5g，制香附 9g，没药 3g，延胡索 9g，桂枝 4.5g。5 剂。

此案以少腹逐瘀汤加制香附，5 剂而寒散，瘀去，痛止。虽苔光而未投滋阴生津之品，瘀去而气机条达，血行畅通，津液上承，苔渐复生。

4. 崩漏：推崇黑蒲黄散

妇女非行经期而阴道大量出血，或持续淋漓不止者，称"崩漏"。崩则来势急，出血量多；漏则来势较缓，淋漓不净，两者常可互相转化。崩漏之主要机理为脏腑气血功能失调，冲任失固所致。治疗崩漏应按照"急则治其标，缓则治其本"的原则，根据病程新久、证型虚实等分别采取塞流、澄源、复旧三法。

宋·陈素庵论血崩谓："妇人血崩，当辨虚实。实者，清热凉血，兼补血药。虚者，升阳补阴，兼凉血药。宜服黑蒲黄散。"论经水淋沥不止谓："妇人经行，多则六七日，少则四五日，血海自净，若迟至半月或一月，尚淋沥不止，非冲任内虚，气不摄血，即风冷外感，使血滞经络，故点滴不已，久则成经漏，为虚劳、血淋等症。"清·傅青主论血崩分为7种，认为："血崩昏暗，必须于补阴之中，行止崩之法。方用固本止崩汤。""年老血崩……方用加减当归补血汤。""少妇血崩……治法自当以补气为主，而少佐以补血之品斯为得之，方用固气汤。""交感出血……用引精止血汤。""郁结血崩……用平肝开郁止血汤。""闪跌血崩……用逐瘀止血汤。""血海太热……用清海丸。"

家父治崩漏，按塞流、澄源、复旧三法循序而进，但重点在塞流之必期显效。盖崩证措施不力，出血多则易致虚脱。至于澄源复旧，则血止以后之审证求因与调理善后而已，与其他病证之处理原则近似。治崩之基本方常以黑蒲黄散（炒黑蒲黄、炒阿胶、当归、川芎、炒白芍、炒生地黄、牡丹皮、炒黑荆芥、炒黑地榆、醋炒香附、棕榈炭、血余炭）为主塞流，在辨寒、热、虚、实时酌情加减，效果明显。徐灵胎所谓："崩漏必用补血大剂，而兼黑色之药，大概轻剂不能中病。"此说很有见地，验之临床，实属可信。家父治崩漏愈后复作或经人工流产后月经量多，其势如崩或淋沥不已者，常用补益奇经为法，每有显著之防治效果。月经过多，经期过长，淋沥不断，其病虽不尽同于崩漏，然其治方则多可通用。清·吴塘之通补奇经丸（当归、鹿茸、潼蒺藜、小茴香、党参、杜仲、茯苓、鹿角胶、龟板、紫石英、枸杞子、补骨脂）平时据证情辨证加减，颇有效用，此亦为止血以后之澄源复旧措施。

案例：刘某，女，35岁。初诊：1984年4月9日。

月经过期未行，昨日突然排红，量多色鲜，心悸倦乏。脉软苔白薄，宜先止崩。炒黑蒲黄12g，炒黑当归6g，牡丹皮6g，棕榈炭12g，炒黑荆芥穗6g，生地黄15g，炒阿胶珠12g，血余炭9g，炒黑地榆12g，制香附9g，炒白芍12g。5剂。

上方服2剂以后，崩中已止，服完5剂则体力渐复而愈。

按：黑蒲黄散中当归、川芎如未见腹痛有瘀者，当减用或不用，免再动血。

5. 带下：力荐完带汤

带下绵绵不断，量多而超过正常，有异常之色泽或气味，并有全身症状，统称带下，此为妇女常见之多发症。历代医家有"五色带"之叙述，临床以白带、黄带为常见。若有赤白带，多色杂下的带病，要极度警惕恶性病变，不可就带论带。带下之病机，与脾有关，脾失健运为内在原因，其治多以健脾、升阳、除湿为主，结合证情则可配以疏肝、固肾、清热、解毒。若带下清冷如水，则当温补肾元，并重固涩。

清·傅青主论白带谓："虽无疼痛之苦，而有暗耗之害……加以脾气之虚，肝气之郁，湿气之侵，热气之逼，安得不成带下之病哉。故妇人有终年累月下流白物，如涕如唾，不能禁止，甚则臭秽者，所谓白带也。夫白带乃湿盛而火衰，肝郁而气弱……治法宜大补脾胃之气，稍佐以舒肝之品，使风木不闭塞于地中……方用完带汤。"清·林羲桐论带下谓："带下，系湿热浊气，流注于带脉，连绵而下，故名带下，妇女多有之。赤带属热，因血虚而多火；白带属湿，因气虚而多痰；亦有五色兼下者，多六淫、七情所伤，滑泄不止，则腰膝酸，宜调脾肾，或用升提，或用摄固……"

家父治带下，宗傅青主以健脾胃稍佐舒肝为常法。盖初病多由脾虚湿盛，积久则湿郁化热，其兼痰者亦多为湿化。如单纯白带，或兼便溏足软者，均以完带汤（白术、山药、人参、白芍、车前子、苍术、甘草、陈皮、黑荆芥穗、柴胡）为主加减之。如湿热偏甚，带下色黄，兼有秽气则宜泻其湿热，易黄汤（山药、芡实、黄柏、车前子、白果）为基本方。据临床所见，确如傅青主所说："本方不独治黄带也，凡有带病者均可治之。"家父见带下量多，如脓状有秽臭，并有下腹胀堕、腰骶酸痛等类盆腔炎症状者，则常以清肝经湿热之龙胆泻肝汤获功。带下日久者，宜酌投固涩。若过用清热燥湿之品，易伤阴液，亦不可过用滋腻之药，以防滞湿。素有癥瘕而带下频仍者，必须治其癥瘕，以正本清源，方能根治。

案例：陈某，女，30 岁。初诊：1978 年 8 月 4 日。

白带较多，大便溏，足跗浮肿，苔白脉濡。宜健脾除湿。党参 12g，炙甘草 6g，柴胡 6g，白芍 12g，车前子 9g，白术 30g，山药 30g，炒黑荆芥穗 4g，陈皮 6g，苍术 6g。6 剂。

服汤药后带下明显减少，大便成形，服完 6 剂，足肿亦消。本案白术、山药之用量均按傅青主原方意。各用一两，故见效颇捷。

6. 妊娠恶阻：顺肝益气汤

怀孕之初，出现嗜酸厌食，倦乏思卧，进食即吐，轻者为早孕常有现象，无须治疗。倘若呕吐频作，甚则不能进食，则宜及时治疗，否则将影响孕妇健康与胎儿发育。妊娠恶阻之病机乃冲脉上逆犯胃，胃失和降所致，故治恶阻，应本着胃气以和降为顺、胎元以和降为安之义，宜以调气和中、和胃降逆、止呕安胎为主。夹痰者，则豁痰降逆；夹热者，则清热止呕。

隋·巢元方论妊娠恶阻谓："恶阻病者，心中愦闷，头眩，四肢烦疼，懈惰不欲执作，恶闻食气，欲啖咸酸果实，多睡少起，世云恶食，又云恶字是也。乃至三四月日以上，大剧者，不能自胜举也。此由妇人元本虚羸，血气不足，肾气又弱，兼当风饮冷太过，心下有痰水夹之，而有娠也。经血既闭，水渍于脏，脏气不宣通，故心烦愦闷，气逆而呕吐也。血脉不通，经络否涩，则四肢沉重。夹风则头目眩……"傅青主则谓："不知妊娠恶阻，其逆不甚，且逆是因虚而逆，非因邪而逆也。因邪而逆者，助其气则逆增。因虚而逆者，补其气则逆转。况补气于补血之中，则阴足以制阳，又何虑其增逆乎。宜用顺肝益气汤。"

家父认为妊娠病治疗之原则，应着重养胎。妊娠期诸种疾病，其治均需一面治疗，一面养胎、安胎。而恶阻重剧者，尤须注意及此，顺肝益气汤（人参、当归、苏子、白术、茯苓、熟地黄、白芍、麦冬、陈皮、砂仁、神曲）为常用方。唯妊娠恶阻多见有形寒，故用苏梗易苏子，以黄芩易归、地，去茯苓酌加姜竹茹、姜半夏、生姜。此兼采《金匮》橘皮汤、橘皮竹茹汤意，效果尤著。

案例：沈某，女，26岁。初诊：1975年8月14日。

停经三月余，脉滑，纳滞，尿意频，时有呕泛形寒。以安养和中为治。党参12g，砂仁壳2.4g，白术9g，石决明12g，苏梗6g，黄芩6g，淡竹茹9g，姜半夏6g，陈皮4.5g。3剂。

本例恶阻为中虚胃逆，以和胃、降逆、止呕、安胎，进3剂后瘥。

7. 妊娠胎漏：所以载丸

妊娠以后，阴道下血，量不甚多，名为胎漏，亦称"漏胎"。胎漏一般无腹痛，倘有腹痛腰酸而阴道下血则为"胎动不安"，如不及时治疗，则有演进为坠胎、小产之虞。胎漏之病机主要为冲任不固，不能摄血养胎。导致冲任不固之原因有肾虚、气血虚弱、血热、虚寒、癥病等。胎漏下血之治疗原则，以止血安胎为主。亦有连续堕胎、小产数次或多次者，称为"滑胎"，即习惯性流产之谓。其病机为脾肾两亏，冲任损伤，胎元不固；亦有因气血两虚，不能摄血养胎，或血热扰动胎元所致。

张仲景论妇人妊娠病谓："妇人有漏下者，有半产后因续下血都不绝者，有妊娠下血者。假令妊娠腹中痛，为胞阻，胶艾汤主之。"用以温摄冲任。傅青主论胎漏谓："妊妇有胎不动，腹不痛，而小便中时常有血流出者，人以为血虚胎漏也，谁知气虚不能摄血乎……治法宜补其气之不足，而泄其火之有余，则血不必止而自无不止矣。方用助气补漏汤。"

家父认为，胎漏或胎动不安应着重护胎气。不论胎漏之有腹痛腰坠、无腹痛腰坠，均以陈念祖所以载丸（白术、杜仲、桑寄生、人参、茯苓、大枣）为主以益气助肝肾，合张景岳泰山磐石散（人参、黄芪、当归、川续断、黄芩、熟地黄、川芎、白芍、白术、炙甘草、砂仁、糯米）加减应用。见红多者则去川芎、当归，加陈棕炭摄止。至于滑胎，则常选用傅青主安奠二天汤（人参、熟地黄、白术、山药、炙甘草、杜仲、枸杞、山茱萸、扁豆）。傅青主认为："脾肾亏则带脉急，胞胎所以有下坠之状……脾非先天之气不能化，肾非后天之气不能生……补先后二天之脾与肾，正所以固胞胎之气与血，脾肾可不均补乎？"

案例：孔某，女，25岁。初诊：1977年5月26日。

末次月经3月17日，检尿妊娠试验阳性，漏红已第4天，腰不酸，腹不痛，排出物中有块状物。初形寒呕恶，脉右滑，左不显。以安益为治。党参12g，生甘草4.5g，白术15g，川续断9g，黄芪9g，黄芩15g，桑寄生12g，砂仁壳1.5g，熟地黄12g，白芍12g，苎麻根60g，陈棕炭12g，糯米1匙。5剂。

复诊：因方未能续服，红未净止。腹不痛，脉濡苔薄，疲倦，仍以安益为续。党参12g，补骨脂15g，黄芪9g，山茱萸9g，炒阿胶12g，生侧柏9g，陈棕炭9g，白术12g，黄芩6g，旱莲草9g，十灰丸15g（包煎）。7剂。

此例胎漏，服药不及时，漏红已久，气虚冲任不固，有坠胎之虞。复诊服药后，血止胎安矣。

8. 癥瘕（子宫肌瘤、卵巢囊肿）：附桂消癥汤（丸）

妇人小腹部扪之有块，或自感胀满疼痛或无疼痛者谓之"癥瘕"，亦名"积聚"。其块坚结不散，推之不移，有形可征，痛有定处者，为"癥"，多属血病；若聚散无常，推之可移，痛无定处者，为"瘕"，多属气病。临床上，妇女的子宫肌瘤、卵巢囊肿均可归属于"癥瘕"的范围中。子宫肌瘤、卵巢囊肿是妇女常见的良性肿瘤，一般以30～45岁为多见。

家父认为，尽管引起该病的因素是多方面的，但主要病机是由于寒凝、气滞、血瘀所致。所谓寒凝，寒为阴邪，其性凝滞，侵袭人体易遏阻阳气之升发、气血之运行。妇人在经前或经期，或产后等，由于感受风寒，或过食生冷，亦可因素体阳虚而寒从内生，而致寒气客于胞宫经脉，阻滞气血运行，影响月经的正常规律，以及恶血的排净，遂致瘀积胞宫，日久形成癥瘕。如《灵枢·水胀》曰："石瘕生于胞中，寒气客于子门，子门闭塞，气不得通，恶血当泻不得泻，衃以留止，日以益大，状如怀子，月事不以时下……"《诸病源候论》亦谓："或因产后脏虚受寒，或因经水往来，取冷过度……多挟有血气所成也。"气滞，气为血帅，气行则血行，气滞则血瘀。情志不畅或抑郁，或悲恐不乐，或烦怒伤肝，尤其在经期、产期引起气机的逆乱，而致气滞血瘀，滋生癥瘕，肠覃之疾。如张介宾云："或恚怒伤肝，气逆而血留；或忧思伤脾，气虚而血滞……而渐以成癥矣。"血瘀，是本病发生之主要环节。凡各种致病因素，如六淫之邪、七情不畅、饮食内伤、脏腑不足、冲任亏损（人工流产）等，均可影响血液的运行，而致血瘀胞脉之中，渐成斯疾。在治疗法则上，家父主张以行气活血并重，佐以温经通脉、散结消癥为治疗大法。在此原则上，随症加减，其基本方为：制香附 9g，川楝子 9g，八月札 9g，丹参 9g，桃仁 12g，炙鳖甲 15g，夏枯草 12g，桂枝 9g，藤梨根 15g。

家父称此方为附桂消癥丸。辨证加减：气虚加黄芪 15g，党参 15g；血虚加阿胶珠 9g，干地黄 18g；月经量多加蒲黄炭 9g，茜草根 15g，血余炭 9g；腹痛加延胡索 9g，五灵脂 9g；白带多加白术 15～30g，山药 15～30g；腰酸加杜仲 9g，川续断 9g；便艰加麻仁 15g；不孕加路路通 12g，枳实 9g，娑罗子 9g 等。"附桂消癥汤（丸）"功效与方义：具有理气活血、温经通脉、祛瘀消癥之功效。方中以制香附、川楝子、八月札理气解郁止痛而使行气活血，此乃气行则血行之旨；丹参、桃仁、炙鳖甲活血逐瘀破积之功较强，与前三味配用，共为本方之佐药。诸味合用，共奏理气活血、温经通脉、祛瘀消瘕之功效。

临床上，凡子宫肌瘤、卵巢囊肿，家父均用"附桂消癥汤（丸）"治疗。一般无明显兼症，则将基本方制成丸剂，如绿豆大小，每日 2～3 次，每次 9g（约 100 丸），用温开水吞服，连服 3 月为一疗程。若其他兼症较明显，则可以基本方为主，随证加味，先服汤剂，至兼症减轻或基本消失，再改用丸剂缓进；亦可汤剂与丸剂同服。若出血较多者，应先予止血，待血少或血止后，再服本方。

案例一：子宫肌瘤案

黄某，女，34 岁，医师。1989 年 8 月 29 日初诊。

患者生有一子，人流两次（后上环），经行量多，淋漓 10 天，小腹有牵掣痛。1989 年 8 月 2 日于省妇保院检查，子宫增大如妊娠 50 多天，前壁可触及包块。B 超检查示子宫前壁黏膜下肌瘤 5cm×5cm 大小。建议手术治疗。患者不愿接受而请家父诊治。先予附桂消癥丸加茜草根、蒲黄炭、延胡索煎汤服，7剂。

9月20日复诊：上药7剂后，腹痛减轻，自感有效而连服21剂，腹痛解。遂予丸剂进。

1990年2月15日B超复检示肌瘤明显缩小，2.5cm×2.4cm。再服，至1990年5月10日B超检查，子宫正常大小，肌瘤消失。月事正常，病告痊愈。

案例二：卵巢囊肿案

范某，女，38岁，干部。1990年10月24日初诊。

范氏于1990年3月因患左卵巢囊肿7.1cm×6.4cm大，在省人民医院行左卵巢囊肿摘除手术。三个月后复发右卵巢囊肿，3.3cm×3.0cm，至求诊时已增大为6.4cm×4.7cm。平卧时能摸及包块，少腹胀滞，大便及溲不畅，精神紧张，不愿再次手术。家父予汤剂、丸剂并进。连服1个月，体征消失，自感包块缩小。改用丸剂续进3个月。

次年2月6日妇科B超复检示右卵巢囊肿消失，正常大小。1992年10月体检复查均未见异常。

9.脏躁：甘麦大枣汤

妇女情志不宁，变幻不定，无故悲伤哭泣，或嬉笑无常，不能自制，频作呵欠，谓之"脏躁"。发生于妊娠期者，则称"孕悲"；发生于产后者，则名"产后脏躁"，其证大致相同。其病机主要为阴血亏耗，五脏失于濡养，五志之火内动，尤以心肝火旺为主。心肝之阴不足，则神不守也，其因多为情志内伤引发。

张仲景首论本病，谓："妇人脏躁，喜悲伤欲哭，象如神灵所作，数欠伸，甘麦大枣汤主之。"张氏立方系据《灵枢·本神》所谓"肝藏血，血舍魂，肝气虚则恐，实则怒""心藏脉，脉舍神，心气虚则悲，实则笑不休"。

家父治妇女脏躁案例甚多，自青年至老妇均有之，认为主要系原本血虚，复受七情所伤者最多。40～55岁妇女，值更年期时亦多有脏躁之征象，均可结合而治。沈金鳌论妇女发病："妇女之病，难治于男子数倍也……妇女之病，多由伤血……系恋爱憎，入之深著之固，情不能抑，不知解脱。由阴凝之气，郁结专滞，一时不得离散……故其为病根深也。"虽然如此，但脏躁之治还是可以得心应手的。主方当为甘麦大枣汤（甘草、小麦、大枣），偏有郁滞、阳证厥逆者，配合四逆散（柴胡、芍药、甘草、枳实）；偏于热郁，或阴虚有热者，配合百合地黄汤（百合、地黄）。虽然药物简单，药性平和，但收效颇为理想。

案例：沈某，女，40岁。1974年3月31日初诊。

脏躁烦恚，郁闷失眠，缘于焦急，带下频仍，纳滞。拟补益心脾，调肝缓急为治。炙甘草6g，淮小麦30g，白术15g，怀山药30g，枳实6g，白芍9g，柴胡4.5g，焦枣仁12g，大枣15g。7剂。

二诊：服上方7剂后，郁闷已解，睡眠安好，自感舒适，以完带法为续。

党参9g，甘草4.5g，柴胡4.5g，炒白芍9g，车前子9g，苍术6g，炒荆芥4.5g，怀山药30g，陈皮6g，焦枣仁12g，白术30g。6剂。

本案为脏躁兼脾虚带下。初诊先治脏躁，以甘麦大枣汤养心气、安脏气，甘缓之品以润脏躁，治血虚内火；以四逆散解郁结、调肝气，缓和急迫。服药以后，诸症明显缓解，自感舒适，故改为完带法续治脾虚带下。

10. 更年期综合征的三种证型辨治

妇女年事渐高，值四十八九岁前后，七七之年，就会出现月经闭绝，此即《内经》所谓："七七任脉虚，太冲脉衰少，天癸竭，地道不通，故形坏而无子也。"经绝的一两年一般称为更年期。于更年期之妇女，有些人并无何种异常；有些人则出现烦躁，易怒，心悸，失眠，自汗，面红，腰膝酸乏，头眩耳鸣，月经闭止或月经紊乱，饮食减少，特别是烦恚郁悒等精神不安更为多见，此为"更年期综合征"或称"更年期症候群"。其症状可以延续数月乃至一两年之久，常影响工作和情绪，或减弱体力。

更年期综合征之形成，多为阴血亏耗，阴阳失调，总以肾之虚乏或心肝火旺并痰火交炽为常见。大体可作如下辨证：

一为肾阴虚者，值经断之年，肾气渐衰，冲任亏损，阴血不足。复以平时劳心过度，营阴暗耗，则肾阴更亏，阳失潜藏。其症多见经行周期紊乱，经量或多或少，头眩头疼，烦热，忧郁易怒，失眠心悸，腰酸口干，苔薄舌质红，脉多细数。家父对此种类型常以知柏地黄丸合逍遥散加减投之，症状减轻稳好后，再予六味地黄丸合甘麦大枣汤续服，以巩固之。

二为肾阳虚者，七七之期，冲任亏虚，肾气不足，倘素体阳虚者，值此期间，不能温煦他脏，乃致肾阳虚而阴阳失调。其见症往往经行量多，经色较淡，平时带下清稀，肢体畏寒，精神萎靡沉郁，腰软无力，头目眩晕，尿多便溏，苔白舌质淡，脉沉弱。家父对此种类型者，常以金匮肾气丸酌加枸杞子、补骨脂、淡苁蓉等合甘麦大枣汤投治，常有较好效果。

三为心肝火旺，阴血不足，复有痰火交炽者。常见易怒多烦，坐卧不宁，多梦易惊，口干咽燥，尿黄便坚，月经或闭而不行，或行而紊乱；舌红苔黄，脉弦数或滑。遇此类型，家父常以温胆汤合百合地黄汤加知母、黄柏、淮小麦、红枣治之，颇能应手。

对更年期综合征，虽于临诊时常作如上之辨证分型，但不尽拘泥于此。所见其多者，自经绝期妇女乃致经绝后数年之妇人亦往往有类似之证候，而其见症较上述者为轻，但突出者为精神不安，情绪不宁，烦躁易怒而已。此主要为原本血虚，水亏木旺，复以受七情所伤最为常见。家父于临诊数十年中，除症状明显较重，按上述辨证分型处理外，倘介于两型之间之轻症，且舌脉并无明显改变者，亦常以《金匮要略》甘麦大枣汤为主治之。偏阳证郁滞者，配合四逆散；偏于阴虚有热者，配以百合地黄汤。药物简单，性能平和，既有显效，又不伤正。颇可推广，洵为理想之治疗方药。

11. 活血化瘀治疗不孕不育经验

不孕不育是临床上常见而又难治的病证。女性不孕主要由输卵管功能障碍或管腔不通、卵巢病变或内分泌异常导致的排卵障碍、盆腔炎症、子宫内膜异位、免疫性功能失调等引起。男性不育则多与精索静脉曲张等造成精子生成障碍、性功能障碍等引起的精子运送障碍、睾丸损伤造成的自身免疫等有关。临床上一般多从补肾气、温肾阳、滋肾阴、益气血、疏肝解郁、化痰利湿等进行治疗。家父对不孕不育症重视活血祛瘀法的应用，并取得了较好的疗效。

案例一：活血祛瘀、益肾壮阳案

患者，男，32岁，职员。

初诊：1993年4月30日。患者婚后数年不育（其妻经妇科各项检查均未见异常），平时性功能低下，同房不排精。周身皮肤干燥而痒，面色偏暗，双眼眦角有血丝，舌下纹紫，脉涩。证候为瘀血内阻、肾阳亏虚，治宜逐瘀温阳为先。处方：当归9g，赤芍12g，川芎12g，生地黄、熟地黄各12g，桔梗6g，地龙12g，桃仁15g，红花9g，柴胡9g，枳壳9g，怀牛膝9g，补骨脂12g，韭菜子15g，蛇床子15g，生甘草6g。每日1剂，水煎2次混合后上下午分服。

复诊：1993年6月11日。自4月30日服方28剂后，自感性功能有所改善，皮肤干燥亦减，痒亦瘥，眼眦红丝消失，舌下纹紫较前退淡，效不更方。处方：当归15g，赤芍、白芍各9g，川芎12g，生地黄、熟地黄各15g，韭菜子15g，桔梗6g，地龙12g，桃仁15g，红花9g，柴胡9g，枳壳9g，怀牛膝9g，紫石英12g，补骨脂12g，蛇床子15g，生甘草6g。每日1剂，水煎2次混合后上下午分服。14剂。

此14剂服完，性功能基本正常。不久，其妻怀孕，足月后产一健康女婴。

案例二：温经散寒、养血祛瘀案

患者，女，32岁，教师。

初诊：1983年10月24日。患者结婚四载未孕。少腹不温，时作胀滞，经期先后不定，行则量多有块，色或淡或暗，迁延时日，日晡手足心热，唇口干燥；脉涩苔薄，舌色略暗。证属虚寒夹瘀，宜温经散寒祛瘀为治。处方：党参、当归、白芍各12g，川桂枝、川芎、阿胶、姜半夏、麦冬各9g，吴茱萸、牡丹皮、生甘草各6g，生姜3片。每日1剂，水煎2次混合后上下午分服。

复诊：1983年11月7日。服10月24日方14剂，自感少腹寒冷减轻，本月汛行五日而净，手足心热见轻，原方再续。后又处方服数次，于1984年初怀孕。

案例三：疏肝解郁、养血活血案

患者，女，35岁，工人。

初诊：1986年5月3日。患者婚后八载未孕，妇科检查谓双侧输卵管不通，曾行输卵管通气术，未效，自诉经前乳胀明显，情绪抑郁，月经推迟，经量少、色紫黯、有血块，皮肤干燥；舌质黯红，舌下纹紫黯，脉弦涩。证属肝郁血虚，兼有瘀血，以疏肝理气、养血活血为治。处方：当归9g，合欢皮9g，制香附12g，枳实9g，路路通9g，青橘叶30g，白术9g，娑罗子9g，郁金6g，乌药6g，丹参30g，川芎9g。每日1剂，水煎2次混合后上下午分服。

二诊：1986年5月17日。服5月3日方药14剂后，经期乳胀明显减轻，月经量较前增多，舌黯红，脉弦涩，原方化裁续进。处方：当归9g，制香附12g，路路通9g，青橘叶30g，郁金6g，乌药6g，丹参30g，川芎9g，橘核12g，枳实9g，逍遥丸30g（包煎）。每日1剂，水煎2次混合后上下午分服。

三诊：1986年7月2日。上方先后服28剂，汛事转准，经量较前增大，经色亦转鲜红，血块减少，经前偶有胸胁不舒，仍以疏肝活血兼以益肾为治。处方：柴胡6g，炒白芍9g，白术12g，制香附9g，娑罗子9g，路路通9g，枳实9g，青橘叶30g，乌药6g，当归9g，合欢皮9g，郁金6g，丹参30g，川芎9g，菟丝子9g，川续断9g。以上方为主，略作化裁，先后服药半年，于1986年11月终于怀孕，次年8月剖腹产一男婴。

案例四：健脾化湿、理气活血案

患者，女，38岁。

初诊：1996年2月18日。患者结婚4年未孕。经当地妇院检查无任何器质性疾病，基础体温测试亦基本正常。月经周期准，经行亦常，4～5日净，除偶有头痛肢倦乏力外，食后胃脘部胀滞欠舒，大便溏薄；舌苔薄白，脉微弦。证属脾胃不调，气血失和。先以理气和胃消痞，处方以泻心汤加味，7剂。

复诊：2月25日。服完7剂，胃脘已舒，大便亦成形。因求子心切，乃要求治疗不孕。据此继以健脾和胃，辅以理气活血为治，乃为之处丸方如下：制香附40g，制苍术40g，藿香40g，防风40g，前胡40g，苏叶40g，薄荷40g，厚朴40g，草果仁20g，姜半夏40g，乌药40g，陈皮40g，焦麦芽80g，春砂壳20g，炒枳壳40g，焦山楂40g，白蔻仁10g，木香30g，茯苓50g，川芎20g，羌活20g，白芷20g，当归40g，甘草20g。以上各药研细末，和匀，再研极细，水泛为丸。每日服2次，每次服12g，温开水吞送。嘱其先服此一料以观察。

约于1997年底，患者来电话告知，按此丸方连服1年有余，已怀孕，经医院检查，妊娠已4个月。

我的几点体会：

（1）活血化瘀方的使用依据。引起不孕不育症的原因很多，临床上亦可分为多种类型，尽管不孕不育症属于慢性难治病，按叶天士"久病入络"，从理论上讲亦均可使用活血化瘀方法，但从临床实际看，若主要使用活血化瘀方法进行治疗，患者必须具备瘀血证的表现，如腹部肿块、少腹作痛、皮肤干燥、舌质紫黯或有瘀斑、脉涩等，尤其是妇女经行色黯有块、舌质紫黯更有临床参考价值。

（2）临床运用活血化瘀方法应该分清主次。例如女子不孕中子宫内膜异位、子宫肌瘤，男子不育中的静脉曲张一般均可以活血化瘀方法为主，辅以其他治法。就证候而言，如瘀血内阻证候明显，也应以活血化瘀为主。如前文用血府逐瘀汤治男性不育案就属于这种情况。反之则以其他治法为主，辅以活血化瘀，如散寒祛瘀、疏肝活血、健脾理气活血等。这种治法通过活血，促进气机流畅、脏腑功能调整以利于孕育。

（3）方药的选用。证候不同，血瘀程度有异，选用的处方也有差异，这样才能取得最好的疗效。例如瘀积明显，患者体质壮实者可用攻逐瘀血的方法，方剂可选《伤寒论》桃仁承气汤、《金匮要略》下瘀血汤。又如寒凝血瘀者则用《医林改错》的少腹逐瘀汤、《金匮要略》温经汤。再如有瘀血化热者，则可选《医林改错》血府逐瘀汤。女子不孕中常有腹痛症状，家父则喜用《太平惠民和剂局方》中的失笑散和《太平圣惠方》中的金铃子散，认为这两张处方药味少而力专，取效明显。

（4）要重视扶正。活血化瘀能祛除瘀积，促进正气恢复，但毕竟是克伐之品，久用则伤正。因此在临床上一是要注意扶正祛瘀，如使用桃红四物汤一类方药，既能活血祛瘀，又能养血调经。二是使用活血化瘀重剂，如下瘀血汤等，应中病即止，避免损伤正气。此外，肝主疏泄，脾为气血生化之源，肾藏

第二章
医道承薪

精主生殖，冲为血海，任主胞胎，不孕不育与肝、脾、肾三脏，奇经八脉关系密切，在使用活血化瘀治疗过程中既要重视健脾疏肝益肾，尤其是疏肝解郁、益肾填精，同时又要时时照顾到调补奇经。故家父强调"诊治妇科病，必通晓奇经之理"，只要辨清证候，在此基础上分清活血化瘀的主次，采用恰当的方法治疗，就一定能在治疗不孕不育中获得好的疗效。

七、肿瘤治疗的经验

家父从事中医临床工作60多年，经验丰富，不但对内科、妇科的疑难病症治疗效果显著，对治疗肿瘤也有独特的心得。家父认为，中医学对疾病发生的认识都是以"邪之所凑，其气必虚；正气存内，邪不可干"理论为基础，对肿瘤患者更要在这方面多加考虑，因为目前临床上见到的肿瘤，大多数是动手术切除了癌症病灶，或者是不具备手术指征，不能行切除手术而采用化疗、放疗的患者。本人随家父临诊多年，其治癌"十二字原则"，即"不断扶正，适时祛邪，随证治之"，确实很有价值。家父说，十二字是一个大原则，"扶正"与"祛邪"不可偏废，因为扶正可以加强祛邪的作用，而祛邪也是为了保存正气。

1. 不断扶正

所谓"不断扶正"，就是指治疗全过程自始至终注意调整正气、培益本元，使患者提高抗病能力。但在不同阶段，用药程度上有轻重区别。家父认为，不论何种癌症，"不断扶正"是主要的。扶正即是扶助人体对"邪"的防御能力，使人体达到正常功能，就是"培本"。前人说"善为医者，必责根本"，而本有先天后天之辨。先天之本在肾，后天之本在脾。故具体扶正则是以补益气血、补益脾肾为主，常用方药为四君子汤、四物汤、六味地黄汤等。一般扶正药中参、芪是不可少的，参用吉林参、西洋参、党参等，视病情而区别选择。四君子汤常用全方，四物汤则以当归、白芍、地黄为主，另外可加猪苓、制黄精、女贞子、枸杞子、灵芝、制何首乌等。至于绞股蓝和归脾丸也常采用。这是在扶正祛邪治疗原则指导下扶正的一方面。

2. 适时祛邪

"适时祛邪"或作"适时攻邪"就是视时机适当用中药抗癌药。所谓"适时"即用其他方法攻邪后就不一定再用攻癌中药；如果化疗、放疗告一段落或结束了，患者处在体力较好的恢复时期，可以适时多用些抗癌中药。家父常用的抗癌中药是猫人参、白花蛇舌草、半枝莲、七叶一枝花、八月札、炙鳖甲、冬凌草、急性子、威灵仙、藤梨根、鱼腥草、石见穿、蒲公英、白英、山慈菇、山海螺、守宫、薏苡仁、干蟾皮、野葡萄根、大黄等。当然，上面说的扶正药也有祛邪作用，如白术等；而祛邪中药也有扶正作用，如炙鳖甲、薏苡仁等。家父认为很多中药都具有扶正祛邪的双重功效。

3. 随证治之

所谓"随证治之"是指随肿瘤患者病情发生的变化灵活应用相应的药物。家父指出，患者出现的证，多数是肿瘤过程中出现的症状，也是不可不知和不可不辨的。在肿瘤治疗过程中，由于症状的轻重、病程的短长，以及年龄、性别的差异，饮食环境的不同，出现的症状多种多样，不尽相同，视病情而进出。如出现疼痛、发热、出血等症状，就要随时用止痛、解热、止血等品，有些轻的合并症状，如化疗以后胃纳不佳甚或呕吐等，就要针对症状而用药。家父在这类症状出现时常用清、解、和、渗及消导、开胃、调达和营、解热止痛、消肿利尿，以及安脏气（癌肿病凡不寐者不少）等法辨证施治。家父认为肿瘤从早期到晚期各个阶段，都可按中医理论辨别清楚，认真仔细地选用方药，在"不断扶正、适时攻邪"的原则下，掌握好"随证治之"，既有助于了解肿瘤的好、坏、进、退，又能取得良好效果。

家父治各种肿瘤，多数处方中有薏苡仁一味，一般每日用 30 ～ 50g，另包。将薏苡仁拣淘净后煮烂，于每日清晨空腹代早餐进食，不可间断。其效用非常明显，且价廉无副作用。家父曾治一 X 线摄片复查发现多发性肠息肉的患者，手术难以清除。家父即嘱空腹服用薏苡仁粥，半年以后，再行 X 线摄片复查，息肉已不明显。此法简单易行，堪以介绍推广。

家父对治疗有效、多年稳好病例，都是根据"效不更方、验不变法"的原则，基本守方不变。家父针对一些患者如乳腺癌已手术治疗再放疗、化疗者，仍然在中药处方中不断用大量的炮穿山甲、干蟾皮等抗癌消坚散结药，认为这是不妥当的，应该看到癌邪大体祛除情况下，不宜再犯"粗工凶凶，以为可攻"之诫，这将会影响患者体力恢复及预后。

八、三因学说与养生保健

家父不仅临床经验丰富，而且也善于养生保健。家父认为人的养生可以从宋代陈无择论述发病的三因学说得到启发，可以运用三因学说来进行养生保健。

1. 内因——重在调摄精神

人的情志、精神状态与人体健康密切相关，心在志为喜，过喜则伤心；肝在志为怒，过怒则伤肝；脾在志为思，思虑过度则伤脾；肺在志为悲，过悲则

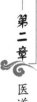

47

伤肺；肾在志为恐，过恐则伤肾。《素问·举痛论》则具体指明七情主要是通过影响人体气机而导致发病，"百病生于气也，怒则气上，喜则气缓，悲则气消，恐则气下……惊则气乱……思则气结"。以怒为例，《素问·生气通天论》和《素问·举痛论》先后提及大怒可引起薄厥、呕血、飧泄等病证，说明调节情志对于养生防病极为重要，这也是古人所讲"养生莫如养心"的真谛所在。家父认为要做到精神养生，有三方面值得注意。第一，要使自己做到心诚，有了诚的心态，待人接物唯诚，处事就"真"，立身就实在，这样心无挂碍，身体当就平安健康。家父晚年有一枚印章上面就刻有"心诚行正"四个字，他认为这是养生养心的基础。第二，他认为要有正确的疾病观、生死观来调节精神状态。他说，一个人得病，常会顾虑是否严重，有无危险，这是人之常情，但以保护身体、养心着眼，不必着急，要沉着，诚恳听从医生的建议，并引《灵枢·师传》"人之情，莫不恶死而乐生，告之以其败，语之以其善，导之以其所便，开之以其所苦，虽有无道之人，恶有不听者乎"加以说明。第三，听音乐也有利于调节精神，有益健康。家父专门写过一篇《养生与民族音乐》的文章，他认为音乐与健康有关，尤以民族音乐对养生作用更为明显，因为我国传统的丝竹、管、弦民族音乐具有清、微、淡、远的特点，听了之后心情舒畅，有益健康。他特别推崇以琵琶、萧、胡琴、阮等乐器合奏的《春江花月夜》，自称"百听不厌"。

2. 外因——重视适应气候改善环境

中医学非常重视季节、气候、环境对人体健康的影响。《灵枢·岁露》曰："人与天地相参也，与日月相应也。"《素问·四气调神大论》认为："阴阳四时者，万物之终始也，死生之本也。逆之则灾害生，从之则苛疾不起。"这些都说明天人相应，人与自然界密切相关，人要维持正常的生命活动，就必须与之相适应；反之，则会引起疾病。当然，中医学并不是单独地强调人们被动适应自然，而是主张积极锻炼身体以增强适应能力。《素问·四气调神大论》按春夏秋冬四时，提出了四时不同的养生方法，就是体现了这种观点。家父针对时令气候变化，提出要尽量避免或减少直接受到剧烈的气候变化影响，以保护健康。譬如夏日酷暑，应尽量避免烈日暴晒，暑气中行走；冬日严寒，室内应使用炉火或空调注意保暖。又如，节气转换应适时增减衣服等。这些都与《素问·上古天真论》所谓"虚邪贼风，避之有时，恬淡虚无，真气从之，精神内守，病安从来"的原则相一致。至于环境方面的养生，家父很重视居住环境的整洁和空气的清新，注意室内定时打开窗户，流通空气，有时还会点上几支清香，起到芳香洁净的作用。至于不同的地理环境对人体有不同的影响，家父认为要根据环境区别对待。譬如西北的燥寒，要注意润燥散寒；江南的时令梅雨，要重视芳香化湿等。这些都说明养生既要因时制宜，也要因地制宜。

3. 不内外因——重在调节饮食起居

《素问·生气通天论》曰："阴之所生，本在五味，阴之五宫，伤在五味。是故味过于酸，肝气以津，脾气乃绝。味过于咸，大骨气劳，短肌，心气抑。味过于甘，心气喘满，色黑，肾气不衡。味过于苦，脾气不濡，胃气乃厚。味过于辛，筋脉沮弛，精神乃央。是故谨和五味，骨正筋柔，气血以流，腠理以密，如是则骨气以精，谨道如法，长有天命。"这段话说的是人体依靠饮食五味得以生存，但饮食五味不当，又会伤害人体，使人得病，因此调节饮食五味是养生防病的重要环节。对于饮食养生，家父认为，第一，要保证食物的新鲜、清洁、安全，任何变质的食物都不可食用。正如《金匮要略》中所讲，"秽饭，馁肉，臭鱼，食之皆伤人"。第二，要注意饮食有节。既要保证食物营养全面，没有偏食的习惯；又要不过饥和过饱，使饮食均匀而有规律。尤其是老年人，更当注意。正如清代曹慈山《老老恒言》所说："凡食总以少为有益，脾易磨运，乃化精液。否则极补之物，多食反致受伤。"第三，药食同源，家父认为服用保健品，包括冬令膏滋方，并非多多益善，也不是价钱越贵就越好，而主要应根据人的体质而定，辨证进补。第四，要根据疾病注意饮食禁忌。譬如患疔疮忌食荤腥发物，肺痨病宜忌辛辣，水肿病宜忌食盐，黄疸和泄泻患者禁食油腻，温热时病患者忌食辛辣热性食物，寒性病患者忌食瓜果生冷等。这样，才有利于疾病的治疗。

茶又作荼，唐代《新修本草》认为其功效为"利小便，去淡（作痰），热渴，令人少睡"。陈藏器则在《本草拾遗》中称"茶为万病之药"。家父认为产于西湖龙井的雨前茶，对老年人最为适宜，因为它甘寒无毒，香味鲜醇，"得先春之气，寒而不烈，消而不峻"，对祛病延年会起到一定的作用。他推荐了9种茶疗方，一是醋茶可治牙痛，二是糖茶可暖胃治痛经，三是盐茶可治咽喉牙龈肿痛，四是蜜茶具有润肺益肾之功，五是奶茶可治消化不良，六是菊茶可聪耳明目，七是枣茶健脾补虚治小儿夜尿，八是金银花茶用于防暑止渴，九是橘红茶润肺理气用于咳嗽痰多。

论及起居，《素问·上古天真论》总结人长寿的原因之一就是"起居有常"。所谓起居有常，就是生活起居合乎常度，有一定的规律。具体说来就是要注意劳逸结合，不可过劳，也不可过逸。家父主张要保持工作、学习、休息的相对平衡，认为适当地工作、休息，做一些适当的运动锻炼有助于气血运行。他强调运动锻炼要循序渐进，持之以恒，不可一曝十寒，操之过急，"比如做八段锦，打太极拳，做广播操，只要持之以恒，都有益健康，但万不可定高标准，比如对身体超负荷的长跑、久走，这是会造成疾病的，千万注意"。这些告诫，既与东汉著名医学家华佗"人体欲得劳动，但不当使极尔"论述相一致，也与宋代蒲虔贯《保生要录》中所讲的"养生者，形要小劳，无至大疲……欲血脉常行，如水之流，坐不欲至倦，行不欲至劳"相吻合，具有重要的指导价值。可见，人体既需要动，又需要静，动静结合，刚柔相济，才符合养生之道。

家父根据中医三因学说提出的养生方法——内因注意调摄精神，外因重视适应气候、改善居住环境，不内外因着眼于饮食与起居的调理。这种三因学说的养生方法，提纲挈领，简易易行，有助于提高人体正气，增强体质，值得推广应用，深入研究。

九、中医承传之方法

1. 打实基础

家父年少之时，我的祖父何公旦已在钱塘盛负医名。祖父为培养父亲的学医兴趣，打实他的医学基础，在上小学之初，就让家父诵读《汤头歌诀》《药性赋》《医学心悟》等医学入门著作，有些则是要求出口成诵。家父进入上海新中国医学院正规学习之后，更是对此孜孜以求。对于《内经》、温病学，做到熟读细研，深有体会；对于《伤寒论》《金匮要略》，则是一一背诵，随用随取。就是这样，家父打下了坚实的中医基础。时常听家父提起，这等背诵的功夫可真是有用，一直到现在，在临床辨证论治之时，家父还会经常想起原先背诵的条文句子，将它们运用到临床，效果着实了得。有了此等亲身经历，家父对自己的学生亦是非常强调基础这一环节。家父曾不止一次地著文写道："一宜坚实基础。就是要对中医重要的文献著作（当然先是《灵枢》《素问》《难经》《伤寒论》《金匮要略》，再及各家）有较深刻的理解。"

与家父求学时代不同的是，在现代气息愈发浓厚之时，传统文化气息却日趋淡薄，传统思维能力正日趋弱化。对此，家父甚为忧心。家父经常对我说，中医是成熟于古代传统文化之上的独特医学体系，要想理解它、发展它，就要有传统的思维，要读好四书五经，掌握文字、音韵、训诂、校勘等知识，否则用西方医学思想去附会中医，只会南辕北辙，从而怀疑中医，甚至否定中医，最终消灭中医。

2. 侍诊左右

有谓"读方三年，便谓天下无病可治；及治病三年，乃知天下无方可用"，临床病证，变化无端，因此欲成良医，随师侍诊亦成重要一关。

家父年少之时，在熟读背诵《汤头歌诀》《药性赋》之后，入新中国医学院系统学习之初，我的祖父即让其侍诊左右。起先只是站在祖父身后，听他如何问诊，看他如何著案开方。接着坐在祖父身边，替祖父抄写脉案处方。后来便是坐在祖父对面，与他一道望患者舌象，切患者脉搏，还时不时也问上两句。当然脉案处方仍由祖父动手，家父帮忙抄写。最后是家父自己处方的阶段，祖父帮忙修改分析。如此几年下来，在新中国医学院毕业之时，家父已能独立从容应诊，奇证怪病亦能时出奇效。

对于自己的高徒，家父亦是十分重视侍诊的作用。家父认为，侍诊是学习名老中医临床经验的最好方式。这种方式可以让学生原原本本地观察到名老中医辨证论治的整个过程，是完全真实的临床，而不像书本的介绍，总是脱离临床一段距离。

3. 参合学用

中医是一门实践性的学科，其宗旨是治病救人。因此，学以致用、用而问学，乃是承传中医的重要方法。

学以致用。家父认为，中医著作汗牛充栋，但其中既有精华，又有糟粕，学习一定要选择那些历代公认并能真正指导临床的著作。家父认为，在四大经典之中，《素问》构建了中医完整的理论体系，但相对古奥隐微，可作选择精读；《灵枢》着重于经络学说，对针灸的临床辨证处方有很好的指导意义，学内科的可作一般理解；而《伤寒论》《金匮要略》对临床辨证论治最有指导意义，应该全文背诵，烂熟于心；至于温病学说，别立心法，补《伤寒论》《金匮要略》之不足，临床运用较多，亦应熟读熟记。

学以致用的另一层含义，是要把所学的理论知识致用于临床。要想发挥中医的作用，就要把所学知识运用于临床实践，并在临床实践中巩固、提升所学知识，这就是所谓的"博涉知病，多诊识脉，屡用达药"。家父曾撰文写道："治学贵在实践。我们学习钻研中医著作，就要在实践中反复分析它的理、法，反复运用它的方、药。知识学活了，体会也就深。比如医书上说麻黄能发汗，又能治水气。我们在临床上若单用麻黄，就很少能见到发汗的。若以麻黄与其他发汗药配合用，发汗就很明显；以麻黄与其他利水药配合用，尿亦增多。从这些实例中就说明钻研书本理论是重要的，但如学用结合，勤于实践，治学效果就更坚实，理论认识就更通透。"

用而问学。所谓用而问学，就是指在临床中遇到疑惑，或发现问题，就要再去请教书本，查考资料。家父一直沿袭着祖父的一个习惯，就是每次临诊

第二章 医道承薪

回家之后都会抽出时间仔细审阅自己所写的脉案，回忆每个患者的处方用药情况，以及患者前次服药后的效验结果，以此用心来提高疗效。

4. 撰写论文

家父认为，撰写论文的过程，其实是一次整理资料、条理知识、提升认识的过程，是一次将别人间接经验转化为自身学识并使之系统化的过程，是一次最好的思维锻炼。因此，在学术承传之时，家父非常重视论文的撰写工作。

为了更好地总结、继承祖父的临床经验，家父写了多篇文章来系统介绍，经过整理《骈庵医学撷记》（骈庵为我祖父的别号），家父基本上掌握了祖父的临床经验，并且能够很好地运用于自身的临床实践。与此同时，家父还写了更多的文章来介绍自己的习医心得、临证体会。

同样，为了把自己的学术思想与临床经验尽快地传授给高徒，家父常常敦促我们多多撰写论文。每当论文写成之后，家父都会亲自审阅，并进行评点、修改，有时还会进行详细分析，这自然让我们获益良多。家父最喜欢对临床有切实指导意义的文章，他认为读书札记、经方时方运用、临床经验总结类的文章最有价值，鼓励我们多多撰写。

5. 坚定信念

中医严谨系统的理法方药，客观明确的治疗效果毋庸置疑，然而西医学凭借其清晰的构造、实在的数据、日新月异的变化，对中医造成了强大的压力，于是在取舍之间对中医应有的坚定信念，亦显得如此重要。

对此，家父没有对我们进行更多的说教，而是为我们举了一个例子。这是一个家父亲手医治的案例，现将当年治疗始末照录于下：

沈某，男，45岁，职工。1991年6月6日初诊。

患者因右上腹持续性疼痛4月，伴恶心、呕吐、发热，于1991年4月13日入住嘉兴某医院检查、治疗。经B超、CT等检查，初诊为肝癌晚期。半月后在硬麻下做剖腹探查，确诊为胆囊癌晚期肝浸润（癌肿12cm×10cm）。并认为已无法医治，未做切除手术，缝合后4天送上海某医院，检查结果完全一样，亦认为晚矣，无法医治，并预言最多只能存活三个月左右。患者与其家属深感绝望，回家后准备后事。无奈中其在杭的亲戚在朋友介绍下怀着试试看的心情，前来代患者求诊。家父根据其亲属代诉及综合嘉兴、上海二地医院的病案记录、检查结果，经熟虑后，诊断：证属肝郁气滞，血瘀热毒内积，日久正虚不胜邪而发。治则蠲痛祛邪，佐以扶正。处方：白芍、石打穿、半枝莲、白花蛇舌草、党参、黄芪各15g，猪苓18g，金钱草20g，炙甘草、延胡索、川楝子、海螵蛸各9g。

10 月 21 日患者一人亲自来杭复诊，谓服上药 7 剂后，疼痛、恶心等减轻，自感有效而用原方连服至今，体征消失，精神振奋，饮食、二便正常，体力渐复，并于 10 月 1 日、10 月 15 日先后到嘉兴及上海原检查诊断医院进行复查。经 B 超、CT 等检查，两个医院结果一样：癌肿未见。效不更方，以原方续服。

12 月 12 日，沈某专程来杭道谢，服药后一切稳好。经嘉兴及上海二地医院再次 B 超、CT 等复查，癌肿消失，未见异殊。病得治愈，已于 12 月 2 日上班工作。其家属及其单位领导和同事，无不为沈某康复感到高兴。沈某真诚地说："是何老教授给了我第二次生命！"令人欣喜的是，据其他患者介绍，沈某如今依然身体硬朗，根本看不出曾经患过大病。

医学，效验为先。类似的例子，在家父手上，可以说是举不胜举。家父说："举这个例子，并非是说西医无用，中医绝对胜过西医。而是要说明，中医、西医为两个不同的医学体系，各有优劣，各有胜负，绝不可厚此薄彼，厚彼薄此，应科学对待，优势互补。"作为名师之高徒，乃中医学术继承、发展之中坚力量，对中医的信念则应坚定不移，因为信念是成就事业的基石。

十、从古籍整理谈中医学术发展

1. 重视中医古籍

家父多次谈到中医学术要想有所创新、提高，必须先要对现有中医学术水平有所了解，必须对中医的实践内容、历代的文字记载尽多尽广地熟习。也就是说，在学习现代医学知识的同时，必须重视学习和研究珍本、孤本等中医古籍。有史以来，历代都有名医名著留传后世，这些医著是我国古代科学技术遗产中品种最多、流传最广、至今保存最为完整的一部分。很多学者论及中医古籍时常以"浩如烟海""汗牛充栋"来形容其丰富，但是历史上究竟有多少中医著作流传下来，除了可以从历代医家、文人编的"典籍""书目"等类书中看到书名外，还有未被载入籍目的。由于各图书馆、研究所做了很多资料的探索、收集工作，使得一些"珍本""孤本"得以选编出来，家父认为这对继承发扬中医药贡献极大。

这些年来，中医古籍不但有了资源的探求，而且对一些重点古籍的校注工作也成绩斐然。记得在一次古籍整理论证会上，有一位汉学专家说："校勘不能有异必录；校勘不要诸本罗列，也不是必须专家水平，校勘不一定处处高明，有几段就可以了。""校注则以近代较浅的文言为宜，大白话则不行。""校注应该是述而不作。"《伤寒论》是汉代书，若不引汉代书，引宋代书则不一定妥当。""至于训诂是'以今释古'，'以易释难'。"另有一位专家认为："对古籍，校注和注释，都不能改原文，阮元注《十三经》就不改，这就是说做学问要谨慎！将疑问放入'校勘记'中。"对于这些观点，家父认为见解精辟，值得重视。

2. 从"珍本""孤本"医籍中得到的启示

浙江科学技术出版社出版了《近代中医珍本集》，共有 14 个分册，《中医古籍孤本大全》系列丛书第一批孤本医书也已经出版。这些著作记载了历代医家的理论、经验、技术和方法，体现了博大精深的中医药学术体系。家父认为这些"珍本""孤本"的整理出版有两大好处。

（1）有益于中青年医师基本功的提高：就《近代中医珍本集》而言，《医经分册》中俞樾撰的《内经辨言》，曾经是家父主编《金匮校注》时提出的校勘方面参考书，又如《灵枢文句》是很有价值的珍本。《伤寒分册》中的《伤寒方讲义》为包识生撰，是《包氏医宗》中的一集，50 年前是家父就读的上海新中国医学院的《伤寒论》教材，该书非常精辟细致地阐述了张仲景学说。特别为家父称道的是该珍本集中有益于中青年医师拓宽临床工作思路、进一步加强基本功训练的《医案分册》和《医话分册》。《医案分册》中除《陈莲舫医案》《丁甘仁医案》等已看到过外，还收集了《吴古年医案》。该书是近代名医凌晓五的老师的医案，具有独特的风格，立论有根据，处理方药有法度。又有《七家会诊张越阶方案》，家父在《浙江中医学院学报》的"杏苑琐忆"栏目中，写过"读《七家诊治伏邪方案》摭记"。该书反映了晚清姑苏名医会诊记录，使人了解对同一种病从诊断到用药的各个不同角度及其效验情况。至于《医话分册》《验方分册》可谓见解超然，美不胜收。这些对于中青年医师理清思路、充实基础、指导临床工作是大有裨益的。

（2）便于更好地继承发扬中医药：《近代中医珍本集》《中医古籍孤本大全》等丛书的问世，对于保存中医古籍文献有重要意义，为中医临床、教学和科研提供了一套比较完整的重要参考书。而且，家父还认为《近代中医珍本集》的问世，使我国近 100 年来的中医成就有了一个更清晰的概貌。

据资料记载，现在孤本医书有千种左右。这些珍贵的医药典籍凝聚着前人的智慧和经验，是中医药学伟大宝库的重要组成部分。这些孤本藏之已久，有的鲜为人知，无法发挥其应有的作用，如不及时采取措施，将面临绝本的危险。家父认为对中医古籍资源进行调查、整理、编辑的工作具有很深刻的意义，这个工作做好了，在医学史上和文化史上有着双重价值，对更好地继承和发扬中医药是十分有益的。

3. 前景的展望

目前我国对中医"珍本集""孤本集"的编辑出版工作已在进行。家父认为我国在中医药文献资源的调查、整理、出版、信息开发等方面，理应走在世界前面。为此，他还建议有关部门有计划地采取措施，沟通信息，多出精品、珍品。当前还应克服投入大、周期长、经济效益微等困难，从中医学发展角度方面着眼，引进现代技术，使这项工作在改革、开放新形势下，进一步做出成绩。

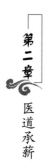

第二章

医道承薪

第三章 肿瘤专论

肿瘤是现代临床常见疾病之一，恶性肿瘤更是严重威胁着人们的健康和生命。肿瘤的发生系人体气血阴阳失调、正常的生理平衡被破坏所致，其原因主要包括正气不足、气血瘀滞、热毒郁积、情志不畅、饮食不当、过劳过逸等。由于治疗艰难、费用昂贵，而且复发率高、危害严重，人们常常谈癌色变。在长期的临床实践中，何师沿着何任教授的足迹，在临床诊疗中不断实践、不断总结，深化发展何任教授"不断扶正，适时祛邪，随证治之"十二字治癌法则，提出中医治疗癌症应根据癌肿的不同部位、阶段、主症进行随证论治。扶正，包括益气健脾、补肝益肾、养阴生津；祛邪，包括清热解毒、活血化瘀、化痰散结、理气解郁。同时，患者务必加强情志修炼，保持情志畅达、气机和顺、心态良好等治癌理念。通过上述方法和理念治疗，明显地提高疗效，减轻放疗、化疗等毒副作用，改善患者的生存质量，延长存活期。本章主要收录了何师在肿瘤诊治中的经验心得。

一、肿瘤简史

在人类的历史进程中，肿瘤作为一种疾病始终存在。历代医家对肿瘤有着大量丰富的认识。目前认为中医对肿瘤的认识，可以概括为萌芽及初步认识、理论成熟、学术繁荣和创新发展四个阶段。

1. 萌芽及初步认识阶段

古人并无"肿瘤""癌症"等病名的确切记载，一般多将其称为"积聚""癥瘕"等。迄今为止发现的最早关于中医肿瘤的文献是殷周时代的甲骨文，上面记载有"瘤"这个字，赋予其"留聚不去的一类疾病"的含义，可见当时的人们对肿瘤就有所认识。我国最早的医学总集《黄帝内经》成书于春秋战国时期，记录了部分肿瘤的症状并予以描绘，如"膈咽不通，食饮不下"与食管癌、贲门癌导致的梗阻症状相似。同时，该书对肿瘤的病因病机也做了简单的论述，如《灵枢·百病始生》曰："虚邪之中人也……留而不去……息而成积。"认为肿瘤的发生发展离不开机体的正气亏虚和外邪侵袭等条件。《难经·

五十五难》中论述:"积者,阴气也;聚者,阳气也。故阴沉而伏,阳浮而动。气之所积,名曰积;气之所聚,名曰聚。故积者,五脏所生;聚者,六腑所成也。积者……上下有所终始,左右有所穷处;聚者……上下无所留止,其痛无常处谓之聚。"描述了积聚的病位病性特点。相传该书为秦越人所著,书中还提出了肿瘤的形成原因和防治原则等。现存最早的中药学典籍《神农本草经》首创上、中、下三品分类法,其中与治疗肿瘤有关的中药多达百余种,为现代中医治疗肿瘤疾病发挥了巨大的作用。

从这一阶段的医药文献资料可以看出,后世肿瘤学说的形成在秦汉时期就已有了良好的基础。

2. 理论成熟阶段

时至魏晋隋唐时期,各医家对肿瘤的认识更加细致和深入,如对乳腺肿瘤、甲状腺肿瘤及其他内脏肿瘤的病因病机、诊断、治疗有了进一步的阐述。因此,中医肿瘤的理论在这一时期亦逐渐成熟。如隋代巢元方《诸病源候论》对肿瘤的良恶性鉴别初具雏形,并详细且较为准确地记载了许多肿瘤疾病的病名、病因、病机及证候,如"积聚""反胃""瘿瘤"等。唐代孙思邈则在《千金要方》中记载有治疗肿瘤的专方50余首,突出了虫类药、剧毒药和攻痰化瘀药的使用,同时该书还按"瘤"的发病部位和性质将其分为"骨瘤""瘿瘤""石瘤""肉瘤""血瘤"等。

总之,隋唐时期中医对肿瘤的病因病机与治疗方法上的认识理论已非常全面而成熟,推动了后世中医肿瘤学的进一步发展。

3. 学术繁荣阶段

宋金元时期,医学理论日益丰富,形成了百家争鸣的繁荣态势,而中医对肿瘤的认识、防治也更加全面。

南宋陈无择撰写的《三因极一病证方论》将瘿瘤进行了系统分类。宋代杨士瀛更为详细地对肿瘤的症状、病性进行了描述,认为肿瘤起于"毒根深藏",同时提出了其易于浸润、转移的特点。金元四大家的学术思想丰富和充实了后世对于肿瘤治疗的思想,如补土派的顾护后天之本以扶助正气对治疗肿瘤有指导意义;寒凉派的清热解毒之法也有助于对抗癌毒;朱震亨倡导滋阴法治疗恶性肿瘤,同时对乳岩等积聚痞块的形成进行了较为详细的阐述"忧患郁闷……脾气消阻,肝气横逆"。

明清时期,中医肿瘤的理论研究不断深入,进一步地认识到肿瘤疾病的发展与预后,并提出了肿瘤应当及早治疗的观点,治疗方法也更加丰富,尤其是记载了更多对肿瘤起到治疗作用的药物,对现代临床治疗肿瘤具有重大的指导意义。

4. 创新发展阶段

清朝末年至民国时期，随着西方医学大量传入中国，与中医传统思想进行了激烈碰撞，当时的医家对肿瘤的认识也进入新的时期并逐渐运用"癌"这一名称。该时期的代表唐容川所写的《中西汇通医书五种》《血证论》就有类似于现在消化系统类肿瘤的疾病，他认为肿瘤疾病应当运用活血化瘀法治疗。此外，张锡纯还在《医学衷中参西录》中提出了食道癌等疾病的病案证治，为现代临床治疗相关肿瘤疾病提供了可靠的依据。

清末以来，各类医家一直以中西医结合的思路来研究肿瘤，尤其是近半个世纪，利用现代技术，中医药从临床和实验角度对肿瘤进行了广泛而深入的研究，不断探索中医治疗肿瘤的新方法，现代中医肿瘤学已成为一门独立的学科，并在肿瘤疾病的诊治方面发挥着强大的作用。

二、肿瘤的常见病因

虽然人们的生活水平不断地提高，科学技术不断地发展，但肿瘤的发病率到目前为止却呈现有增无减的趋势。迄今为止，人们对恶性肿瘤发生的确凿因素依然没有找到明确答案。何师认为，肿瘤的病因归结起来主要是环境、饮食、先天禀赋、情志等几个方面。

1. 环境因素

历代中医文献就曾指出，癌瘤的发生与外界环境有关，认为凡人体被外邪所侵，即能积久成病。如《灵枢·九针论》提到："四时八风之客于经络之中，为瘤病者也。"提出了外邪"八风"停留在经络之中而成瘤病。隋代巢元方在《诸病源候论》曰："恶核者，内里忽有核，累累如梅李、小如豆粒……此风邪挟毒所成。"

现代医学认为，较大部分肿瘤患者可能是由外界环境中的致癌因素造成。众多致癌物质存在于生活、工作环境中，而人类亦长期暴露于此。随着工业等相关产业的迅速发展，近些年肺癌的发病率明显提升，系与雾霾等引发的空气污染关系密切。

2. 饮食因素

俗话说得好，"民以食为天"，食物是人类生存的关键。古代医家已经认识到不良的饮食因素也是促使肿瘤发生的关键。如宋代严用和的《济生方》记载有"过餐五味，鱼腥乳酪，强食生冷果菜，停蓄胃脘……久则积聚，结为癥瘕"的说法；再如清代何梦瑶所著的《医碥》有述："酒客多噎膈，饮热酒者尤多，以热伤津液，咽管干涩，食不得入也。"

近年来，医学界、政府乃至广大群众都在关注日常饮食、营养保健品与肿瘤的关系。众所周知，良好的饮食习惯是预防肿瘤的重要手段之一，过多的脂肪摄入会大大增加患癌风险。还有许多专家对膳食烹调方式、营养成分等与肿瘤的关系进行过研究，发现油炸食品在煎炸过程中会产生许多致癌物质，这无疑给很多人敲响了警钟。

3. 先天禀赋

先天禀赋，关系着机体的各脏腑功能和整体健康状况，在肿瘤发生发展过程中亦起着重要的作用。人生之本，本于阴阳，本于父母。人的先天因素的好与坏，决定着后天因素的很多变化，所以肿瘤的发生与其父母和家族有着很大的关系。在肿瘤病的临床诊疗过程中不难发现，有肿瘤家族史者患肿瘤的风险的确明显高于无肿瘤家族史者。

4. 情志因素

古代医家认为，肿瘤的发生发展与精神因素有着密切的关系，如明代陈实功认为，乳岩是由于"忧郁伤肝，思虑伤脾，积想在心，所愿不得志者，致经络痞涩，聚结成核"；清代吴谦编修的《医宗金鉴》中写道，失荣证是由"忧思恚怒，气郁血逆，与火凝结而成"。可见，情志因素与肿瘤的发生也有着密不可分的关系。

三、肿瘤的主要病机

1. 痰凝、热毒、气滞、血瘀乃致病之标

（1）痰凝　痰是体内津液凝聚所形成的病理产物，也是导致多种病症的病理因素。或外感六淫，内伤七情，饮食劳倦，致使脏腑功能失调，气机不畅，津液不布，则水湿停聚，凝结成痰；或五志化火，邪热内盛，灼津为痰。"痰者，由水饮停积在胸膈所成。人皆有痰，少者不能为害，多则成患。""百病皆由痰作祟。"痰与癌肿关系密不可分，痰浊留滞，瘀结成癌。

（2）热毒　热为阳邪，热毒之邪侵犯机体，烧灼津液，伤津耗气，致阴液亏虚，生风动血。无论外感热邪，或里热炽盛，其作用于人体，均可炼肉为腐，烁津成痰，积聚成癌。

（3）气滞　沈金鳌提出："情志失调，郁伤肝脾之络，致败血瘀留。"清代吴澄云："气滞者，血亦滞也，血不自行，随气而行，气滞于中，血因停积，凝而不散，愈滞愈积。"正常情况下气升降出入，运行周身，无处不到，气机以调达为顺。而外邪入侵、饮食失节、七情内伤等可影响气机的正常运行，造成气的功能失调，引起一系列病理变化。临床上常见胸闷、胁胀、善叹气、局部胀痛等证。

（4）血瘀　瘀血为体内血液停积而形成的病理产物。血瘀的形成，与寒、气相关。《医林改错》中有"血受寒则凝结成积"。《血证论》："气为血之帅，血随之而运行；血为气之守，气得之而静谧。气结则血凝，气虚则血脱，气迫则血走。"肿瘤患者病程较长，往往引起人体脏腑经络气血的瘀滞，结合其他病理因素，与肿瘤形成互为因果。另外现代医学在对"瘀"的研究中发现，大多数肿瘤患者的血沉、纤维蛋白原、血浆比黏度、全血比黏度、血小板黏附等反应血瘀证的指标均高于正常范围，为血瘀是恶性肿瘤的主要病机之一提供了重要依据。

2. 正气不足、情志内伤为发病之本

（1）正气不足，脾肾亏虚　何师在长期的临床实践中观察到，肿瘤患者多有正气亏虚的表现，尤其是肿瘤术后的患者，受刀刃之苦、放化疗之毒，正气损伤更为严重。可见肿瘤的病因离不开正气亏虚。《素问》有云："邪之所凑，其气必虚。""正气存内，邪不可干。"《灵枢·刺节真邪》中亦有曰："虚邪之入于身也深，寒与热相搏，久留而内著……邪气居其间而不反，发为筋瘤……肠瘤……昔瘤，以手按之坚。"即明确指出"虚"在"瘤"形成过程中的作用。金元时期张元素在《活法机要》中载曰："壮人无积，虚人则有之。脾胃怯弱，气血两衰，四时有感，皆能成积。"明代张景岳在其《景岳全书》中明确指出："凡脾肾不足，及虚弱失调之人，多有积聚之病。"由此看出历代医家也都认为瘤、癥瘕、积聚的根本原因是正气亏虚。

患者正气虚损、脏腑气血阴阳不调之中，又以脾肾不足最为多见。中医学认为，脾主运化，胃主受纳腐熟水谷，将饮食物转化为水谷精微予以吸收，转运输送至肺及全身，故脾胃为后天之本，气血生化之源。若脾胃亏虚，运化失司，气血无以生成，可导致机体元气匮乏，反之亦是。若元气不足，脾胃不振，则血气衰少，元气更伤，如此两者恶性循环，机体正气损耗更甚。肾为先天之本，肾藏精，化生为肾之阴阳，肾阴、肾阳为五脏六腑之根本，若肾精不足，肾之阴阳化生不足，必然影响其他各脏腑阴阳之充盛。况且肿瘤本身即是一种慢性、消耗性疾病，久病必伤脾肾，耗气伤血，引起正气亏虚。故何师认为脾肾不足、正气亏虚是肿瘤发生发展的主要原因。

（2）情志内伤，肝脾受损　何师综长期临床所见，认为肿瘤尤其是乳腺癌等肿瘤的内在病因除正气亏虚外，情志内伤亦是重要因素。古代医学著作中，此病因之说多处可见。《医学正传》指出："此症多生于忧郁积忿之中年妇女。"

明《外科正宗·乳痈论》曰："忧郁伤肝，思虑伤脾，积想在心，所愿不得志者，致经络痞涩，聚结成核。"《女科撮要》亦云："乳岩属肝脾二脏郁怒，气血亏损。"古医家多认为乳岩是因七情伤及肝脾，导致气血失调，痰气凝结，阻于乳络，日久形成乳岩。何师也是这样认为的。

肝乃将军之官，主疏泄，因忧思郁结，阻滞气机，肝气失于疏泄，以致肝气郁结，气滞痰凝，聚而成块。而且肝气失疏，木旺而乘土，横犯脾胃，还可引起脾土疏散不及，脾气受损，运化不及，气血生成障碍，以致气虚血亏。故情志忧思郁结，可损伤肝脾两脏，引起气血失调，元气不足，当外邪来犯，机体无力抵御，正虚而邪实，必成疾患。

四、扶正祛邪：肿瘤治疗的第一大法

作为国医大师何任教授的学术继承人，何师临床治疗恶性肿瘤一直秉承何老先生"扶正祛邪"的宗旨，并在此基础上有所创新。中医学强调整体观念，何师认为"扶正祛邪"的治则正是体现了中医学的这一基本特征。中医学认为疾病的发生是由于"邪之所凑，其气必虚"所致，只有"正气存内，邪不可干"，才能"阴平阳秘，精神乃治"。扶正祛邪，正是契合于这一根本观点。

1. 扶正

所谓"扶正"，即扶持、帮助患者恢复自身的正气。张元素言："养正积自除。"所谓正气，便是人体自身拥有的抗病能力。正气是与生俱来的，但仍然需要后天不断地维持和供养，方能使其保持充盛。现代研究发现，恶性肿瘤的发生是由于人体内基因突变导致某个或某类细胞异常增生及聚集而成。正常情况下，异常增生细胞增殖时，机体会通过细胞信号传导和免疫监视等机制抑制其增殖，但是当机体细胞信号传导和免疫监视的能力减弱或受到抑制时，异常增生细胞的增殖就会发生，从而形成癌症。可见，现代医学已证实机体免疫功能低下亦是恶性肿瘤发生的前提条件。近年来大量的动物实验和临床研究均证实，补益类中药具有增强和调节机体免疫功能，保护骨髓，提高机体造血机能，增强消化吸收功能，改善物质代谢，阻止基因突变，抑制肿瘤细胞增殖、诱导凋亡，抗肿瘤侵袭与转移，抑制肿瘤血管形成，影响端粒酶活性等效果。

何师认为，扶正并非盲目地使用补益药物，最重要的是遵循中医学的基本原则之辨证论治，即辨清证候，气、血、阴、阳究竟孰虚，或者以孰虚为主。正如医圣张仲景所言之："观其脉证，知犯何逆，随证治之。"人体是一个以五脏、六腑为中心，通过经络将全身各个脏腑组织器官协调在一起的整体。其中，脾和肾为治疗肿瘤的核心。从中医理论上讲，肾为先天之本，脾为后天之本。中医所谓之肾乃人体生命活动的原动力，肾气足则有益于疾病的向愈，肾气衰则易致治疗失败，故辨证施治应时刻注意保护肾气。脾胃乃后天之本，气血生化之源，古语有云："得谷者昌，失谷者亡。"李杲在《脾胃论·脾胃胜衰论》中亦言："百病皆由脾胃衰而生也。"顾护或者增强脾胃的消化吸收功能也是临床用药，尤其是治疗肿瘤患者时必须考虑的因素之一。此外，其余各脏皆会出现各种气、血、阴、阳虚弱的表现，应根据其症状、舌象、脉象随时调整药物。药物要跟随病情的变化而改变，如果采用固定的方剂或者药物去治疗各式各样的肿瘤，不但不会有效果，甚至会加重病情。何师治疗恶性肿瘤的扶正具体治法可归纳为补肾填精、健脾益气、补气养血。

（1）补肾填精 《素问·六节藏象论》说："肾者，主蛰封藏之本。"肾藏精，主宰着人体的生长、发育与生殖，又主纳气，为脏腑阴阳之根本，故称之为"先天之本"。肾精化生肾气，又有阴阳之别。《难经·三十六难》记载："肾两者，非皆肾也；其左者为肾，右者为命门。"而"命门者，诸神精之所舍，原气之所系也"。明代赵献可在《医贯》中进一步阐发"肾中非独水也，命门之火并焉"，认为"命门无形之火……为十二经之主，脾胃无此则不能蒸腐水谷……心无此则神明昏而万事不能应矣"，强调了命门（肾）阳气的重要性。肿瘤患者晚期常出现面色㿠白或黧黑、腰膝酸冷疼痛、神疲乏力、少气懒言、畏寒肢冷、小便清长、大便溏泄、舌淡、舌白、脉虚无力等肾阳虚衰的表现。酌情投以温阳补肾之品，往往可缓解或消除上述诸症。常用的方剂有右归丸、金匮肾气丸等，常用药物有杜仲、菟丝子、补骨脂、骨碎补、仙茅、仙灵脾、肉苁蓉等。若久病阳虚及阴，或素体阴虚，往往在腰膝酸软、神疲乏力等基础上出现失眠、健忘、口干咽燥、五心烦热、潮热盗汗、骨蒸发热、舌红、少苔、脉细数等肾阴亏虚之表现，此时加用滋阴补肾之药，如生地黄、墨旱莲、女贞子、黄精等，方可取效，常用方有六味地黄丸、左归丸等。

（2）健脾益气 李东垣《脾胃论》有云："里虚必谈土，治损取其中，培补中气以滋生化源。"脾居中州，主肌肉、四肢，开窍于口，其华在唇，外应于腹。《素问·经脉别论》曰："饮入于胃，游溢精气，上输于脾，脾气散精，上归于肺，通调水道，下输膀胱。"胃居中焦，为仓廪之官，主受纳腐熟水谷，为"水谷之海"。脾胃互为表里，共为后天之本，气血化生之源。如《景岳全书·饮食门》所说："胃司受纳，脾司运化，一纳一运，化生精气。"肿瘤患者素体虚弱，或屡经放疗、化疗，抑或长期服用祛邪抗癌之药，久之则脾胃必虚，运化失司，临床常见面色少华、神疲乏力、消瘦、不欲食而纳呆、脘腹胀闷、恶心呕吐、口淡、便溏、苔白腻、脉濡细等症状。何师常选用四君子汤、补中益气汤、参苓白术散等经典方剂辨证加减，取得较好的疗效，常用药物有党参、白术、茯苓、太子参、黄芪、薏苡仁、山药、五味子、大枣、炙甘草等。

（3）补气养血 《素问·调经论》说："人之所有者，血与气耳。"《景岳全书·血证》又说："人有阴阳，即为血气……人生所赖，唯斯而已。"气与血是人体的两大基本物质。放疗、化疗作为恶性肿瘤的常用治疗手段之一，在杀伤癌细胞的同时也产生了许多毒副作用，骨髓抑制即为常见的副作用之一。骨髓抑制可导致外周血以白细胞为主的全血细胞下降，进而引起贫血、免疫抑制等严重不良反应。临床治疗发现，许多补益药物对造血系统有明显的作用，如黄精、白术、当归、黄芪、巴戟天、熟地黄、何首乌、枸杞子、补骨脂等可刺激骨髓，加快血红蛋白及红细胞的生成；人参、丹参、鸡血藤、阿胶、山茱萸、白芍、熟地黄、刺五加、女贞子、炙鳖甲等能升高白细胞的水平；山茱萸、狗脊、肉苁蓉、三七、红枣、花生衣、龙眼肉则能升高血小板含量。恶性肿瘤放化疗的同时配合服用这类药，可明显增加患者的血容量，提高机体抵抗力，延长生存时间。何师经常选用以上中药。

此外，何师临证用药时常强调，扶正之法的运用要审慎对待。"虚者补之"，有虚之症方可用补，肿瘤患者但凡出现恶寒、发热、咳嗽等肺卫外感、邪实壅盛之症时，须宣肺解表为先，不得擅用补法。若盲目施以补法，易生关门留寇之嫌，使表邪不得宣散，入里化热而成里实热证，反而加重病情，恐生变证。

2. 祛邪

所谓"祛邪"，即祛除导致疾病发生的致病因素或相关病理产物，以达到阻止肿瘤发展甚至消除肿瘤的目的。正如《儒门事亲》所言："癥瘕尽而营卫昌。"西医治疗恶性肿瘤最常用的方法就是放疗、化疗，而中医对肿瘤的治疗则不仅仅局限于肿瘤局部，更多是从整体上考虑。随着医疗实践的进步和现代研究的发展，中医药对肿瘤的治疗作用逐渐被肯定。何师认为，手术切除、放疗、化疗可归属于中医学祛邪法中较为峻猛的一类，在肿瘤发生的某些阶段的确可以取得明显的效果，值得推荐和肯定，但也容易造成过度治疗。比如，有的肿瘤患者手术、放疗、化疗后，未加以中药及其他方法进行治疗，不久就复发或发生转移，加快了疾病的进程，甚至对生命造成严重威胁。究其原因，就是忽视了肿瘤的本质是全身病变在局部的表现，治疗上应该"急则治标，缓则治本"，在局部治疗的同时注重全身气血的调理和畅通，使"气血通畅，百病不生"。此外，鉴于放化疗的毒副作用，其在作用于癌体的同时，也会杀死正常细胞，对人体产生额外的损伤。因此，如果能在西医治疗的同时，配合中医整体辨证调理，往往能取得增效减毒的好效果。中医"八法"中祛邪的有清法、吐法、消法、下法，皆可用于肿瘤的治疗。何师临证多用清热解毒、活血化瘀、化痰软坚之法。

（1）清热解毒　解毒类药物治疗恶性肿瘤在临床上已经得到公认，但何师总结临证多年的经验，提出应用解毒类中药时应依据药物的效果强弱，再结合患者当时的状态而辨证使用。恶性肿瘤发展期常有明显的肿块增大、疼痛、局部灼热、低热或者高热、口渴、便秘、舌红苔黄、脉数等症，属邪热瘀毒之候，此时，投以清热解毒之法或能取得控制肿瘤发展的作用。现代药理研究表明，清热解毒中药可以通过抑制肿瘤细胞增殖、诱导细胞凋亡、调节和增强机体的免疫能力、诱导细胞的分化与逆转、抗突变等作用达到抗肿瘤的目的。作用机制可能是通过抑制炎症因子的释放及抑制 NF-κB 信号通路产生抗肿瘤作用。何师常用药物有白花蛇舌草、三叶青、猫人参、藤梨根、野葡萄根、七叶一枝花、大血藤、大青叶、山慈菇、马齿苋、升麻、半边莲、半枝莲、冬凌草、连翘等。

（2）活血化瘀　肿瘤的形成多因机体经络阻塞，局部血流不畅，瘀毒搏结而成。肿瘤多有形，石瘕、癥积、痞癖等皆与瘀血有关。《医林改错》曰："结块者，必有形之血也。"临床常见肿瘤患者肿块坚硬，痛有定处，唇舌青紫、舌下有瘀斑等。古语有云"瘀血不去，新血不生"，故活血化瘀亦为祛邪之常法。现代医学证实活血化瘀方药具有以下作用：①直接抑杀肿瘤细胞；②改善血液流变性和凝固性，抑制血小板活性，促进纤溶，抗血栓，增加血流量，消除微循环障碍，使癌细胞不易在血液中停留、聚集、种植，从而发挥抗转移和对放化疗的增效作用，并减少放疗引起的组织纤维化；③增强免疫，提高抗体和补体的水平以增效；④镇痛、抗炎、抗感染、调节神经及内分泌功能等。何师还强调，活血化瘀法当行之有度，因活血在一定程度上会促进血液流动，从而增加癌肿随血行转移的风险，故活血之品的适量运用及中病即止的判断力十分重要。常用药物有川芎、当归尾、丹参、桃仁、红花等。

（3）化痰软坚　既然肿瘤多为有形之肿块，治疗上还应兼以软坚散结以治其标，消除肿块。软坚散结法虽然较少单独用来治疗肿瘤，但在肿瘤的整个治疗过程中有不可忽视的作用。现代研究发现，软坚散结之品可以通过调节免疫，或者直接作用于肿瘤而起到抑瘤作用，因此，软坚散结法也是恶性肿瘤的常用治法之一。"诸般怪证，皆属于痰"，临床常见肿瘤患者胸脘痞满、咳吐痰涎、舌苔厚腻、脉濡滑，何师适当加用半夏、南星等祛痰之药往往有奇效。清代高秉钧在《疡科心得集》云："瘿瘤者，非阴阳正气所结肿，乃五脏瘀血浊气痰滞而成也。"可见古代医家对癌瘤病机的认识就包括了痰涎凝滞。药理学研究证实，半夏、南星等祛痰软坚之中药可通过直接的细胞毒作用、诱导凋亡、抗突变、免疫增加、抑制增殖诱导分化、减毒增效、逆转多药耐药、影响端粒酶活性、抑制瘤血管生长等机制在肿瘤治疗中发挥作用。常用药物有夏枯草、瓜蒌、半夏、莪术、海藻、南星、贝母、化橘红、炙鳖甲、牡蛎等。

3. 扶正与祛邪的关系

扶正，是通过顾护脾胃，补益肝肾，增强患者的抗病能力和恢复能力；而祛邪的最大目标就是控制肿瘤的发展，甚至完全消除肿瘤。在加强自身抗病能力的同时控制并消除肿瘤，这才叫扶正祛邪。扶正，一方面是为了扶助本元，提高机体本身的抗病能力；另一方面则为了祛邪，即"养正则邪自除"。祛邪，可以直接作用于瘤体，也可通过扶正而实现，同时，祛邪也有利于扶正，所谓"邪去正安"，只有病邪得以祛除，正气方可巩固。两者相辅相成，不可分割。因此，何师在临床具体应用中强调"谨察阴阳之所在而调之，以平为期"，因时、因人而异。

通常来说，在肿瘤的早期，人体正气尚未完全虚衰，邪气盛往往为主要病机，此时应以祛邪为主，兼顾扶正；而到了癌症的中期，人体的正气不断受到损耗，正虚日渐明显，此时就应扶正祛邪并用，既扶助正气，又祛邪外出；对于晚期患者而言，正气渐衰，邪实内盛，常常可见多部位、多脏器的转移扩散，此时宜扶正为主，辅以祛邪，大补元气，方能存留一线生机。如《医宗必读·积聚》所云："初者，病邪初起，正气尚强，邪气尚浅，则任受攻；中者，受病渐久，邪气较深，正气较弱，任受且攻且补；末者，病魔经久，邪气侵凌，正气消残，则任受补。"此外，有部分肿瘤患者常年带瘤生存，临床症状偶发或无明显异常感觉；也有不少患者经手术或放化疗治疗后，肿瘤消失或瘤体不生长、不转移，肿瘤标志物水平无异常，患者无明显的不适症状。这两种状态分别称为肿瘤截断休止阶段或肿瘤愈后稳定阶段。此时，何师认为应攻补兼施，扶正为主，并持续调理，不可放松警惕而停止用药。

五、随证治之：肿瘤治疗的重要法则

在肿瘤的中医药防治中，何师沿着其父的足迹，在提出中医治疗肿瘤应根据肿瘤的不同部位、时期、主症进行随证论治的基础上，又提出扶正，不仅要益气健脾、补肝益肾，还要养阴生津；祛邪，不仅要清热解毒、活血化瘀，还要化痰散结、理气解郁；至于随证治之，更是变化纷呈。这些治癌理念的提出，是对国医大师何任教授"不断扶正，适时祛邪，随证治之"十二字治癌原则的丰富和发展，在临床实践中由于抓住了治疗要领，从而提高了疗效，减轻了放化疗等毒副作用，改善了患者的生存质量，延长了存活期，不少患者甚至颠覆了西医的预后判断。下面就何师临床如何"随证治之"，略作浅述。

1. 根据恶性肿瘤的不同部位随证治疗

不同部位的恶性肿瘤，所属的脏腑经络不一，对药物的亲和度也有区别，只有选择合适的药物，才能使药物直达病所，发挥最佳的治疗效果，这与内科杂病中使用引经药是相似的。举例而言：腮腺癌可加入升麻、连翘解毒散结。甲状腺癌可加入夏枯草软坚散结。喉癌可加入桔梗、生甘草宣肺利咽。肺癌可加入鱼腥草、瓜蒌、浙贝母清肺化痰。乳腺癌可加入蒲公英、青橘叶疏肝散结。胆囊癌可加入金钱草、金铃子疏肝利胆。肝癌可加入柴胡、炙鳖甲疏肝软坚消癥。肾癌可加入黄柏、半枝莲、积雪草利湿祛瘀。膀胱癌可加入淡竹叶、猪苓、薏苡仁清热渗湿。直肠癌可加入马齿苋、赤小豆、广木香清湿热理气。如治李某，男，62岁，退休教师。2000年5月9日初诊。患者因无痛性血尿，经某医院膀胱镜检查诊为膀胱癌，行膀胱部分切除术后已3个月。病理切片结果为膀胱移行上皮乳头状癌Ⅱ级。溲稍赤，舌尖红、苔根薄腻，脉细。湿热蕴结下焦，气阴已伤，宜益气养阴，清利湿热治之。麦冬、半枝莲、太子参各15g，茯苓、白术各12g，炙甘草9g，淡竹叶6g，白花蛇舌草18g，薏苡仁、猪苓、六味地黄丸各30g，包煎。上方服3个月后做膀胱镜复查未见复发。又续服半年，至今症情稳定。

2. 根据恶性肿瘤的不同时期随证治疗

恶性肿瘤处在不同的时期，患者的整体情况会有明显差异，因此治疗也应该有所区别。一般而言，发病早期，患者正气未衰，治疗当以祛邪为主，可多用些清热解毒、活血祛瘀、软坚散结的药物，俾邪去正安。若处在恶性肿瘤的晚期，正气已衰，治疗当以扶正为主，应根据证候的不同，分别采用补气、养血、益阴、温阳的方法治疗，使正复邪退。例如肝癌患者早期多有上腹胀满症状，此时正气未虚，以邪实为主，一般可加入柴胡、黄芩、青皮、山栀子、郁金、夏枯草等药物清热解毒、行气祛瘀散结。若肝癌处于晚期，患者正气已虚，形体憔悴，则应在解毒祛瘀以祛邪的同时，多加用党参、黄芪、麦冬等补气养血益阴的药物，以扶助正气。

此外，目前临床上广泛应用放射疗法和化学疗法来治疗恶性肿瘤，这两种方法虽然有明显的疗效，但往往会带来一系列毒副作用。中医药治疗恶性肿瘤也应根据患者是否处在化疗或放疗期而有所区别。一般而言，处于化疗和放疗期应着重扶助正气，因为化疗和放疗往往会损伤正气出现白细胞减少等诸多新情况。若属气血不足、肝肾亏虚的，可加入党参、黄芪、全当归、生地黄、枸杞子、鸡血藤等补益药物。接受放疗的患者多有乏力、口干、黏膜溃疡，多属热毒伤津，可加入麦冬、生地黄、玄参等养阴生津药物。若患者不处在化疗、放疗期，则可加强清热解毒、化痰散结、活血祛瘀等祛邪的作用。也有的癌症患者因化疗造成肝功能损伤，出现谷丙转氨酶等指标升高的，可加茵陈蒿汤加减化裁治疗。如王某，男，72 岁，退休工人。1999 年 9 月 14 日初诊。患者诊为鼻咽低分化鳞癌，已做过放疗和化疗，但放疗后出现严重的口咽干燥、耳鸣，舌质红中裂苔剥，脉细数。乃热毒内蕴，阴液受伤，治拟益阴为主，兼以清热解毒。处方：玄参、麦冬、青蒿、天花粉各 15g，生地黄、白花蛇舌草、枸杞子各 30g，石斛、金银花各 10g，柴胡、知母、黄芩各 12g。服药 14 剂后，口咽干燥明显减轻，耳鸣亦轻，体力也有所改善。后以原方化裁巩固治之，随访至今病情稳定。

3. 根据恶性肿瘤的主症兼病随证治疗

不同的恶性肿瘤以及处在不同阶段的恶性肿瘤临床上都会表现出不同的主症，有的发热，有的疼痛，有的呕吐，也有的腹大如箕。治疗时除应辨证施治外，更应抓住主症，急则治其标，尽快解除或减轻患者的痛苦，这也是随证治疗的重要内容。例如，肺癌患者往往会出现高热，此时可用千金苇茎汤合白虎汤加黄芩、鱼腥草清肺化痰。位于贲门或幽门部的胃癌患者，往往会因梗阻而出现剧烈的呕吐，此时可用姜半夏、陈皮、茯苓、姜竹茹、刀豆子等药物治疗。肝癌患者最易出现肝区疼痛，可加入白英、鼠妇、金铃子、酒元胡治疗。若腹水明显，可加入车前子、白茅根、泽泻、大腹皮等药物。有些乳腺癌患者，虽经手术治疗、化疗，但往往精神负担很重，若伴有沉默少语，精神委顿、郁郁寡欢的，则加用甘麦大枣汤益气缓中治疗。若乳腺癌患者伴子宫肌瘤、卵巢囊肿的，则应用桂枝茯苓丸加炙鳖甲、藤梨根消癥散结治疗。肾癌患者常有肾功能异常的情况，尤其是单侧肾癌术后，余肾处于代偿阶段，此时往往会出现血肌酐、血尿酸等指标升高。何师遵循"急则治其标，缓则治其本"的原则，积极解决肾功能异常的问题，进行化浊排毒，随证治之。出现血肌酐较高，则加入清热利湿药物，如生大黄、积雪草、海藻等，并根据大便频次的变化，对既能通便又能清热利湿的生大黄剂量进行加减。若尿酸高，则加入祛湿消痰药物，如威灵仙、陈皮、车前子等，同时，为减轻肾脏负担，应要求患者饮食清淡，以食用麦淀粉为佳，少食盐，保持二便通畅，其中大便通畅尤为重要。肾癌术后如出现腰部酸痛，加入杜仲、桑寄生、川断等补肝肾、强筋骨；出现气阴耗伤，自感低热，甚则五心烦热，可加入地骨皮、青蒿等以泻肾火、退虚热；出现骨转移癌痛，因虚引起者，可用骨碎补、补骨脂补肾助阳、强骨止痛，因实邪引起者，当辨气滞、血瘀、痰湿、寒凝孰轻孰重，分别以疏理气机、活血化瘀、燥湿化痰、温化寒邪之法进行治疗，如以气滞为主者，何师应用金铃子散加减治疗，收效显著。

如治张某，男，56岁，干部。2000年10月5日初诊。肺癌，近2个月来，除胸闷、气急外，左胸及背部疼痛逐渐加重，咳痰黄稠，夜寐不安，大便干。舌质红苔薄腻，脉弦。宜清肺化痰、活血止痛为先。处方：黄芩、桃仁、全瓜蒌各15g，鱼腥草、芦根、冬瓜子、冬瓜皮各30g，仙鹤草60g，白英20g，姜半夏、生蒲黄各9g，五灵脂10g。服药7剂后，胸痛逐渐减轻，便干转润，寐况改善。后以上方去五灵脂、蒲黄，加麦冬、炙百部，续服7剂。随访病情至今一直保持稳定。

六、综合施策：肿瘤治疗的多措并举

1. 饮食调养

药食同源，中医学一向强调饮食疗法，《内经》曾曰："毒药攻邪，五谷为养，五果为助，五畜为益，五菜为充，气味合而服之，以补益精气。"《金匮要略·禽兽鱼虫禁忌并治第二十四》亦提到："凡饮食滋味，以养于生，食之有妨，反能为害……所食之味，有与病相宜，有与身为害，若得宜则益体，害则成疾。"肿瘤的治疗，除了使用中药，还应配合饮食调理，选择与身体需要相对应的食物，起到扶正抗癌、增强体质的作用。化疗期间体质虚弱，常有骨髓抑制情况出现，可适当进食泥鳅、甲鱼等高蛋白的食物以滋化源。放疗期间，热灼阴伤，则可多食用补阴清凉、甘寒生津的食物，如甘蔗，《证类本草》中有云："甘蔗，味甘，平。主下气和中，助脾气，利大肠……日华子云：冷，利大小肠，下气痢，补脾，消痰，止渴，除心烦热。"说明甘蔗不仅可以健脾生津，还能清热除烦，减轻放化疗所引起的口干、便秘等阴虚内热症状，另外鸭梨、荸荠等也可起到相似作用。放化疗结束后的康复期则应以清淡饮食，低脂优质蛋白为主，保持饮食结构平衡，不可大鱼大肉进食高蛋白高脂肪的食物，否则滋腻碍胃，损伤脾胃则得不偿失。

药食中薏苡仁扶正祛邪，功能利水消肿，健脾利湿，清热排脓，抗肿瘤，可谓是一项多能，为何师所极力推荐。《神农本草经》记载："薏苡仁，味甘，微寒。主筋急拘挛，不可屈伸，风湿痹，下气。久服，轻身益气。"现代研究表明，薏苡仁通过诱导细胞停止生长和凋亡，抑制环氧合酶 -2（COX-2）的活性，下调肿瘤的血管内皮生长因子（VEGF）、碱性成纤维细胞生长因子

（bFGF）的表达以抑制肿瘤血管生成等多种途径起到抗肿瘤的效果。服用时，取 30 ～ 60g 薏苡仁，将其洗净，煮熟，每日晨起空腹当早餐服用。长期坚持，患者均可从中获益，无病之人也可常食，起到健脾强身之效。

2. 情志调节

何师认为，精、气、神乃人之三宝，是人体生命活动的根本。"精"即指构成人体、维持人体生命活动的物质基础；"气"即为生命活动的原动力；"神"即指精神、意志、知觉、运动等一切生命活动的最高统帅，包括魂、魄、意、志、思、虑、智等活动，是大脑的精神、意识思维活动，以及脏腑、经络、营卫、气血、津液等全部机体活动功能和外在表现。此三者相互滋生、相互助长，缺一不可。适时调摄此三者，则有利于病之康复。《素问·上古天真论》曰："恬淡虚无，真气从之，精神内守，病安从来。"《灵枢·本脏》有道："志意和则精神专直，魂魄不散，悔怒不起，五脏不受邪矣。"反之，"精神不进，志意不治，故病不可愈。"西医学也认为肿瘤是一种身心疾病，单靠生物医学模式难以提高患者的生存率，要身心并治，形神兼养，故强调生物 - 心理 - 社会医学模式的联合运用方能起到综合治疗的效果。

肿瘤患者，从肉体到心灵都承受着巨大的压力，"心病治心"，把心理疏导作为肿瘤治疗的一个辅助部分尤为重要。若为新发患者，给予其正面的积极的例子，增加其面对疾病的勇气和信心，减少恐惧心理，使其有足够的体力和心力面对接下来的治疗；若为复发患者，尽可能找出其复发的原因，从根本上杜绝一些可控制因素，改善生活习惯，积极面对治疗。"从心治疗"是医学作为仁术的又一方式，必须充分地运用，只要精神不垮，保持一个良好的心态，克敌制胜也是事在人为的事。古希腊名医希波克拉底指出"人的精神是自己疾病的良医"，良好的心态决定病情的转向。

3. 适劳逸，避寒暑

劳则伤气，久卧亦伤气。《灵枢·贼风》曰："贼风邪气伤人也，令人病焉。"《素问·上古天真论》曰："虚邪贼风，避之有时。"这些对肿瘤患者的预后尤为重要。何师指出，因肿瘤手术或放化疗后本身正气就已受损，此时过度的劳动和寒暖不适，可使患者的病情恶化。故肿瘤患者在积极合理的治疗前提下，需注意气候变化，预防外感，并可根据自身情况适度活动。

七、常见肿瘤的临证心得

何师致力于肿瘤的中医药治疗四十余年，在承其父何任教授学术经验的同时，勤求古训、知常达变、守正出新，在长期的临床实践中积累了丰富的经验，取得了肯定的疗效。

（一）脑瘤临证心得

脑瘤又称颅内肿瘤，主要包括来自颅腔自身的原发肿瘤及躯体其他部位的转移性肿瘤。原发性脑瘤一般来自脑神经、脑组织、脑膜、胚胎残余组织和脑血管等，而继发性肿瘤则主要来自乳腺癌与肺癌。从第三次全国居民死因调查结果可知，脑瘤导致的死亡已跃居肿瘤致死率的第七位。目前，治疗脑瘤最有效的方法是手术切除，尤其是对于出现脑疝的患者，手术切除应作为应急方案。中医学对于脑瘤的治疗独具特色并有一定的优势，主要表现在三个方面：一是其治未病的思想，即预防脑瘤的发生；二是缓解患者出现的不适症状，如头痛、头晕、呕吐、恶心等；三是对延长患者的生存期有着重要的意义，即控制疾病的进展。

关于脑瘤的产生，中医各家的观点及看法均有所不同，但总的来说，其病理因素包括风、痰、毒、瘀、火、虚。何师认为，正虚邪实为脑瘤的基本病机，正虚即肝脾肾不足，气血亏虚；邪实则主要包括风、痰、毒、瘀。正虚是发生脑瘤的内在原因，而邪实则是产生脑瘤的必要条件。肝肾同源，精血互相化生，肾主骨而生髓，肾藏精，肝藏血，肾中精气之充盛，有赖于肝血的滋养；肝血的生成，赖于肾中精气的转化。年老体衰，阴血不足，肾精亏虚，水不涵木，肝阳上亢，化火生风，旁走经络，上扰清窍；或七情内伤，饮食失调，伤及脾胃，致津液气血运行失常，造成痰、瘀等病理因素的形成。而癌毒贯穿于整个病理过程的始终，同时又与风、痰、瘀等病理因素相互依附。

1. 何师脑瘤临证的主要心得

第一，气血亏虚是脑瘤的内在发病基础。风邪、气滞、痰瘀、火毒为重要致病因素，在正气虚衰之时，侵犯人体脑部而致病。

第二，扶正祛邪是治疗脑瘤的基本方法。扶正常用益气健脾、养阴生津、益气养血等方法；祛邪常用清热解毒、化痰散结、平肝息风、理气解郁等方法。

第三，平肝息风、化痰利窍不可或缺。高颠之上，惟风可至。脑瘤病位居高，痰瘀随风上犯，故在治疗脑瘤的过程中，常用平肝息风、化痰利窍之品。风药多味薄升浮，可上行入脑，引诸药直达病所。

第四，脾胃乃后天之本。药物的吸收以及机能的恢复均以脾胃功能为基础，因此，在脑瘤治疗中保护脾胃功能显得十分重要。

第五，重视情绪调节。药物与心理疏导并重，中医治病不仅注重疾病本身，而且重视患者的情志，这有利于疾病的稳定和疗效的提高。

第六，重视日常饮食。放化疗期间可适当食用高蛋白等营养丰富的食物，恢复期间应当饮食清淡，长期服用薏苡仁可获得健脾抗癌功效。

第七，坚持长期治疗是关键。脑瘤的治疗是一个长期与邪气斗争的过程，只有坚持治疗，才能获得比较理想的效果。

2. 临证经验撷英

（1）扶助正气　何师认为，治疗脑瘤应时刻不忘扶正固本。《张氏医通》云："善治者，当先补虚，使血气壮，积自消……"故正气不足者当以扶正为主，攻邪亦应在扶正的基础上进行。扶正之法主要包括健脾益气、养阴生津和补气养血。

①益气健脾法：肿瘤的形成与正气虚弱密切相关，脾胃为后天之本，气血生化之源，益气健脾不仅是扶正抗癌的一种重要治法，同时有利于减轻放化疗的毒副作用。何师在临床上一般选用六君子汤加黄芪益气健脾、培扶正气。此外，药理研究证明黄芪、党参（人参）、白术、薏苡仁、白扁豆、山药等益气健脾之品也有一定的抗癌功效。

②养阴生津法："留得一分阴，保得一分命"。肿瘤患者往往因痰瘀内蕴日久，郁而生热，耗损阴液；另外，手术出血、放化疗等也可引起津液的亏损。因此，何师在临床上常以一贯煎柔肝养阴，以增液汤润燥增液。有研究表明，养阴生津的中药可减轻放疗的毒副反应，对其引起的口干症状有一定的缓解作用。

③补气养血法：癌毒之邪易耗伤人体的气血津液，产生气血两虚的证候，主要表现为面色无华、神疲乏力、少气懒言、头晕目眩等。《景岳全书》记载："人之自生至老，凡先天之有不足者，但得后天培养之力，则补天之功，亦可居其强半。"由此可见，人体气血的充盛不仅得益于先天肾气的强盛，还有赖于后天脾胃的充实。故对于气血两虚证的患者，治疗应重视健脾益气养血之法，何师常用八珍汤加减，这对于改善气血两虚的证候有很好的疗效。

（2）祛除邪气　脑瘤患者若处在邪正交争的阶段，则应重视在扶正的基础上，佐以祛邪之法。祛邪之法主要包括清热解毒、化痰散结、平肝息风、理气解郁等。

①清热解毒法：《医宗金鉴》论述"失荣证"时记载："失荣证，由忧思、恚怒、气郁、血逆与火凝结而成。"火毒之邪长久留滞体内可使津成痰、血成瘀，痰、热、瘀等病理因素相搏结，形成癌肿。因此，清热解毒药一直是中医药预防及治疗恶性肿瘤的重要组成部分。临床上，何师常用猫人参、白花蛇舌草、藤梨根、三叶青等清热解毒，抗癌攻坚之物。

②化痰散结法：古有"诸般怪症，皆属于痰"之说。痰性黏滞不爽，易于停聚，且常夹杂瘀毒，痰瘀诸邪凝结则成癌肿。痰饮停聚于脏腑、经络、组织之间，可产生错综复杂的临床表现，但只要抓住化痰这一思路，很多临床问题都能迎刃而解。何师常选用姜半夏、瓜蒌皮、浙贝母、化橘红等药物来治疗痰浊胶结之证。

③平肝息风法：《素问·至真要大论》言："诸风掉眩，皆属于肝。"脑瘤患者往往会出现手足抽搐、头晕目眩、头痛等症状，这些都是肝风内动的表现。何师在治疗脑瘤伴上述症状时常选用生龙骨、生牡蛎、天麻、钩藤等平肝息风药。若耳鸣头晕伴视物模糊、腰腿酸软、潮热者，则加炙鳖甲、炙龟甲、生地黄、女贞子、墨旱莲等滋育肾阴之品。若肝风旁走入络，则加用虫类祛风通络药，如广地龙、僵蚕、全蝎等。

④理气解郁法：《外科正宗》曰："忧郁伤肝，思虑伤脾，积想在心，所愿不得志者，致经络痞涩，聚结成核。"气停则水停，气郁则血瘀，痰瘀互结产生癌变。此外，脑瘤患者得知病情后往往有情绪紧张或抑郁等情况，因此，在治疗脑瘤时应重视理气解郁之法。何师针对出现失眠、抑郁烦躁的患者，常用甘麦大枣汤养心安神，郁金、佛手等疏肝理气解郁。

（3）随症遣药　脑瘤患者因其病位的特殊性，往往会出现头痛、呕吐、抽搐等症状，何师针对这些特异性症状选择性用药，常能取得很好的疗效。对脑瘤伴头痛眩晕者，何师常用天麻配伍钩藤以平肝息风止眩；伴呕吐者，常用半夏配竹茹以降逆止呕；伴口眼㖞斜、惊痫抽搐者，常用全蝎配伍僵蚕以息风通络止痉。

（二）肺癌临证心得

原发性支气管肺癌是起源于气道或肺实质的恶性肿瘤，简称肺癌，是目前世界上最常见的严重危害人类生命健康的恶性肿瘤。根据第三次全国居民死因调查结果显示，我国每10万罹患肺癌患者中，有约31人死亡，死亡率较30年前上升了46.5%，已成为恶性肿瘤的首位死亡原因。目前西医治疗肺癌的主要方式有手术、放疗、化疗、分子靶向治疗等。对于早期肺癌患者，根治性手术治疗是重要手段，但对非小细胞肺癌中晚期和多数小细胞肺癌患者，放疗、化疗以及分子靶向药物等治疗方式也十分重要。全身性治疗的副反应备受关注，因为其在治疗期间和治疗后都可能对生活质量造成负面影响。

在中医学文献中，并无"肺癌"病名，但因其以咳嗽、咯血、胸痛、气短等临床表现，可将其归属于中医学的"肺积""痞癖""咳嗽""胸痛""咯血""息贲"等范畴。何师认为，本病的发生与正气虚损和邪毒内侵有着密切关系，一般由多种因素导致，如外感六淫、内伤七情、禀赋不足、饮食不节、劳逸失调等。这些因素长期作用于机体，致使脏腑功能失调、气血津液代谢异常。肺癌之虚以气阴两虚多见，实则以痰凝、热毒、气滞、血瘀为主，其中前者为发病之本，后者为致病之标。

1. 何师肺癌临证的主要心得

第一，机体正气不足和脏腑气血阴阳失调是肺癌的发病之本，气滞、痰凝、热毒、血瘀为本病之标。

第二，扶正祛邪为本病的基本治则。扶正常用益气健脾、益气养阴等治法，益气健脾常用生晒参、党参、黄芪、生白术等，益气养阴常用枸杞子、女贞子、北沙参、石斛、制黄精等药物。不断扶正培本，从而提高机体抗病祛邪的能力。祛邪则根据患者情况，辨证运用理气解郁、止咳化痰、清热解毒、活血化瘀等治法，临床上准确把握扶正、祛邪两者的关系。

第三，临证时根据患者具体情况随症治疗。结合现代药理研究结果，合理使用抗肿瘤中药，巧用药对。

第四，注意顾护胃气，强调饮食调养。放化疗期间可适量食用高蛋白食品，恢复期间应清淡饮食，长期服用生薏苡仁粥可获健脾抗癌功效。

2. 临证经验撷英

何师在治疗肺癌过程中自始至终强调扶正与祛邪并举，扶正具体治法为益气健脾、温阳补肾、益气养阴。祛邪即祛除邪气，排除或削弱病邪的侵袭和损害。根据疾病的进程、正邪演变的时机，适时运用祛邪之品，以清热解毒、化痰散结、疏肝理气、活血化瘀四种方法为主。

（1）扶助正气

①益气健脾法：常针对长期服用清热解毒抗癌药物，或屡经放疗、化疗，从而导致脾胃虚弱、运化失司的患者，常见消瘦、面色少华、神疲乏力、纳呆、脘腹胀闷、恶心呕吐、口淡、便溏、苔白腻、脉濡细等症状。临床上常选用四君子汤、参苓白术散、补中益气汤等方剂，药物常选用太子参、生晒参、党参、黄芪、茯苓、白术、薏苡仁、怀山药、扁豆、五味子、大枣、炙甘草等。

②温阳补肾法：常运用于肺癌晚期患者中，常出现神疲乏力、少气懒言、畏寒肢冷、腰膝酸软、大便溏泻、小便清长、舌质淡胖、舌苔白滑、脉虚无力等症状。临床上常用的方剂有右归丸、金匮肾气丸等，药物常选用补骨脂、骨碎补、杜仲、菟丝子、仙茅、仙灵脾、肉苁蓉等。

③益气养阴法：常运用于肺癌中晚期，或素体阴虚，或痰热癌毒煎熬津液，或放疗后火毒灼伤阴津的患者，往往表现为形体瘦削、低热、气短喘促、口咽干燥、五心烦热、腰酸耳鸣、盗汗、舌红少苔、脉细数等症。临床上常用的方剂有增液汤、六味地黄丸、沙参麦冬汤等，药物常选用生地黄、玄参、麦冬、天冬、铁皮石斛、枸杞子、女贞子、百合、炙龟甲、炙鳖甲、山茱萸等。

（2）祛除邪气　根据患者合并的热毒、痰凝、气滞、血瘀等情况，辨证运用清热解毒、化痰散结、理气解郁、活血化瘀之法。其中对发热、咳嗽、痰黏色黄、口咽干燥、舌红、苔黄腻、脉数等热毒之症，常选用三叶青、白花蛇舌草、猫人参、七叶一枝花、蒲公英、冬凌草、夏枯草、黄芩、鱼腥草、连翘、野荞麦根、野葡萄根等清热解毒药。对咳痰量多、胸脘痞闷、呕恶痰涎、咳痰喘促、舌苔厚腻、脉濡滑等症，常选用姜半夏、瓜蒌皮、浙贝母、化橘红等化痰止咳药。对情志抑郁、胸胁胀闷、善太息、泛恶嗳气、脉弦等肝气郁结之症，常选用佛手、沉香曲、陈皮、青皮、川楝子、郁金、柴胡、炒枳壳等。活血化瘀法常选用当归、丹参、莪术、桃仁、川芎、红花等。

（3）随症遣药

①咯血：对肺癌热邪炽盛，灼伤肺络而出现咯血者，何师予旋覆代赭汤化裁，具体药物为旋覆花、代赭石、海浮石、仙鹤草、茜草炭、白茅根、蛤粉炒阿胶、藕节。方中旋覆花、代赭石、海浮石降逆止咳化痰；仙鹤草、藕节收敛止血；茜草炭化瘀止血；白茅根凉血止血；蛤蚧粉炒阿胶补血止血且滋阴润肺。

②其他兼症：对肺癌伴高热者，何师予千金苇茎汤合白虎汤加黄芩、鱼腥草清肺化痰；伴咳吐腥臭脓血痰者，予银花大贝汤清热解毒；伴胸水者，予葶苈大枣泻肺汤合五苓散利水泻肺平喘；伴夜寐不安者，予酸枣仁、夜交藤、北秫米、淮小麦等养心安神；伴脘腹不舒、胁痛者，予何氏脘腹蠲痛汤理气活血止痛；伴便溏者，予苍术、白术、木香、黄连燥湿健脾；伴脑转移而致头痛者，予天麻息风止痉，川芎、白芷活血行气止痛，全蝎祛风止痛；伴骨转移，出现剧烈骨痛者，予骨碎补、补骨脂等益肾蠲痛。

（三）胃肠道肿瘤临证心得

胃肠道肿瘤主要包括胃和大肠的恶性肿瘤，两者均为常见的恶性肿瘤。近年来，随着人们生活方式及饮食习惯的改变，发病人数不断上升。但是伴随着胃肠道肿瘤临床综合治疗方式的进步，其生存率亦有了明显的提高。中医药治疗具有增强机体的免疫功能、改善生活质量、增效减毒的作用，故在临床使用中亦发挥着重要的作用。

何师在长期临床实践中遵循"不断扶正，适时祛邪，随证治之"的十二字治疗原则，总结出了以扶正祛邪为基础，根据肿瘤的不同阶段、不同个体随证用药的治疗方法。临床上就诊的患者，多为胃肠道肿瘤术后患者，或是放疗、化疗期间出现严重副反应者，抑或是肿瘤已发展至晚期而不能手术者，这些患者往往正气严重亏虚。依据"虚者补之"的治则，扶正培本是治疗这类患者的基本原则，并且在肿瘤治疗的不同阶段都需自始至终扶助正气、培元固本，并根据疾病的不同阶段，佐以祛邪抗癌之法。

1. 何师胃肠道肿瘤临证的主要心得

第一，胃肠道肿瘤病机为正气亏虚、脾肾不足，加上情志内伤、脏腑失和，致使体内痰湿、瘀血及热毒邪气交织，积聚于胃肠道，遂成癌肿。故此类肿瘤患者临床上基本表现为本虚标实的证候。

第二，治疗胃肠道肿瘤时，针对其病因病机，遵循肿瘤综合治疗和个体治疗的原则，坚持辨证论治和辨病治疗结合，按照"扶助正气，抗癌攻邪，随证遣药"三方面相辅相成的治疗方法，组建了中医药治疗胃肠道肿瘤的基本方，灵活运用于临床。

第三，胃肠道肿瘤用药坚持平和原则，做到既不伤正，又不助邪，勿犯"虚虚实实"之误，避免陷入"故疾未已，新病复起"之境地。另外，用药要视病情阶段而施，特别是肿瘤晚期的患者，其往往正气虚弱，不耐攻伐，若以峻猛之药攻伐，以毒攻毒，疗效往往适得其反，不但癌瘤不能消除，正气亦为峻猛之药所伤，尤败脾胃，使饮食难进，化源不充，终致胃气衰败，危矣殆矣。因此，对于正虚为主的证候，不应以消除癌瘤为唯一目标，而应以提高患者生存质量、延长生存期为主要目标。若在初期，患者正气尚可，则需根据病情，适时擢用攻邪药物。

第四，治疗胃肠道肿瘤过程中，除了具体组方用药外，还应特别注重患者的饮食起居，嘱咐患者调畅情志，提倡"带瘤生存，带病延年"的理念，这有利于肿瘤患者身体机能的恢复，从而达到更好的治疗效果。

2. 临证经验撷英

（1）扶助正气

①益气健脾法：根据何师长期的临床经验，癌症患者在疾病发生、发展过程中，除了各类肿瘤具有的一些局部症状之外，常常会出现神疲乏力、面色欠华、形容憔悴、食欲不振、胃纳不展、恶心呕吐、泛酸嗳气、腹胀腹泻、舌淡、苔白腻、脉濡细等症。对于此类患者，则需采用健脾益气法，常选用的方

剂有四君子汤、香砂六君子丸、参苓白术散等，常用的药物有生晒参、党参、黄芪、怀山药、红枣、炙甘草、炒白术、茯苓、薏苡仁等。

②辛开苦降法：在胃肠道肿瘤发生发展过程中或放化疗过程中，患者常常会出现胃脘胀满、但满而不痛、嗳气反酸、舌苔薄黄、脉弦等症。何师常选用辛开苦降之法，灵活化裁半夏泻心汤等调和脾胃之剂，常用药物有姜半夏、黄芩、干姜、太子参、炙甘草、黄连、红枣、厚朴、佛手等。

③补阳温肾法：在肿瘤发展的后期，部分患者往往会出现神疲倦怠、少气懒言、畏寒怕冷、腰膝酸软、大便溏泄、小便清长、舌质淡胖、苔白滑、脉虚弱无力等脾肾阳虚之症。何师常选用温阳补肾之法，常用方剂有金匮肾气丸、右归丸等，常用药物有补骨脂、骨碎补、川断、杜仲、仙茅、仙灵脾、肉桂、淡附片、菟丝子、巴戟天、肉苁蓉等。现代临床及实验研究结果表明，对脾肾阳虚患者采用温阳补肾法治疗癌症，可以增强机体免疫能力，抑制肿瘤细胞的形成和增殖，改善机体的物质代谢，提高生存质量等。

④养阴生津法：何师认为，养阴生津亦是重要的治疗方法。此法主要运用于放疗后火毒灼伤阴津的胃肠道肿瘤患者，或素体阴血亏虚者。由于癌毒化火，损伤阴津，或化疗后脾胃受损而津液化生不足，临床上常常可见形体瘦削、口咽干燥、头晕黑蒙、双目涩痛、腰酸、耳鸣、五心烦热、盗汗、大便干结、舌红、苔少、脉细数等表现，此时即可选用养阴生津之法。常用的方剂有六味地黄丸、沙参麦冬汤等，常用的药物有生地黄、玄参、天冬、麦冬、枸杞子、女贞子、制首乌、制黄精、玉竹、炙龟甲、石斛、当归、天花粉、知母、白芍、北沙参等。

（2）祛除邪气　"凡药三分毒"，凡是抗肿瘤中药往往药性猛烈或有一定毒性，因此何师临证选药往往斟酌再三，尽可能选择一药双效或多效的药物，使药物和调，让胃腑易于受纳，从而达到顾护胃气的目的；反之，若药物庞杂，胃腑不受，则难以言效。所以治疗应顾护正气为先，同时根据辨证分别使用利湿化痰法、活血化瘀法、清热解毒法、理气解郁法等四种祛邪方法。

①利湿化痰法：若患者出现局部肿块触之坚硬、凹凸不平或固定不移，胸脘痞满，呕吐痰涎，咳痰喘促，舌苔厚腻，脉濡滑等痰湿之象，何师酌情选用茯苓、猪苓、姜半夏、瓜蒌皮、浙贝母、薏苡仁、泽泻、藤梨根等药物。

②活血化瘀法：何师认为，肿瘤在发生、发展过程中，往往兼有瘀血内阻、凝结成块之病机，而在证候上亦会时常出现局部刺痛或绞痛、肌肤甲错、舌质紫黯、舌下纹络青紫、脉涩等血瘀之象。何师常选活血化瘀之法，常用当归尾、莪术、桃仁、川芎、丹参等药物。此法在肿瘤的化疗增效减毒、抗转

移、止痛等方面发挥着重要作用。

③清热解毒法：胃肠道肿瘤在其发生、发展过程中，总有邪毒积聚、郁久化热之病机，而在证候上亦时常出现口干咽燥、身体烦热、尿赤便干、肿瘤局部灼热疼痛、舌质红、脉细数等热毒之象。因此，清热解毒法为临床治疗胃肠道肿瘤最常用的攻邪方法，常选用的药物有猫人参、白花蛇舌草、三叶青、七叶一枝花、香茶菜、夏枯草、蒲公英、金银花、半枝莲、半边莲、干蟾皮等。

④理气解郁法：何师认为，患胃肠道肿瘤的患者精神往往处于紧张和恐惧之中，常出现情志抑郁、胸胁胀闷、喜太息、脘腹胀痛、泛酸嗳气、脉弦等气机郁滞之象。因此，何师常选用理气解郁之法，选用炒川楝子、佛手、柴胡、郁金、广木香、香附、陈皮、小青皮、沉香曲、大腹皮、郁金等药物。

（3）随症遣药　胃肠道肿瘤患者进行外科手术后，常常会有局部伤口疼痛，甚至灼热出血的情况。何师一般选用延胡索、炒川楝子、生白芍、炙甘草等药物缓急止痛；针对伤口灼热出血，则选用炒地榆、炒槐花、仙鹤草等药物合用以期达到凉血止血之功。

（四）肝癌临证心得

原发性肝癌主要是指发生于肝细胞与肝内胆管上皮细胞的恶性肿瘤，是临床常见的消化道恶性肿瘤，其恶性程度极高，病程较短，预后凶险。本病起病隐匿，早期往往缺乏典型症状，若出现典型症状和体征而就诊者，多数已是晚期。肝癌细胞生长活跃，侵袭性强，易侵犯包膜和血管，致局部扩散和血行转移。目前肝癌的西医治疗方案主要包括外科手术治疗（部分肝切除术和肝移植）、局部微创消融治疗、介入治疗及化疗等。在采取西医学治疗手段的同时，若结合中医药治疗手段，往往可以改善和提高患者的生活质量，延长生存期。

中医学古代文献中并无"原发性肝癌"病名，但根据其临床症状可归属于中医学中的"胁痛""黄疸""鼓胀""肝积""癥积""肝岩"等疾病的范畴。《难经》云："肝之积，名曰肥气，在左胁下，如覆杯，有头足，久不愈。"《圣济总录》云："积气在腹中，久不差，牢固推之不移者……按之其状如杯盘，牢结，久不已，令人身瘦而腹大，致死不消。"对肝癌的症状进行了详细描述。

1. 何师肝癌临证的主要心得

第一，肝癌系人体正气虚衰，癌毒内侵，引起机体脏腑阴阳气血平衡失调，气滞血瘀，湿热内蕴，结而成积。

第二，"不断扶正，适时祛邪，随证治之"的治疗法则始终贯穿于肝癌的治疗过程中。不断扶正主要包括健脾和胃、益气养阴；适时祛邪则指清热解毒、疏肝理气、活血化瘀、化痰散结等法。

第三，何师治疗肝癌的用药关键为察其邪正的缓急，重视扶正药物的使用，即"扶正所以祛邪"，擅用草药组方改善肝功能，巧用活血祛瘀药搭配软坚散结药与凉血止血药，慎用破血攻伐之品，并时时顾护脾胃。

第四，本病的病程一般较长，病情易反复。因此，何师认为除了进行有效的治疗外，尚需配合精神、生活起居、饮食等诸方面的调护摄养。

2. 临证经验撷英

（1）扶助正气

①健脾和胃法：为最常运用的治法。肝癌患者常出现神疲乏力、面色少华、形容憔悴、食欲不振、腹胀腹泻等症状，何师在治疗时常健脾和胃并重，选用黄芪、党参、白术、茯苓、怀山药等健脾药，不忘加入鸡内金、沉香曲等和胃药，以求运脾开胃助纳，此举体现了"有胃气则生，无胃气则死"。

②益气养阴法：常运用于有慢性乙型肝炎病史或肝硬化病史的肝癌患者。此类患者或素体气阴亏虚，或热毒、放疗、介入治疗耗伤肝阴，而表现为形体瘦削、口咽干燥、头晕目眩、腰酸耳鸣、大便干结、舌红苔剥、脉细数等。此时选用益气养阴之法，常选如黄芪、女贞子、枸杞子、北沙参、白芍等药物。

（2）祛除邪气　在扶助正气的过程中，"适时祛邪"，即所谓抓住适当的时机选用适当的抗癌药。"适时"则是考虑患者的疾病阶段、正气强弱、西医学治疗手段等因素，运用抗癌中药。若肝癌患者将行化疗等西医祛邪手段，则减祛邪抗癌之品，重视扶助正气，以求平稳度过化疗；若化疗等治疗手段结束，且患者体力尚可，则可选用适当的抗癌药。

①清热解毒法：根据疾病的不同阶段，何师常选用清热解毒类药物祛邪抗癌。此类药常偏于寒凉，故在使用三叶青、七叶一枝花、白花蛇舌草、半枝莲、干蟾皮等清热解毒药物时，适当配伍性味平和的养胃之品，使祛邪不伤胃。

②理气解郁法：何师指出，在本病的发生发展过程中，患者往往出现情志抑郁、胸胁胀闷、喜太息、脘腹胀痛、脉弦等肝气郁滞之症。故何师会酌情加入理气解郁之品，并指出理气药多辛温燥散，久用易耗气伤阴，故须根据患者实际情况酌情使用，常用沉香曲、佛手、郁金、延胡索等。

③活血通络法：何师指出，晚期肝癌患者常有瘀血阻络之症，且肝癌合并肝硬化者，运用活血化瘀药物能促进纤维组织的软化和吸收，常用炙鳖甲、丹参、石见穿等，但应当中病即止，并配合其他抗癌药物，以防癌肿通过血道而转移。

④利水渗湿法：何师认为，在肝癌的发生发展过程中，湿热是重要的致

病因素，患者常有胸脘痞满、胁肋胀满、目睛发黄、小便黄、舌苔黄腻、脉濡数等症。此时运用利水渗湿法可缓解患者的临床症状，常用茵陈、滑石、淡竹叶、金钱草等药物。

（3）随症遣药　在肝癌的发生发展或放疗、化疗等过程中，患者易出现腹水、胁痛、肝功能异常等并发症。此时，应随证加减，灵活化裁。

①腹水：常出现于门静脉高压、门脉癌栓或肝癌晚期低蛋白血症患者。腹水的发生不离阳虚、脾弱两者。水为阴邪，得阳始化，故何师常选五苓散温阳利水，使水湿之邪从小便而解。脾土虚衰，中焦气滞，不能运化水液，水湿之邪聚于腹部。若见纳滞、腹满等中焦气滞者，常选中满分消丸健脾利水，理气除滞。对于年事已高或阴虚症状明显者，常加楮实子一味，养阴清肝利水，而无伤阴之弊。

②胁痛：部分肝癌患者常出现肝区疼痛不适，或胀痛，或刺痛，或隐痛。何师认为，胁痛多由于肝阴不足、气机郁滞所致，选用何氏脘腹蠲痛汤治疗，组成为延胡索、炒川楝子、生白芍、生甘草、香附、乌药、蒲公英、沉香曲等。方中芍药甘草汤滋育柔肝、缓急止痛，金铃子散（延胡索、川楝子）、香附、乌药疏肝行气止痛，诸药相合，复"肝体阴而用阳"之性。若肝癌致胁痛明显，难以缓解者，常加鼠妇一味，其性味酸凉，可祛瘀止痛。

③肝功能异常：肝癌患者常出现肝功能异常，此乃肝阴虚损为本，湿热郁阻为标，故选用五味子、生白芍、糯稻根滋育肝阴，垂盆草、黄毛耳草、茵陈等清肝利湿降酶。研究表明，垂盆草总黄酮能显著降低小鼠血清丙氨酸氨基转移酶和门冬氨酸氨基转移酶，且具有明显的护肝作用。

（五）肾癌临证心得

肾癌是起源于肾小管上皮细胞的恶性肿瘤。近年来，随着人们生活水平的提高及生活方式的改变，其发病率呈逐年上升趋势。目前，肾癌的治疗仍以手术治疗为主，同时配合放化疗、靶向治疗、免疫治疗等，但其在杀伤肿瘤细胞的同时对人体正常的细胞也造成伤害。中医药治疗肾癌能从整体调节机体的动态平衡，减轻免疫治疗、放化疗的毒副反应，延长患者的生存期，提高患者生活质量。何师倡导中医辨证与西医辨病相结合的中西医结合治疗方法，重视扶正祛邪之大法治疗肿瘤，治病求本，同时祛邪与扶正紧密结合，使治疗平稳有效且副作用小。

何师指出，肾癌属于中医学"血尿""腰痛""癥积""肾积""石瘕"等疾病的范畴。正气亏虚，五脏虚损，且以脾肾亏虚为主的内因最为常见，而外感

湿热、入里蕴积，情志失调、气滞血瘀，痰湿郁积、凝结成毒是本病发生的重要因素。

1. 何师肾癌临证的主要心得

第一，机体正气亏虚、五脏虚损、气血阴阳不足为本，痰湿郁积、气滞血瘀、湿热内蕴为标，邪气往往乘正气虚弱之际入侵，致肾癌发生。

第二，扶正祛邪为本病的治疗大法。补益先天之肾，健理后天之脾，调理机体气血阴阳，使之达到"阴平阳秘，精神乃治"以治本；清热解毒、活血化瘀、理气散结、化痰软坚以治标。同时，注重肾为水脏，强调化湿降浊。扶正与祛邪兼顾，使邪祛不伤正，正复不助邪。

第三，"急则治其标，缓则治其本"，以补虚药为主，补虚以扶正，适时祛邪寓于扶正之中。临证注重巧施经方，用药缓和，药少用精，针对肾脏肿瘤所合并兼症，常以药对取效。

第四，治疗肾癌，中西医结合治疗，以取增效减毒之功；西为中用，巧用中药顾护脾胃，保护肝肾功能。

2. 临证经验撷英

（1）扶助正气

①注重整体，尤重脾肾：脾为气血生化之源，后天之本；肾主一身之阴阳，为先天之本，故脾肾功能正常是保证人体正气充足的关键。养正则积自除，益肾健脾法可以改变肿瘤生长环境，降低其复发和转移概率，减轻患者放化疗的副反应，提高整体疗效。

益肾以固先天之本：肾气分阴阳，阴阳失衡则生诸恙。肾阳虚患者可见少气懒言、神疲乏力、腰膝酸软、畏寒肢冷、小便清长、舌淡胖、苔白滑、脉虚弱等症，投以肉苁蓉、仙茅、仙灵脾等温补肾阳之品。若以肾阴虚证为主，则可见潮热汗出、腰酸膝软、口咽干燥、舌红少苔、脉细数等症，应以生地黄、熟地黄、制黄精、山药、山萸肉、枸杞子、女贞子、麦冬等滋阴益肾。何师常说，发动全身之阳气为己用、凝聚全身之阴精为保元，使"阳为阴之使，阴为阳之守"，阴阳紧密联系而又各司其职，使脏腑功能得到充分发挥，则正气实而邪气无可侵害矣。

健脾以补后天之气：临床实践中，何师注重观察患者舌苔有无厚腻并仔细询问胃纳、大便情况。因为舌象、纳便能及时准确地反映脾胃功能，临证不可小觑。何师在临床上常用太子参、白术、黄芪、茯苓、大枣、炙甘草、米仁及香砂六君子汤、四君子汤、参苓白术散等健脾益气。实验研究表明，人参、黄芪等中药对网状内皮细胞、活化的 T 细胞及巨噬细胞的吞噬能力均有不同程度的增强，进而起到增强免疫、治疗肿瘤的目的。总之，脾胃功能正常，气血生化有源，肾精得以滋养，真阴真阳归于肾，则身体各脏腑得以濡润温煦，从而保障全身功能正常运行，并有利于邪气的祛除。

②乙癸同源，精血互化：肝肾同源，在补益肾精之时佐以养肝血、益肝阴之法，可达精血互化之功。肾癌患者常出现眼睛干涩、头晕耳鸣、腰膝酸软、目眩、舌红少苔等症，何师每于方中加入墨旱莲、川断、杜仲、女贞子、枸杞子等滋补肝肾之品，疗效显著。

（2）祛除邪气　何师在祛邪时坚持辨证与辨病相结合，根据患者体内的热毒、气滞、血瘀、痰饮、湿浊等不同情况应用不同祛邪手段。具体包括清热解毒、疏肝理气、活血化瘀、祛痰软坚、化湿降浊。

①清热解毒：热毒蕴结，煎灼气血，则气滞血瘀，久则癌变。临床可见发热、肿瘤局部灼热疼痛、口干心烦、大便秘结、小便短赤、舌红、脉数等症。何师临证常选用猫人参、七叶一枝花、白花蛇舌草、三叶青、金银花、蒲公英、连翘、半枝莲、藤梨根、黄柏等清热解毒抗癌。

②疏肝理气：肝气条达，情志舒畅则痰凝散、瘀血化。对于出现情志抑郁、善太息、脘腹胀痛、食少、胸胁胀滞不舒、嗳气吞酸、脉弦等气机郁滞之象的患者，何师常用疏肝理气之品，如青皮、陈皮、柴胡、郁金、乌药、玫瑰花、木香、炒川楝子、大腹皮、炒枳壳等。

③活血化瘀：瘀血是肿瘤形成发展的重要病理因素，可表现为腹内肿块、固定不移、质地坚硬、表面不平及舌下纹黯、舌质瘀紫、脉涩等。何师认为早期恶性肿瘤多与毒瘀互结有关，以白花蛇舌草、蒲公英、半枝莲、莪术、当归、丹参等药合用来减轻甚至消除肿瘤及其周边的炎性水肿，控制肿瘤的发展。气为血之帅，气滞则血瘀，对于血瘀兼气滞的患者，何师常将柴胡、木香、川朴、香附等理气药与丹参、当归、赤芍等活血药合用，活血理气并行，疗效甚佳。

④祛痰软坚：痰是肿瘤形成和发展的重要致病因素，同时又是肿瘤发展过程中的病理产物。临床可见胸闷胸痛、脘腹痞满、胁部胀滞、腹中包块、苔厚腻、脉濡滑等症。若痰热内蕴，何师常用制半夏、瓜蒌皮、浙贝母、山慈菇等清热化痰散结，若兼气机不畅者，则用陈皮、青皮、木香等药理气化痰。

⑤化湿降浊：平素脾虚之人易生湿，症见纳谷不馨、胃脘胀滞不舒、苔白、脉濡等症，何师常用茯苓、白术、薏苡仁等健脾化湿。饮食不节，喜食辛辣、肥甘厚腻者易酿生湿热，下注于肾，可见口中黏腻不爽、腰酸胀痛、小便淋沥短赤、大便黏腻不爽、苔黄腻、脉滑数者，何师则用淡竹叶、滑石、金钱

草、车前子等清热利湿。

（3）随症遣药

①肾功能异常：肾癌患者常有肾功能异常的情况，尤其是单侧肾癌术后，余肾处于代偿阶段，此时往往会出现血肌酐、血尿酸等指标升高。遵循"急则治其标，缓则治其本"的原则，应积极解决肾功能异常的问题，及时化浊排毒，对症治之。对于出现血肌酐、尿素氮等指标异常的患者，可加入大黄、积雪草、海藻、虎杖根、丹参、益母草等活血解毒，增加肾血流量，从而起到改善肾功能、延缓肾衰进程的作用。若尿酸偏高，则加入威灵仙、车前子等利水降浊之品。此外，为减轻肾脏负担，何师要求患者饮食清淡，低盐饮食，以食用麦淀粉为佳，保持二便通畅，其中尤以大便通畅为要。

②术后腰痛：腰为肾之府，肾癌术后患者多伴腰部酸痛不适。何师认为手术耗气伤血，损伤阴精，筋脉不养，是产生腰部酸痛的主要病机，故常加入杜仲、桑寄生、川断等补益肝肾之品以强腰止痛。

③骨转移癌痛：骨骼是肾脏肿瘤常见的转移部位，骨转移早期症状以疼痛为主。何师治疗这种疼痛从虚实两个方面着手。肾虚引起疼痛，应补肾强骨止痛，常用骨碎补、补骨脂等药补肾助阳、强骨止痛；实邪引起疼痛则应分清气滞、血瘀、痰湿、寒凝等病机，分别以疏理气机、活血化瘀、燥湿化痰、温化寒邪之法进行治疗，如以气滞为主者，何师应用金铃子散加减治疗，收效显著。

（六）膀胱癌临证心得

膀胱癌是发生在膀胱上皮组织和间皮组织的恶性肿瘤，最常见的发病部位为膀胱黏膜上皮。本病是泌尿系统最常见、发生率最高且术后易复发的恶性肿瘤之一。随着人们生活水平的提高及生活方式的改变，膀胱癌的发生率也逐渐升高。临床医学的不断发展，中西医综合治疗肿瘤的日趋普遍，使膀胱癌患者生存率明显提高，关于中医药辅助治疗膀胱癌的研究也越来越多。

何师认为，机体正气不足，脏腑气血阴阳失调，脾肾亏虚为本病的发病之本，痰、湿、瘀凝结于下焦为致病之标。在治疗方面，注重扶助先天之肾，后天之脾，祛除痰湿、血瘀、郁热之毒邪，调理肝之疏达，通利下焦之浊邪，强调整体观念和辨证论治，使治疗平稳，减轻副作用。何师一直坚持以"扶正祛邪"为大法治疗肿瘤性疾病，针对膀胱癌的治疗，特色性地提出"中西医结合，分阶段治疗"的方法。

1. 何师膀胱癌临证的主要心得

第一，膀胱癌之核心病机是机体正气不足，脏腑气血阴阳失调、脾肾亏虚是膀胱癌的发病之本，痰、湿、瘀凝结于下焦为致病的主要因素。

第二，扶正祛邪为本病治疗的基本法则。扶正培本主要辅助先天之肾和后天之脾，从气、血、阴、阳等四方面来补益脾肾，主要包括健脾益气、补气养血、滋补肾阴、温补脾肾，从而提高机体抗病能力以祛邪。祛邪为祛除邪气，同时强调要把通利下焦湿浊贯穿膀胱癌的始终，并辅以养心安神之法，解郁治心。

第三，何师主张坚持"扶正祛邪"之大法治疗肿瘤性疾病，配合西医的阶段性治疗，相应地提出分阶段中医治疗方法，即术后伴灌冲治疗阶段、不伴灌冲治疗阶段、有转移治疗阶段。根据不同阶段采取不同的治疗方法，并且以法统方。

第四，何师认为，膀胱癌术后患者，合理健康的饮食调整是必需的。饮食宜清淡，同时戒烟、戒酒是防止肿瘤复发的重要因素。多饮水、多排尿，及时排出体内代谢浊物，使下焦通畅，则病不易反复。

2. 临证经验撷英

（1）膀胱癌不同阶段的治法要求　目前膀胱癌的西医治疗方法：浅表性膀胱癌行膀胱癌电灼术或膀胱次切术，再行抗癌药物膀胱内灌注，或合并放疗；浸润性膀胱癌则一般行膀胱根治术和尿流改道术，并辅以化疗、放疗；晚期膀胱癌患者则权衡利弊行综合治疗。尽管西医治疗膀胱癌有不同的方法，但膀胱癌术后复发率依然很高。何师根据膀胱癌术后的西医治疗过程，相应地提出中医分阶段性治疗膀胱癌的方法，即分术后伴灌冲治疗阶段、不伴灌冲治疗阶段、有转移治疗阶段进行施治。

①术后伴灌冲治疗阶段：在此阶段，患者通常要进行每月一次的抗癌药物膀胱内灌注，但灌冲期间患者常常出现各种膀胱刺激征、血尿、肝肾功能下降以及骨髓抑制等表现，因而灌冲前后何师的用药有所区别。

灌冲阶段：由于灌冲治疗的毒副作用，其产生的湿、热、毒病理产物蕴结于下焦膀胱，使得膀胱气化失司，小便排出不畅，或淋沥，或涩痛，或药物损伤膀胱黏膜壁和尿道上皮而出现血尿等。在此阶段，何师常加入清热通淋的药物，如金银花、蒲公英、淡竹叶、车前子、车前草、滑石等。不仅可以缓解患者排尿不畅之症状，其清热解毒的功效能减轻灌冲操作过程中对机体的感染刺激，同时还可以加速化疗药物的代谢，减少其在体内的残留时间，降低肾毒性。此阶段可适当减少祛邪药物的使用，以保护正气。

间歇期：经过灌冲治疗，机体处于相对疲乏的状态，并要求尽快恢复，为下一个灌冲做准备。故在此阶段，需全面缓解或尽可能消除前一次化疗产生的后遗症，改善尿频、尿急、腰酸等症，使机体尽快恢复平衡状态。由于此阶段没有化疗药物作用，可在体力情况允许下，适当增加清热解毒等抗癌之药，以抑制癌细胞活动。

②不伴灌冲治疗阶段：在此阶段，膀胱癌患者病情已处于一个相对稳定期，各项治疗已结束，肿瘤也无复发迹象。故调整机体的内环境，消除肿瘤生长的因素，抑制癌前病变是此阶段的首要任务。这是一个漫长的时期，如果各脏腑功能调整得好，可使复发间隔期延长，甚至终身不复发；如果疏忽大意，则复发可能性大大增加，且二次复发会增加今后膀胱癌复发的频率，缩短复发的时间，加重复发的恶性程度。

何师在此阶段往往扶正和祛邪两者兼顾。临床上将此期的患者分成三型：湿热下注型、脾肾两虚型、瘀毒蕴结型，遣方用药根据证型的不同而治法各异。

湿热下注型：临床可见血尿，伴尿频、尿急，腰背酸痛，下肢水肿，或腹满纳呆，心烦口渴，夜寐不安，舌苔薄黄，舌质红，脉滑数或弦数等症状。何师常以清热利湿为主，方选甘露消毒丹加减。

脾肾两虚型：临床可见间歇性、无痛性血尿，伴腰膝酸软，倦怠乏力，或伴纳呆食少，舌淡红，苔薄白，脉沉细无力等症状。何师常选健脾补肾之法，方选参芪苓蛇汤加减。

瘀毒蕴结型：临床可见血尿，或尿中可见血块，或尿恶臭带腐肉，排尿困难或闭塞不通，少腹胀疼痛，舌质黯，有瘀斑，脉沉细等症状。何师常选清热解毒、通淋散结法，方选小蓟饮子加减。

③有转移治疗阶段：在此阶段，膀胱癌发展到晚期，阳气渐耗，何师认为必须以扶正为主，祛邪为辅，使体内阴阳达到一个新的平衡，常可使患者带癌生存。何师一般以四君子汤、六味地黄丸等补益脾肾，适当配伍清热解毒药。何师认为，此时虽然患者整体已属气虚、阳虚，但是肿瘤局部气血郁结化热的现象仍然存在，故针对性的祛邪还是必要的，同时随症施治，如出现血尿者，可加白茅根、仙鹤草、茜草炭等；腰骶部疼痛者，可加延胡索、川楝子、鼠妇等；小便闭塞不通者，可加猪苓、茯苓、车前子、泽泻等；若伴骨转移而出现剧烈骨痛者，根据"肾主骨"，可加补骨脂、骨碎补等。

（七）乳腺癌临证心得

乳腺癌是指乳腺导管上皮细胞在各种内外致癌因素的作用下，细胞失去正常特性，异常增生，以致超过自我修复的限度而发生癌变的疾病。近年来，乳腺癌呈现不断上升的趋势，已高居女性恶性肿瘤首位。随着临床多手段综合治疗乳腺癌的进步，其生存率有了一定的提高。

根据乳腺癌的临床表现及病变特征，该病属于中医学"乳岩"的范畴。何师认为乳腺癌乃本虚标实之疾，由于患者肝肾亏虚，元气不足，加上情志忧思郁结，损伤肝脾，又外感热毒痰瘀之邪，各脏腑功能失调，气血失常，致热毒、痰湿、瘀血等病理产物不能及时排出体外，积聚于胸乳，日久成岩。针对此病因病机，何师以扶正祛邪为乳腺癌的治疗大法，自拟生晒参、枸杞子、猪苓、茯苓、女贞子、蒲公英、猫人参、白花蛇舌草、薏苡仁、甘草、红枣、淮小麦十二味中药组成的基本验方。再根据患者体质、临床症状及病理阶段，分别采用补益脾肾、养阴生津之法扶正，清热解毒、活血化瘀、利水渗湿、解郁化痰之法祛邪，同时，结合患者手术、放化疗及内分泌治疗的并发症与毒副反应，随症灵活加减，取得了很好的临床疗效。

1. 何师乳腺癌临证的主要心得

第一，乳腺癌是本虚标实的虚实夹杂之疾患。由于患者肝肾亏虚，元气不足，加上情志抑郁思怒，导致机体脏腑功能失司，同时外感热毒瘀湿之邪，瘀血、痰湿不能及时消散，积聚于胸乳，成核成岩。

第二，临证治疗乳腺癌时，针对其病因病机，以扶正祛邪为治疗大法，自拟生晒参、枸杞子、猪苓、茯苓、女贞子、蒲公英、猫人参、白花蛇舌草等12味中药组成的基本方，同时根据患者病情变化，灵活加减化裁。如此执简驭繁，屡获奇效。

第三，治疗乳腺癌的具体用药过程中，以"零毒为佳，重视脾胃"为准。故何师多选用平和之草本中药，以防"虚不受补"，攻伐太过而伤胃气。而且在辅助治疗过程中，慎投动物类抗癌毒药，以免因毒性过大而耗伤机体正气。

2. 临证经验撷英

（1）扶助正气　正气亏虚是乳腺癌形成发展的重要因素，扶正固本是治疗乳腺癌的基本法则。现代临床及实验研究表明，扶正固本法治疗乳腺癌具有多方面的作用，如调节机体免疫功能、调节内分泌状态、改善骨髓造血机能、改善机体物质代谢、直接抑制肿瘤细胞增殖等。在临床上，何师的扶正之法主要包括健脾益气和养阴生津。

①健脾益气：脾胃为气血生化之源，气机升降之枢纽，可运化受纳腐熟水谷，化生精微，洒陈六腑，调和五脏。脾胃亏虚则气血生化不足，易出现神疲乏力、形容憔悴、畏寒肢冷、纳差、头晕耳鸣、脱发、舌淡苔薄白、脉细弱等表现。何师常选用六君子汤、参苓白术散、补中益气汤等方剂，常用药物有生

晒参、太子参、党参、黄芪、茯苓、白术、炙甘草、红枣、薏苡仁等。

②养阴生津：乳腺癌火毒内盛损伤阴液，或放疗灼伤津液，均可出现阴津亏虚的表现，包括形体消瘦、口舌干燥、五心烦热、盗汗、大便干结、舌红少苔、脉细数等。何师治疗此类患者的常用方剂包括增液汤、六味地黄丸等，常用药物有枸杞子、女贞子、生地黄、天冬、麦冬、制黄精、制首乌、石斛、北沙参、炙龟甲、炙鳖甲等。因枸杞子、女贞子能养阴生津兼具补益肝肾之功，故被频繁使用。

（2）祛除邪气　乳腺癌是本虚标实之疾患，在治疗上，扶正固本虽然重要，祛除外邪亦不可忘。何师根据乳腺癌所处的不同阶段及患者不同的临床表现，采用不同的祛邪方法，主要包括清热解毒、活血祛瘀、化痰利湿、疏肝养心等。

①清热解毒：所谓"痞坚之处，必有伏阳"，且乳房为足阳明胃经所属，阳明胃经多气多血，故乳腺癌患者多有热毒内蕴的表现。临床可见发热、局部灼热疼痛、口渴、舌红、苔黄等症状。何师常用蒲公英、白花蛇舌草、猫人参、玄参、七叶一枝花、三叶青等清热解毒、散结消痈。

②活血祛瘀：乳腺癌的形成离不开瘀血，且随着病情的进展，由气及血，更应着重考虑瘀血的致病因素。在望诊中，何师重在观察患者的舌质及舌下络脉的状态来判断瘀血的程度。在临床上，何师常选用丹参、莪术、桃仁、赤芍、川芎、泽兰等活血祛瘀、散结消肿。

③化痰利湿：痰湿内停，兼夹瘀血，日久积聚则成块，临床表现为胸乳胀痛、脘腹痞满、大便黏滞不爽、苔厚腻、脉弦滑等症状。何师常用茯苓、猪苓、薏苡仁等利水渗湿；姜半夏、浙贝母、瓜蒌皮等化痰散结。

④疏肝养心：情志忧思抑郁是乳腺癌发病的重要原因，情志不舒则气机郁滞，气不行津则为痰，气不行血则成瘀，痰瘀等病理产物积聚，终成癌瘤。且患者得知病情后也容易产生紧张、抑郁、焦虑的情绪，因此调畅情志、宁心安神在临床上显得尤为重要。何师对于焦虑紧张的患者多投以甘麦大枣汤，所谓"心病者，宜食麦""肝苦急，急食甘以缓之"。方中甘草和中缓急，辅以甘凉养心之淮小麦，佐以甘平补中的红枣，共奏养心安神、健脾和中之效。何师还常用柴胡、玫瑰花、绿梅花、百合、合欢皮、川楝子、橘叶等疏肝理气。

（3）随症遣药

①患侧上肢淋巴水肿：乳腺癌术后，因腋窝淋巴结清扫，导致淋巴管回流障碍，淋巴液的产生与运输不平衡，常常引起患侧上肢淋巴水肿，甚则连及手背、手指。何师认为，若患者仅出现上肢肿胀而无热毒感染症状，可用桑枝、丝瓜络、威灵仙、伸筋草等祛风湿、舒筋络之品；若患者上肢局部皮肤红肿、

皮温升高、身热疼痛，应加用四妙勇安汤、蒲公英、连翘、黄芩、紫花地丁等清热解毒、活血消肿。

②内分泌治疗副反应：乳腺癌属于激素依赖性肿瘤，临床上可以通过改变其内分泌环境，抑制肿瘤细胞增殖，从而延缓疾病进展。然而内分泌治疗直接或间接影响了雌激素的生成、分泌或功能发挥，从而导致部分患者产生月经不调、潮热、汗出、心悸、烦躁、失眠、腰膝酸软、骨质疏松、夜尿频多等类似绝经综合征的症状。何师认为，此类患者证属肾气虚衰，冲任亏损，阴阳失衡，治宜益肾疏肝、调理冲任。何师常选用甘麦大枣汤、逍遥散、二仙汤等方剂，并随症加减。潮热者加青蒿、地骨皮等；自汗盗汗者加浮小麦、穞豆衣、糯稻根等；夜寐不安者加夜交藤、酸枣仁、五味子等；腰膝酸软、骨质疏松者加杜仲、续断、补骨脂等；夜尿频多者加益智仁、金樱子等；面色少华、疲乏无力者加党参、白术、砂仁等；头痛头晕者加天麻、川芎、葛根等；焦虑烦躁者加郁金、百合、合欢皮等。

（八）女性生殖系统恶性肿瘤临证心得

女性生殖系统恶性肿瘤包括卵巢癌、宫颈癌、子宫内膜癌等，早期患者多首选手术治疗，晚期患者采用手术、放疗、化疗等多种方法综合治疗。然而，手术并发症和放化疗副反应常常使许多患者无法耐受，甚至出现治疗困难，不得不停止治疗，从而使患者错失治疗的最佳时机。因此，中医药在恶性肿瘤治疗中的作用与优势逐渐被大家重视。

中医古籍中并无宫颈癌、子宫内膜癌及卵巢癌等病名，根据其临床表现，可归属于中医学"癥瘕""积聚"的范畴。何师指出，此类疾病的发生与五脏虚损相关，正气亏虚、冲任失调是本病发生的内在原因；寒凝、热毒、湿浊、痰瘀、气滞是重要的致病因素。何师倡导中西医结合治疗，采用中医辨证与西医辨病相结合，扶正与祛邪相结合，减毒增效。

何师认为恶性肿瘤一病，总由人体正气虚衰，邪气不断侵袭而成，其发生发展是一个正虚邪实的过程。临床上，正虚和邪实常相兼存在，形成本虚标实之证，因此临床上较少见到单纯的虚证或实证患者，然虚实夹杂之中，又以正虚为本。正气虚衰是形成恶性肿瘤的内在基础，也是病情发展、演变的关键所在。故何师在临床实践过程中提倡扶正祛邪之大法治疗本病。

1. 何师女性生殖系统肿瘤临证的主要心得

第一，正气亏虚、冲任失调是内在发病基础，寒凝、热毒、湿浊、痰瘀、气滞是重要的致病因素，其往往乘正气亏虚之时，侵袭人体，留滞胞宫而致病。

第二，扶正祛邪大法是治疗本病的基本法则。扶正常用益气养阴、健脾益肾之法。祛邪则需根据患者病情性质、疾病阶段、西医学治疗阶段，灵活选用清热解毒、疏肝理气、活血化瘀、化痰散结和利水渗湿之法等。

第三，药食同源，饮食健康应受重视。不恰当的饮食往往会损伤脾胃，进一步影响人体正气，阻碍患者机体恢复健康。放化疗期间可适当食用高蛋白、营养丰富的食物，恢复期间宜清淡饮食，长期服用薏苡仁可获健脾抗癌功效。

第四，注重身心调治。本病患者往往忧思易怒、担心疾病复发，因此在治疗的同时，应给予适当的心理安慰，让患者重拾生活的勇气，增强与病邪抗争的斗志。

2 临证经验撷英

（1）扶助正气

①健脾益气法：何师在治疗本病时首先注意顾护脾胃，健脾益气，以补后天之本。饮食经过胃的受纳腐熟和脾的运化输布，濡养全身，补益正气。恶性肿瘤患者在进行手术、放化疗时，往往会因为手术并发症和（或）药物副作用影响脾胃功能，导致脾胃运化失司，出现纳差、脘痞等一系列消化道症状。临证上，何师注重观舌苔、问大便，以测知患者脾胃功能强弱。常用方剂有六君子汤、参苓白术散等，常用药物有太子参、生晒参、黄芪、茯苓、薏苡仁、红枣、炙甘草、怀山药、白扁豆等。

②滋肾养阴法：何师认为本病的发生与肾之阴阳亏虚关系密切，故在治疗上重视补肾益精以填充先天之本。晚期恶性肿瘤患者常可见神疲乏力、少气懒言、畏寒肢冷、腰膝酸软、小便清长、舌质淡胖、舌苔滑、脉弱无力等肾阳虚之症，投以温补肾阳之品，则方证相合，疗效尤佳。若见口干咽燥、潮热汗出、腰膝酸软、舌红少苔、脉细数等肾阴虚之症，则滋阴益肾之法甚为适宜，多投以六味地黄丸、左归丸等方补养肾阴。

（2）祛除邪气　何师根据患者毒、热、气滞、瘀、痰、湿等标实情况，辨证运用清热解毒、疏肝理气、活血化瘀、化痰散结、利水渗湿之五大治法。

①清热解毒：针对发热、口干咽燥、身体烦热、便秘尿黄、舌质红、脉细数等热毒之象，何师佐以清热解毒法。常用药物有三叶青、猫人参、白花蛇舌草、七叶一枝花、蒲公英、藤梨根等。

②疏肝理气：针对情志抑郁、胸胁胀闷、善太息、脘腹胀痛、泛恶嗳气、脉弦等气郁之征象，何师佐以疏肝理气解郁之法。常用药物有佛手、沉香曲、青皮、陈皮、柴胡、玫瑰花、炒川楝子、乌药、绿梅花等。

③活血化瘀：针对腹内癥瘕硬块、固定不移、表面凹凸不平及肌肤甲错、舌质紫黯、脉涩等血瘀之象，何师佐以活血化瘀之法。常用药物有丹参、郁金、川芎、桃仁、红花、莪术等，较少选用如水蛭、斑蝥等虫类之品。何师认为虫类药物破血通经、攻毒散结作用甚强，而恶性肿瘤患者多正气亏虚、脾胃虚弱，若长期服用难以承受。

④化痰散结：针对肿块固定不痛、胸脘痞满、呕恶痰涎、舌苔厚腻、脉濡滑等痰凝之象，何师佐以化痰散结之法。常用药物有浙贝母、皂角刺、姜半夏、夏枯草等。

⑤利水渗湿：针对胸闷脘痞、纳呆、大便稀溏、下肢浮肿、舌淡苔白、脉滑或濡等水湿之象，何师佐以利水渗湿之法。常用药物有猪苓、茯苓、薏苡仁、白术、泽泻等。

（3）随症遣药　对于发生宫颈癌前病变的患者，何师主张用中医药调整机体阴阳，改善患者症状，促进术后修复，提高人体免疫力，降低 HPV 感染机率，从而达到阻止或延缓进展的目的。何师在临床治疗中若见 HPV 感染患者带下偏多或带下色黄，多从肝、脾、肾三脏入手，灵活选用龙胆泻肝汤、四妙丸、知柏地黄丸、完带汤等方。

八、肿瘤放化疗毒副反应的临证经验

恶性肿瘤是目前严重危害人类生命健康的常见病，在许多大中城市已经成为人类致死的第一位死因，在全国位居死亡原因第二位。放化疗是继外科手术后的主要治疗手段，在癌症治疗中发挥着重要作用，但放化疗在杀伤肿瘤细胞的同时，也对正常组织产生不同程度的毒副作用，主要表现为消化道反应、骨髓抑制、免疫力低下、放射性炎症等。中医药有助于减轻、消除放化疗的毒副反应，并可增强机体的免疫功能，改善生活质量，提高患者的治疗效果及远期生存率。

何师对肿瘤放化疗毒副反应的中医药治疗有着独到的认识。在临证施治过程中，何师灵活运用辨证施治，将扶正贯穿整个治疗过程的始终，针对放化疗的不同阶段，因人制宜，适时予祛邪之法，取得很好的疗效。

1. 放化疗常见的并发症

（1）放疗常见的并发症　近年来，随着放射肿瘤学的不断发展，放疗在肿瘤治疗中的地位愈显重要，已成为当今治疗恶性肿瘤最常用的方法之一。中国肿瘤患者中约有 70% 接受放疗，日本新发现的患者中约有 50% 接受放疗，美国新发现的患者中有 50% ～ 60% 接受放疗。恶性肿瘤的放射治疗是一种放射线作用于肿瘤细胞核内染色体 DNA，直接、间接杀伤或诱发细胞凋亡致细胞死亡的方法。目前，临床肿瘤放射治疗的射线主要是由直线加速器产生的 X 线（或称光子）、电子线，以及人工放射性核素等。放疗过程中，由于不同肿瘤组织放射敏感性的差异，正常组织也会不同程度受到损伤。接受放疗的患者受照射部位、照射容积、放射线种类、个体差异等因素的影响，可出现不同程度的局部及全身反应，可涉及各个系统，常表现为以下症状。

①消化系统症状，如出现恶心、呕吐、食欲减退、消化不良、便秘、腹泻等。

②血液系统反应，如出现白细胞及血小板减少等骨髓抑制表现。

③神经精神症状，如头晕、头痛、倦怠、乏力、失眠、多梦等。

④放射性炎症，如发生放射性肺炎、放射性口腔黏膜炎、放射性食管炎、放射性膀胱炎等疾病。

⑤皮肤反应，可见脱发、皮肤瘙痒等症状。

（2）化疗常见的并发症　化学药物治疗是目前肿瘤全身治疗的重要治疗手段，自 20 世纪 40 年代至今发展迅速，已经能够使部分肿瘤成为"可根治的肿瘤"，但由于其在治疗过程中缺乏特异性，在杀伤肿瘤细胞的同时还会对正常的组织、器官产生不同程度的损害作用，常见的毒副反应有以下几种。

①消化道反应，如恶心、呕吐、食欲不振等症状。临床常用的化疗药物中大多数都可导致明显的消化道反应，其中较为突出的有顺铂、环磷酰胺、多柔比星、氟尿嘧啶等。胃肠道反应除了与药物本身相关，还与药物使用剂量、给药途径以及个体差异等因素有关。

②血液系统反应，如骨髓抑制引发的白细胞、血红蛋白、血小板的减少等。化疗药物造成的骨髓抑制在临床上较为常见，如氟尿嘧啶、甲氨蝶呤、依托泊苷、顺铂等造成血小板和粒细胞的减少；丝裂霉素、卡铂、长春地辛、多柔比星、白消安等常引起全血细胞的减少。

③脱发。化疗过程中，患者往往会出现脱发等表现，这与化疗药物的种类、剂量及化疗时间长短有关，最常见的引起脱发的化疗药物是多柔比星和环磷酰胺。

④肝肾功能损害。化疗药物的代谢往往依靠肝肾等脏器，故肝肾功能的异常亦为化疗的常见副反应，顺铂、甲氨蝶呤、丝裂霉素是较具代表性的有肾毒性的药物；环磷酰胺、顺铂、奥沙利铂等与肝功能受损有较直接的联系。

2. 对放化疗毒副反应的临证经验

何师认为，放化疗后的肿瘤患者出现各种并发症，根据其临床表现，属于中医学"温毒""急劳""血症""虚损"之范畴。恶性肿瘤本身属于慢性消耗性疾病，肿瘤患者一般多有正气亏虚的表现，尤其是放化疗后的患者，正气亏损更为明显。何师指出，放化疗作为肿瘤的重要治疗手段，由于治疗缺乏特异性，在杀伤肿瘤细胞的同时，对正常组织产生一定的毒性和损伤。正气亏虚是毒副反应发生的根本原因，放化疗祛邪之力峻猛，经过此等治疗，进一步损伤人体气血津液，引起五脏六腑功能失调，产生明显的不适症状，主要表现为脾胃虚弱、气血不足、肝肾亏虚、阴津不足等证的相应症状。中医学认为，化疗药物为邪毒之品，极易损伤人体正气，如若出现恶心呕吐、食欲减退、腹泻等消化道症状，证属邪毒内侵，系化疗药物损伤脾胃所致；若出现全身疲乏、四肢无力、精神不振、心慌气短、失眠、虚汗等机体虚弱症状，系化疗药物损伤人体气血所致；部分患者出现骨髓抑制，表现为白细胞下降、血小板减少、贫血等，系毒邪损伤肝肾精血所致；部分患者出现口干多饮、咽干、潮热汗出等症状，系由邪毒损伤阴液所致。临床上何师根据患者所处放化疗的阶段不同，治疗上亦有所区别。

（1）治疗期间 放化疗期间应着重扶助正气，增强患者体质，不用或减少抗癌药物的使用，减轻放化疗的毒副反应，保证放化疗顺利进行。放化疗引起的消化道反应比较常见，如恶心、呕吐、纳差、便秘或腹泻。何师认为胃肠道毒副反应的出现是由于脾胃受损，升降、运化功能失调，因此应酌加和胃降逆止呕之品，如沉香曲、姜半夏、姜竹茹、砂仁、佛手、旋覆花、代赭石等。若患者检查显示肝功能指标异常，或伴有恶心、厌食油腻、肝区胀痛、皮肤巩膜发黄、尿黄等表现，则用茵陈、金钱草、郁金、虎杖、焦山栀、垂盆草等清热利湿、利胆退黄；对于肾功能异常患者，给予补肾活血、利尿解毒疗法，临床多使用炙龟甲、生地黄、怀山药、山茱萸补益肾气，茯苓、猪苓、泽泻、泽兰、积雪草、威灵仙等利水解毒。放化疗引起白细胞及（或）血小板减少等骨髓抑制患者常表现为头晕乏力、面色少华、精神萎靡等气血亏虚之象，何师常加用制首乌、制黄精、熟地黄、山茱萸、仙灵脾、阿胶、当归等。放化疗为火热毒邪，易导致患者口咽干燥、心悸、盗汗、五心烦热等气阴不足表现，常用生地黄、麦冬、天冬、制黄精、制首乌、石斛、北沙参、炙鳖甲等药物以养阴生津。

（2）康复期间 放化疗告一段落或结束，待患者体力有所恢复，则攻补兼施，适当加强清热解毒、化痰散结、活血祛瘀等祛邪抗癌中药的应用，一鼓作气抗邪，尽可能扫除潜在残存癌细胞。放化疗疗程结束后，患者实际已进入康复期，此时有目的地进行针对性的治疗十分重要，提高机体免疫功能，抑制或杀灭残留的癌细胞，巩固治疗成果，预防癌症的复发与转移。临床用药常根据患者的体质状况、肿瘤的分期、手术及放化疗的程度、远处转移与否等因素综合考虑，对尚处早期的、进行根治性手术后的辅助放疗或化疗、癌细胞已基本清除的肿瘤患者，主要以扶正为主，提高机体免疫功能，尽量避免毒性药物应用；对晚期不能治愈和予以减轻症状、延长患者生存时间为目的的姑息性放化疗肿瘤患者，治疗上必须扶正与祛邪并重，辅以清热解毒、活血祛瘀等祛邪药物，如白花蛇舌草、猫人参、藤梨根、三叶青、七叶一枝花、丹参、莪术等，以抑制肿瘤的发展。

九、恶性肿瘤手术及放化疗后血清 CEA 升高的临证经验

癌胚抗原（CEA）是临床常用的肿瘤标志物之一，也是最早被分离鉴定的肿瘤相关抗原之一，其首次发现距今近 50 年。血清中游离的 CEA 可通过免疫学方法快速检测，由于其检测方便、快捷、价格低廉，故在临床上广泛用于结肠癌、乳腺癌、肺癌、胰腺癌等多种恶性肿瘤的检测和诊断。国内外多项研究表明，血清 CEA 测定对于恶性肿瘤手术及放化疗后的监测有一定价值；对于在随访过程中复发及转移的患者，血清 CEA 水平升高的中位前移时间为 3～9 个月。因此，血清 CEA 水平可作为一项提前预测复发时间的指标，为患者的临床治疗赢得宝贵的时间。研究表明，血清及组织内 CEA 浓度与肿瘤浸润深度、淋巴结转移及患者预后密切相关。何师认为，恶性肿瘤患者在发病过程中的血清 CEA 水平可出现升高，甚至持续升高，其升高可能预示着肿瘤复发、转移、炎症或其他情况。临床上何师运用中医药降低血清 CEA 水平，起到了预防肿瘤复发转移，改善身体状态的良好作用。

1. 病因病机

何师认为，恶性肿瘤患者在手术及放化疗后多存在正气不足、气血虚弱的情况，而气血不足、气机郁滞可致水湿、痰饮、瘀血、热毒甚至毒邪停聚，有的人在癥积形成之前，多可表现为肿瘤指标升高。临床上，其病机多见气血不足、邪毒渐盛，阴津亏少、虚热内生，外邪内侵、湿热蕴结，脾胃虚弱、痰湿凝滞，气机郁滞、痰瘀毒蕴等五种情况。

2. 证治组方

"邪之所凑，其气必虚"。何师认为，恶性肿瘤的形成总与人体正气虚衰、邪毒不断积聚有关，而其发生发展是正气渐虚、邪气渐盛的过程。立足于正虚邪盛这一基本病机，何师治疗恶性肿瘤手术及放化疗后血清 CEA 升高，提倡"扶正祛邪"的治则，并按照固后天健脾益胃、益先天补肾填精、补气阴清降虚火、畅气机分清湿热四个方面组方用药。

3. 临证主要心得

第一，机体正气亏虚，气血虚弱，脏腑阴阳失调为本；气郁、水湿、痰饮、瘀血、热毒停聚为标；邪正相争，邪气渐盛，有的人在癥积形成之前，可表现为肿瘤指标升高。

第二，扶正祛邪为本病的基本治疗大法。不断扶正，顾护脾肾，补益气阴，则正胜以祛邪；适时祛邪，理气解郁、利湿化痰、活血化瘀、清热解毒，则邪去而正安。

第三，何师运用中医药治疗，可显著降低患者血清 CEA 水平，血清 CEA 下降的患者占 80% 以上。

第四，何师治疗血清 CEA 的选方用药特色：运用经方，扶助正气，以健理脾胃为重；巧施温药，顾护肾精，蕴阴阳互根之法；善用对药，适时祛邪，以清热利湿为主；诸药相合，药少用精，不忘调畅气机之治。

第五，对于手术及放化疗后的恶性肿瘤患者，运用中医药治疗具有改善机体内环境，调整患者心理状态，防止肿瘤复发、转移的作用。

4. 案例

案例一

夏某，女，44 岁，公司职员。2015 年 8 月 25 日初诊。

患者左乳癌施保乳术后 3 月余，病理示：①左乳腺浸润性导管癌 Ⅱ级（以导管内癌为主，瘤体大小 3cm×2cm×1.5cm）；②左腋窝前哨 2 个淋巴结慢性炎。曾拟定治疗方案为化疗、赫赛汀治疗及放疗，然患者拒绝。2015 年 8 月 23 日查血清 CEA 39.35ng/mL，患者自觉恐慌，担心肿瘤复发，遂寻求中医治疗。

刻诊：患者面色潮红，神疲乏力，口咽干燥，夜寐欠安，苔薄脉细弦。治宜扶正祛邪为先。

拟方：党参 24g，黄芪 24g，猪苓 30g，茯苓 15g，枸杞子 15g，女贞子 15g，蛇舌草 30g，猫人参 30g，淮小麦 30g，大枣 15g，炙甘草 10g，重楼 12g，蒲公英 30g，夏枯草 12g。14 剂。

另嘱：中药一日两次温服；三叶青粉每日 8g，分两次温开水吞服。

2015 年 10 月 26 日再诊：上方加减调治 2 月，患者诸症好转，于 2015 年 10 月 24 日查血清 CEA 18.27ng/mL，较前下降，乳房略胀。以原方加橘叶 30g，玄参 10g。14 剂。

2015 年 11 月 26 日再诊：上方服用 1 月，患者诸症稳好，夜寐安，当日 B 超示：双乳小结节，甲状腺多发结节，双侧颈部淋巴结探及。背部欠舒，大便日行欠畅。遂原方去炙甘草、淮小麦，加沉香曲 9g，瓜蒌仁 12g。14 剂。

患者药后诸症正常，2015 年 12 月 20 日复查血清 CEA 9.15ng/mL，稳步下降。

按：本患者为中年女性，手术后拒绝接受放化疗及赫赛汀治疗，术后 3 月，复查血清 CEA 升高明显。患者癌肿虽除，然余毒未清，术后正气耗伤，邪毒较盛，邪正交争，则表现为肿瘤指标升高。患者症见面色潮红、神疲乏力、口干、夜寐欠安，苔薄脉细弦，是为手术后气阴两伤，神失所养之状。故以扶正祛邪法治之，方选参芪苓蛇汤加味。方中党参、黄芪健脾益气；女贞子、枸杞子养阴益肾；淮小麦、炙甘草、大枣养阴补血而安神；猪苓、茯苓利水渗湿抗肿瘤，并防补益药之滋腻；蛇舌草、猫人参、重楼、三叶青粉清热而祛邪毒；夏枯草、蒲公英散肿消坚。扶正而不助邪，祛邪而不伤正，则正胜邪祛，邪去正安。三叶青，又名金钱吊葫芦，是分布在长江以南流域的葡萄科草质藤本植物，具有清热解毒、祛风化痰、活血止痛的功效。现代药理研究表明，三叶青主要药理成分——三叶青总黄酮，具有促进肿瘤细胞凋亡、调节机体细胞免疫功能、抗炎和抑制病毒感染的作用，被称作"植物抗生素"。加服三叶青粉，旨在增强清热解毒之力。再诊时乳胀加橘叶、玄参疏肝益阴散结；大便不畅加沉香曲、瓜蒌仁理气和胃、润肠通便。全方一方面以益气阴恢复正气，另一方面以清热解毒利湿散结祛除邪气，扶正不碍邪，祛邪不伤正，故症情稳定，CEA 稳步下降。

案例二

边某，女，75 岁，退休。2016 年 3 月 10 日初诊。

患者于 2015 年 4 月发现输卵管癌，行子宫全切术＋双附件切除术＋大网膜大部切除术＋盆腔淋巴结切除术＋阑尾切除术＋回盲部肠系膜转移灶剔除术＋横结肠转移灶剔除术。术后病理示：浆液性癌Ⅲc 期，G3。化疗 6 次已结束。2016 年 3 月 5 日盆腔 MRI 示：盆腔术后改变，盆腔内未见明显复发转移灶，两侧髂血管旁淋巴结右侧略大。查血清 CEA 65.2ng/mL。患者有高血压，服降压西药；萎缩性胃炎伴中度肠化。因担心肿瘤复发转移，遂来寻求中药治疗。

刻诊：患者脘腹胀满不舒，下部下坠感，大便偏溏，日行欠畅，苔白脉细弦。治宜益气血祛邪浊为先。

拟方：党参 30g，黄芪 30g，猪苓 30g，茯苓 10g，女贞子 18g，枸杞子 18g，蛇舌草 30g，重楼 15g，猫人参 30g，蒲公英 30g，香茶菜 30g，大枣 15g，白术 18g，神曲 12g，厚朴 15g，姜半夏 9g，升麻 6g，陈皮 10g。14 剂。

另嘱：中药一日两次温服；薏苡仁 30g，每天早晨煮粥代餐空腹服用。

2016 年 4 月 30 日再诊：上方加减调治月余，患者脘尚舒，下部下坠感好转，于 2016 年 4 月 28 日复查血清 CEA 45.5ng/mL，较前下降。大便日行欠畅，苔白脉弦。以原方去白术、姜半夏、升麻、陈皮，加苍术 15g，绞股蓝 30g。14 剂。

2016 年 6 月 30 日再诊：上方加减调治 2 月，患者诸项稳好，于 2016 年 6 月 28 日复查血清 CEA 27.8ng/mL（稳步下降）；妇科 B 超检查亦未见异常。惟进食欠慎偶有脘欠舒，大便日行，苔白脉弦。遂改苍术 12g，以原法续服。

按：本患者为老年女性，癌肿发现较晚，已有腹腔脏器转移，行手术切除。病理诊断为浆液性癌Ⅲc 期，G3（低分化），恶性程度高，术后不但易复发，而且易远处转移。患者化疗结束后，复查见血清 CEA 65.2ng/mL，担心肿瘤复发，故要求中医药治疗。由于手术切除范围广，加之化疗戕伐正气，则脾胃虚弱，中气下陷；运化无力，生化乏源；升降失常，痰湿内结。初诊症见脘腹胀满、下部下坠感、大便溏等症状。《医学入门·妇人门》有曰："善治癥瘕者，调其气而破其血，消其食而豁其痰，衰其大半而止，不可猛攻峻施，以伤元气，宁扶脾正气，待其自化。"故治当健脾益气以养气阴，理气和胃以助升降。方予参芪苓蛇汤合补中益气汤加减。方中黄芪补中益气，升阳固表；党参、白术、茯苓、猪苓健脾益气，利水渗湿；女贞子、枸杞子滋肾填精；大枣甘温，协参芪以益气养血；陈皮、神曲、厚朴、姜半夏理气和胃，下气除满，使诸药补而不滞，且气机条畅，浊邪得祛；升麻配黄芪，以升提下陷之中气；蛇舌草、重楼、猫人参、蒲公英、香茶菜抗癌祛邪；再配薏苡仁健脾渗湿，导邪毒从小便而去。诸药合用，气血得充、气机得畅、邪毒得祛，故 CEA 指标不断下降，症情改善，疗效较好。

十、何若苹教授的用药风格

在长期的临床治疗肿瘤过程中，何师逐渐形成了一系列特有的用药风格。

1. 抗癌药物

根据现代药理研究，中药中不乏确有抗癌疗效的药物。何师在辨证诊治基础上结合自身经验，选取以下药物进行治疗，疗效甚佳。

（1）三叶青　为葡萄科崖爬藤属植物三叶崖爬藤的块根或全草。主要分布于浙江、江西、福建部分山区，而以浙江产药效最佳。味微苦，性平。具有清热解毒、祛风化痰、活血止痛的功效。有实验证明三叶青提取物具有明显的抑瘤作用，其抗肿瘤的机制可能为：①通过促使细胞凋亡达到抑制肿瘤细胞增殖之功；②提高免疫能力达到抗肿瘤作用；③通过抗氧化作用达到抗肿瘤目的。此药何师临床应用非常广泛，各种肿瘤均可使用，原药一般用量为 30g。若经济条件许可，还可使用三叶青冻干粉剂，以 30℃以下温开水调匀后吞服，可尽量避免高温对三叶青有效成分的破坏，提高疗效，粉剂用量一般为 4 ～ 6g。

（2）猫人参　为江浙地区常用的抗肿瘤中药。其来源为猕猴桃科植物对萼猕猴桃（镊合猕猴桃）或大籽猕猴桃的根。味苦，性寒；归肺、胃经。具有解毒消肿、祛风除湿的功效。猫人参能诱导肿瘤细胞凋亡，使肿瘤细胞阻滞于 G0-G1 期，而使进入 S 期的细胞减少，还能降低血管内皮生长因子（VEGF）的表达，抑制肿瘤新生血管形成，从而获得抑制肿瘤生长的功效。

（3）藤梨根　与猫人参不同的是，藤梨根来源于猕猴桃科软枣猕猴桃的根。性凉，味淡、微涩。具有健胃、清热、利湿的功效，主要用治胃癌、食管癌等消化道癌肿，并擅长祛风除湿、活血散结消肿。何师经验：猫人参与藤梨根两者非常相似，但猫人参长于清热解毒，藤梨根长于活血散结。女性生殖系统肿瘤术后肿块已除，热毒之邪留滞者用猫人参为宜；若存在有形癌块，则使用藤梨根为佳。

（4）七叶一枝花　为百合科植物七叶一枝花的根。重楼为百合科植物华重楼的根。现多将七叶一枝花与华重楼合而称为重楼、蚤休。七叶一枝花药用历史悠久，最早在《神农本草经》中即以"蚤休"之名记载："蚤休，味苦，微寒。主惊痫，摇头，弄舌，热气在腹中，癫疾，痈疮，阴蚀，下三虫，去蛇毒。"何师运用七叶一枝花多年，根据临床应用体会，认为其具有清热解毒、消肿止痛之功，主入肝经，将其应用于女性生殖系统肿瘤，特别是对宫颈癌有一定疗效，一般治疗用量为 9 ～ 15g。随着现代药理研究的深入，对七叶一枝花抗肿瘤作用机制的认识也越来越多。重楼能通过抑制肿瘤细胞的蛋白质与 DNA 合成，抑制肿瘤细胞的有丝分裂；能抑制内皮细胞增生、迁移和管腔形成，诱导内皮细胞凋亡，抑制内皮细胞 DNA 的合成。

（5）白花蛇舌草　为茜草科一年生草本植物白花蛇舌草的全草。味微苦、甘，性寒。归胃、大肠、小肠经。药物功效：清热解毒，利湿通淋，收敛止血。它能够增强机体体液免疫功能，刺激 T 淋巴细胞增殖，对人外周血单核细胞（PBMC）增殖起促进作用，对肿瘤细胞增殖有抑制作用。此药亦是何师常用之抗癌药物之一，一般的用药剂量为 15 ～ 30g。

（6）白英　俗称"白毛藤"，为茄科植物白英的全草。味苦，性微寒；入肝、胃经。具有清热解毒、利尿、祛风湿的功效。《神农本草经》谓其有"补中益气，久服轻身延年"之功。白英治疗肿瘤已有数百年历史，实验研究发现白英水提取物对人肺腺癌 SPC-A-1 细胞株有抑制增殖、诱导其凋亡作用，细胞凋亡的机制可能与细胞凋亡相关基因 Bcl-2 表达下调有关。白英是何师治疗肺癌的主要药物之一，一般用药剂量为 15 ～ 30g。

（7）西黄丸　又名犀黄丸，方出清·王洪绪所著《外科证治全生集》。由牛黄、麝香、乳香、没药等中药组成，具有消坚化结、解毒散痈、消肿止痛的功效，是治疗"乳岩""瘰疬""痰核""肺痈"之名方。现代药理研究表明，西黄丸可抑制肿瘤生长，控制肿瘤进展和转移，提高机体免疫力。何师在临床上将其广泛运用于肺癌、乳腺癌、乳腺增生等疾病的治疗，有较好的效果。

（8）党参　味甘，性平；入脾、肺经。具有补中益气、生津养血之功效，且有抗癌作用。现代药理学研究表明，党参和环磷酰胺联合治疗 Lewis 肺癌小鼠，其荷瘤小鼠开始死亡时间、平均存活时间、半数动物死亡时间和全部死亡时间均延长，日存活率提高，且明显减少肿瘤体积和重量，减少肺转移，上述效果优于单独使用环磷酰胺。

（9）黄芪　味甘，性微温；入脾、肺经。具有益气固表、敛汗固脱、托疮生肌、利水消肿的功效。现代研究证实，其具有提高免疫功能、增强造血功能、抑制肿瘤等作用。黄芪的有效成分 F3 和 F8 均能显著改善肺癌患者 T 淋巴细胞功能。有医家进行中药黄芪注射液对大鼠诱发性肺癌抑制作用的实验研究，结果黄芪组表现为癌细胞膜结构的破坏与溶解，最后癌细胞崩解、死亡，癌细胞质中张力微丝增加，甚至充满胞质，显示癌细胞向高分化转化的倾向。

（10）太子参　为石竹科植物孩儿参的干燥块根。味甘、微苦，性平；归脾、肺经。功能益气健脾，生津润肺。何师指出，肝癌患者术后多有气阴两虚的情况，有时又兼夹湿热内蕴，此时如何适当选用药物很重要。何师喜用偏于清补的太子参来补气益阴。现代药理研究表明，太子参含有糖类、苷类、环肽、挥发油类、氨基酸等成分，具有抗疲劳、增强免疫、抗菌抗氧化、抗病毒等作用，可降低结肠癌、直肠癌及白血病等各种癌症死亡率，对病毒诱发引起的癌症有抑制作用。

（11）灵芝　为多孔菌科真菌赤芝或紫芝的子实体。味甘，性平；归心、肝、肺经。功能补气养血，止咳平喘。我国最早的本草学专著《神农本草经》就将其列为上品，并对其补益作用进行了论述："紫芝味甘温，主耳聋，利关节，保神益精，坚筋骨，好颜色，久服轻身不老延年。"灵芝的主要化学成分有多糖类、核苷类、呋喃类、甾醇、生物碱类及氨基酸类。具有免疫调节、抗肿瘤、抗衰老、护肝解毒、降血糖及镇静的作用。

（12）绞股蓝　为葫芦科绞股蓝属多年生草质藤本植物。味苦、微甘，性凉；归肺、脾、肾经。功能补虚强身，清热解毒。近年来绞股蓝又被冠以"南方人参""第二人参"的美誉，现代药理研究表明绞股蓝含有绞股蓝皂苷、糖类、黄酮类，有明显的体内外抗肿瘤作用，对肝癌、肺癌、食道癌、子宫癌、血癌、皮肤癌等二十多种癌细胞有明显的抑制作用，而对正常细胞无毒副作用。

（13）北沙参　味甘，性微寒；入肺、胃经。具有润肺止咳、养胃生津的功效。《本草从新》曰："专补肺阴，清肺火，治久咳肺痿。"韩明权等用流式细胞仪观察到绞股蓝、北沙参、人参作用于人肺腺癌 SPC-A-1 细胞后，增殖指数抑制率在 20% 以上，表明北沙参有增强机体免疫力、抑制癌细胞增殖等作用。

（14）石斛　味甘，性微寒；入肺、胃、肾经。具有滋阴、养胃、生津的功效。药理研究证明铁皮石斛具有抗肿瘤、增强免疫功能及抗氧化活性。石斛的品种不一，何师在临床运用霍山石斛、铁皮石斛较多，盖其清热生津功效更强，主张以此药单独多次煎汤代茶水饮用。

（15）女贞子　为木犀科植物女贞的果实。味甘、苦，性凉；归肝、肾经。功能补益肝肾，清虚热，明目。现代医学认为炎症或免疫功能异常是肿瘤发生的基础，而女贞子的主要活性成分为红景天苷、酪醇、羟基酪醇、齐墩果酸、熊果酸和多糖，具有抗非特异性炎症、抗变态反应性炎症、抗肿瘤及免疫调节作用。

（16）枸杞子　为茄科植物宁夏枸杞的成熟果实。味甘，性平；归肝、肾经。功能滋补肝肾，益精明目，润肺。枸杞子主要成分为枸杞多糖，研究表明枸杞多糖可抑制肝癌细胞的增殖，使肝癌细胞 HCCLM3 的 VEGF 蛋白的表达下降，这种抑制作用随着枸杞多糖浓度升高而增强。

（17）五味子　为木兰科植物五味子或华中五味子的成熟果实。味酸、甘，性温；归肺、肾、心经。功能收敛固涩，益气生津，补肾宁心。现代药理作用表明五味子对肝细胞有保护作用，能降低血清谷丙转氨酶，增强机体对非特异性刺激的防御能力，增强细胞免疫功能。李东垣《用药法象》称之为"大补元气"之品，《古今医案》称李东垣用之治"久黄"。

2. 循经取药

归经理论是历代医家在脏腑经络理论的基础上，经过长期临床实践总结出来的用药规律，是中医理论和药物功用的密切结合。故肿瘤的归经之药，药力直达病所，共同作用于脏腑病症与经络病症，收获事半功倍之效。何师临床用药，精挑细选，精益求精。以治疗膀胱癌为例，在扶正祛邪的主方基础上，何师喜用归膀胱经之药物，例如将有利尿通淋作用的猪苓、泽泻、滑石、冬葵子、金钱草、玉米须、车前子、车前草用于膀胱癌术后排尿不畅者；将有清热泻火作用的生甘草、淡竹叶、连翘、夏枯草、黄柏、焦山栀用于膀胱癌术后下焦有热者；等等。再如，肾脏肿瘤在进行放化疗或免疫治疗时，加用归属肾经药如生牡蛎、炙鳖甲、海藻等软坚散结之品，可明显提高疗效。

何师常用于抗癌处方的中药主要归经如下：

归肾经：枸杞子、猪苓、茯苓、女贞子、石斛、黄精、泽泻、炙龟甲、制首乌、灵芝、怀山药、生地黄、五味子、山茱萸、牡丹皮、玄参。

归脾经：红枣、茯苓、黄芪、生晒参、薏苡仁、制黄精、绞股蓝、炙甘草、佛手、怀山药、白芍、沉香、白术、川朴。

归肝经：枸杞子、女贞子、猫人参、七叶一枝花、佛手、炙龟甲、蒲公英、丹参、制首乌、灵芝、生地黄、决明子、天麻、山茱萸、白芍、沉香曲、牡丹皮。

归心经：红枣、茯苓、生晒参、炙甘草、炙龟甲、丹参、灵芝、生地黄、五味子、牡丹皮。

归肺经：黄芪、生晒参、薏苡仁、佛手、制黄精、绞股蓝、炙甘草、灵芝、怀山药、五味子、玄参、瓜蒌仁、川朴。

3. 常用药对

运用药对能起到药物功效相互促进的作用，何师在肿瘤治疗中善用药对，疗效明显，起到相得益彰的作用。

（1）升降相因，理气机

①木香－黄连：木香辛温芳香，善泄肺气、疏肝气、和脾气，为宣通上下、畅利三焦气滞的要药；且其健胃消食，善除滋腻。《玉楸药解》曰："木香辛燥之性，破滞攻坚，是其所长。"黄连苦寒清降，善泻心火、除湿热。二药相伍，一温散、一寒折，调升降、理寒热，共奏清热化湿、调气行滞之功。

②姜半夏－黄芩：姜半夏辛温而燥，有燥湿化痰、降逆止呕、消痞散结之功。黄芩味苦气寒，能"清相火而断下利，泻甲木而止上呕，除少阳之痞热"（《长沙药解》），气味俱降。何师指出，二药参合，一寒一热，以助运中焦之气机，取半夏泻心汤辛开苦降之意。

③陈皮－厚朴：陈皮气香性温，功善理气和胃，燥湿醒脾，其可"降浊阴而止呕哕，行滞气而泻郁满"（《长沙药解》）。厚朴"辛则能发，温则能行，脾胃之所喜也"（《雷公炮制药性解》），长于行气除满，且可化湿。二药合用，直通上下，相互为用，则行气和中、消胀除满之力强。

④川楝子－延胡索：即金铃子散，川楝子疏肝气、泄肝火；延胡索行血中气滞、气中血滞。二味相配，一泄气分之热，一行血分之滞，气行血畅，疼痛自止。此二味常用于治疗脘胁痛、癌痛。

（2）清消并用，解热毒

①连翘－黄芩：连翘味苦，性微寒，其轻清上浮，善走上焦，泻心火而散气聚。黄芩味苦，性寒，善清热燥湿，泻火解毒；然其体轻主浮，善清上焦肺火。二药相伍，清气凉血、燥湿解毒之力增。何师指出，连翘、黄芩性皆轻浮，作用于上焦，二药相合，蕴"火郁发之"之理。

②重楼－蒲公英：重楼味苦，性微寒，有清热解毒、消肿止痛、凉肝定惊之效；现代药理研究发现，其主要活性成分甾体皂苷具有抗肿瘤活性，且对正常细胞的毒性较小。蒲公英味甘苦，可"化热毒，消恶疮结核，解食毒，散滞气"（《雷公炮制药性解》）；研究发现，蒲公英多糖及其水煎剂有保护正常细胞拮抗环磷酰胺诱发的微核突变作用。何师指出，二药相伍，可增强清热解毒抗癌的作用而不伤正。

③玄参－麦冬：玄参味苦，性微寒，可"养肾阴，清浮火，利咽喉，解烦渴"（《饮片新参》）。麦冬甘寒，润肺养阴，益胃生津，解烦止渴。二药相配，一肾一肺，金水相生，上下既济，阴津充足，虚火得清。何师谓其润燥止烦渴甚妙。

④桔梗－生甘草：桔梗辛开苦泄，辛而不燥，苦而不峻，能开宣肺气，通利胸膈，以利咽喉。《长沙药解》谓之"善下冲逆，最开壅塞"。甘草甘平，气平入肺，味甘入脾，有清热解毒、祛痰止咳、补脾益气之功。何师谓，两者相合，善清咽中伏热。

⑤半枝莲－半边莲：半枝莲味辛苦，性寒，除了能清热解毒，尚有化瘀利尿的功效。半边莲味辛，性平，归心、小肠、肺经，有清热解毒、利尿消肿的功效，其利尿作用强于清热解毒作用。两者均能清热解毒治疗肝癌，特别是肝癌腹水患者。

⑥青蒿－地骨皮：青蒿味苦，性寒，辛香透散，长于清透阴分伏热，芳香而散，善解暑热。地骨皮甘寒清润，为退虚热、疗骨蒸之佳品，清降之中兼有补性。一芳香透散，一轻清降解，二者合用于肝肾阴虚、虚热升浮之症，共增清解透散之效。

（3）运脾燥湿，除痰浊

①炒苍术－炒白术：苍术苦温辛烈，燥湿力胜，散多于补，偏于平胃燥湿；白术甘温性缓，健脾力强，补多于散，善于补脾益气。二药伍用，一散一补，一胃一脾。苍白二术，习惯用炒品，一则可去其燥，二则能增强健脾之功。何师常用此二药来治疗胃肠道肿瘤由于脾虚痰湿不运，出现脘腹胀满、纳呆便溏等症状的患者。

②姜竹茹－姜半夏：姜竹茹甘微寒，清热化痰，除烦止呕；姜半夏辛温，降逆止呕。两药相配，一寒一热，健脾燥湿，和胃止呕力彰。何师主要用于治疗放化疗后出现恶心呕吐症状的患者。

③黄柏－苍术：即取二妙散之意，主治湿热下注而出现下部瘙痒、带下黄浊等症。黄柏主入下焦，清下焦湿热；苍术辛散苦燥，健脾燥湿。两药相合，共奏清热燥湿之功。

（4）利水通淋，渗水湿

①猪苓－茯苓：猪苓利水燥土，泄饮消痰；茯苓健脾渗湿，既补又利。两药相须，利水之力强而不伤正。现代药理研究表明，二药的主要成分猪苓多糖、茯苓多糖均有抑制癌细胞的作用。在临床抗肿瘤方面，祛邪而不伤正，为抗癌之良药。

②滑石－生甘草：柯琴曰："滑石……能上清水源，下通水道，荡涤六腑之邪热从小便而泻。"生甘草泻火解毒，生津止渴，可保元气而泻虚火。二药配伍，名曰六一散，有清暑热、渗水湿、利膀胱之功。何师指出，恶性肿瘤患者辨证为湿热内蕴者，于方中加入六一散，可使湿热之邪从下渗泄，使邪有出路。

③车前子－车前草：同为车前科草本植物，车前子专于利水通淋，车前草专于清热凉血。两药相合，通淋亦止血。《医林纂要》曰："又甘能补，故古人谓其强阴益精。"故利水不伤阴，兼润心肾。

（5）化痰通络，平肝风

①天麻－钩藤：天麻息风定惊，《本草汇言》中记载："主头风，头痛，头晕虚旋，癫痫强痉，四肢挛急，语言不顺，一切中风，风痰。"钩藤镇静降压，平肝清热，息风定惊。高颠之上，唯风可至。脑瘤病位居高，痰瘀随风上犯，故在治疗脑瘤的过程中，何师常用平肝息风、化痰利窍之品，风药不仅可直达病所入头，还可作为引经药引诸药上行。天麻配钩藤，共奏平肝息风、清热活血、补益肝肾之效，对于缓解脑瘤引起的头痛眩晕有较好的疗效。

②全蝎－僵蚕：全蝎味辛，性平，归肝经，功可息风镇静，通络止痛，攻毒散结；僵蚕味咸、辛，性平，归肺、胃、肝经，息风止痉，祛风止痛，化痰散结。两者相须为用，平肝息风，镇静通络，可治疗脑瘤引起的口眼歪斜，惊痫抽掣。

（6）活血祛瘀，通血脉

①莪术－茵陈：莪术苦辛温香，为气中血药，善破气中之血，有通经开闭、止痛散结之功。药理研究发现，莪术提取物莪术醇有杀伤肿瘤细胞、诱

导肿瘤细胞凋亡、抑制血管生成的作用。茵陈苦泄下降，"利水道而泻湿淫，消瘀热而退黄疸"(《长沙药解》)。二药相伍，则湿热得泻，瘀滞得开，气血条畅。

②丹参－绞股蓝：丹参入走血分，活血化瘀，既能行血止痛，又可去瘀生新。临床研究表明，丹参注射液对恶性肿瘤患者血瘀证有一定改善作用。绞股蓝虽属补益药范畴，然亦可祛痰解毒。二药合用，虚损得补，痰瘀得消。

③郁金－香附：郁金性偏寒，能入血分，活血止痛，行气解郁，为血中之气药；香附芳香走窜，转入气分，善疏肝行气，亦可顺气逐痰。二药相伍，共奏疏肝行气、活血祛瘀之功。

④莪术－丹参：两者同属活血药，丹参苦、微寒，一味"功同四物"，其味苦能降泄，微寒以清热，入肝养血活血，并以活血为专，以通为补；莪术苦辛温，破血祛瘀，消积止痛。两者相合，既能活血不伤正又能消除癥积。

⑤炙鳖甲－石见穿：炙鳖甲咸平，能滋阴潜阳，软坚散结，治疗癥瘕积聚；石见穿苦辛平，能活血止痛。两者相配合治疗肝癌，活血软坚。

（7）补气温阳，扶正气

①人参－黄芪：人参和黄芪均具有补气生津生血之效，且相须为用，增强疗效。人参被誉为补气第一要药，补气作用较强，善补五脏之气，守而不走；黄芪补气善走肌表，走而不守。人参与黄芪，一走一守，内外兼顾，可用于气虚之证。

②仙茅－仙灵脾：仙茅辛热，温肾壮阳，祛寒湿，壮筋骨；仙灵脾甘温，补肾助阳，祛风除湿。二药配伍，相互促进，补肾温阳。何师常酌量选用此两味药，用来治疗肿瘤后期，出现神疲倦怠、少气懒言、畏寒怕冷、腰膝酸冷等症状明显的患者，常取得很好的温阳效果。

③骨碎补－补骨脂：骨碎补，性苦温，补肾强骨，续伤止痛；补骨脂，补肾助阳，温脾止泻。二药配伍，补肾续骨疗效显著。何师常用此二味药物来治疗癌症骨转移的患者。如影像提示转移之处有骨质破损，并伴有疼痛，使用此药对可起到补肾续骨止痛的效果。

④杜仲－川断：两药同入肝肾二经，然杜仲甘温，长于补养，有补而不走之性；川断辛苦，补益肝肾兼具活血通络，有补而善走之性。相须为用，补而不滞，且疗效增强。

（8）养血益阴，补精血

①酸枣仁－五味子－丹参：三者均入心经，具有养心血、安心神之功。其中，酸枣仁、五味子酸甘化阴，养心安神兼具敛汗之功；一味丹参，功同四

物，养血活血。此组药适用于治疗患者术后阴血亏虚所导致的夜寐不安等症。

②女贞子－墨旱莲：女贞子补益肝肾，明目，清虚热，加用墨旱莲更添滋补之效。两药合用称为二至丸。现代药理研究发现，女贞子具有提高外周白细胞、增强免疫力、保护肝功能的作用；墨旱莲具有清热消炎抗肿瘤的作用。

③制黄精－制首乌：制黄精性味甘平，入脾、肺、肾经，"补诸虚，止寒热，填精髓，下三尸虫"（《本草纲目》）；制首乌味苦涩，性微温，入肝、肾经，补肝肾，益精血。两药相合为用，发挥滋阴补肾、填精益髓、益气生血之功。何师主要将其用于治疗放化疗后患者出现白细胞减少、贫血等症。

4. 常用方剂

（1）放化疗副反应治疗用方　放化疗作为治疗肿瘤的重要手段之一，对控制肿瘤有一定的疗效，然而它的毒副反应也是不可忽视的。放化疗的副反应常表现为消化系统症状、血液系统反应、神经系统症状、脱发、肝肾功能损害以及放射性炎症等。何师对于缓解放化疗后的毒副反应有着丰富的诊疗经验。

胃肠道的毒副反应主要由于脾胃受损，升降、运化功能失调，应加用和胃降逆止呕之品，调整肠胃功能，从而减少或者对抗化疗药引起的消化道损害。常用的方剂有半夏泻心汤、旋覆代赭汤、香砂六君子汤等，主要包括沉香曲、姜半夏、姜竹茹、砂仁、佛手、旋覆花等药物。

若患者化疗后出现肝损，并伴有肝区胀痛不适、皮肤巩膜发黄、尿黄等症状和体征，常用茵陈蒿汤、栀子柏皮汤清热利湿、利胆退黄，多用茵陈、青蒿、大叶金钱草、虎杖、焦栀子、垂盆草等药物。

对于出现腰酸乏力、尿少浮肿，肾功能检查尿素氮、肌酐升高的肾功能异常患者，给予补肾活血、利尿解毒，临床多用龟甲、牡蛎、丹参、积雪草、益母草、车前子、半枝莲等。

对于出现白细胞及血小板减少、贫血的患者，多出现头晕心悸、面色少华、身倦乏力等气血亏虚之象，何师常用归脾汤、八珍汤扶助正气、调补气血，主要包括制首乌、制黄精、熟地黄、山茱萸、仙灵脾、阿胶等。

放射性炎症主要表现为咳嗽、胸闷、咽干、咽痛，何师常用生脉饮、大补阴丸、增液汤、百合固金汤、沙参麦冬汤等方养阴清热，多选用北沙参、五味子、知母、玉竹、天冬、麦冬、石斛、化橘红等药物养阴生津、清热止咳。

（2）肺癌治疗用方　根据肺癌患者主要临床表现的不同，何师治疗基本方有以下几种：气阴两虚型，用参芪苓蛇汤，由生晒参、黄芪、女贞子、枸杞子、猪苓、茯苓、石斛、蛇舌草、猫人参、重楼、三叶青组成；气虚痰湿型，用六君子汤，由党参、茯苓、白术、甘草、姜半夏、陈皮组成；气滞血瘀型，用金铃子散合丹参饮化裁，由延胡索、川楝子、沉香曲、丹参、郁金、莪术组成。肺癌见咳嗽者，用止嗽散，由百部、白前、桔梗、甘草、陈皮、紫菀、荆芥组成；肺癌见咯血者，用自拟咳血方化裁，由旋覆花、代赭石、海浮石、仙鹤草、茜草炭、白茅根、蛤蚧粉、炒阿胶、藕节组成；肺癌见咳吐腥臭脓血浊痰者，用银花大贝汤，由冬瓜子、生甘草、北沙参、薏苡仁、桃仁、芦根、麦冬、玄参、浙贝母、金银花、桔梗、百部、连翘、蒲公英组成；肺癌患者见肺实壅塞、喘不得卧之重症，用葶苈大枣泻肺汤，由葶苈、大枣组成；肺癌伴糖尿病者，用增液汤加减。

（3）胃肠道肿瘤治疗用方　何师通过长期的临床实践，总结出中医药治疗胃肠道肿瘤的何氏胃肠道肿瘤基本方，此方包括扶正和祛邪两方面：由生晒参、黄芪、铁皮石斛、女贞子、枸杞子、茯苓、猪苓形成的扶正组合，由猫人参、三叶青、香茶菜、白花蛇舌草、七叶一枝花、薏苡仁搭配的攻邪组合；再根据患者不同个体及不同阶段的症状，随症遣药组方。方中生晒参、黄芪培补元气，石斛养阴生津，猪苓、茯苓健脾渗湿，女贞子、枸杞子补益肝肾，共奏健脾益气、培补肝肾之效，辅以经现代药理学证实有抗癌功效的猫人参、三叶青、香茶菜、白花蛇舌草、七叶一枝花、薏苡仁祛邪实，再加以随症遣药，或祛痰散结，或理气解郁，或消食化滞，或活血祛瘀，组成胃肠道肿瘤治疗的扶正祛邪基本方。

由基本方的组成可以看出，其又可分三类别，即纯粹补益之品、补泻相兼之品和专一攻邪之品。生晒参、黄芪、石斛、女贞子、枸杞子养气阴，补肝肾；茯苓、猪苓和薏苡仁补泻兼顾，健脾渗湿，脾胃健运则痰湿之邪才能无处可生；其余之药均是能攻城拔寨、直捣实邪的药物。可见何师以扶正为主，配以攻邪的组方思路，对于攻补兼施法的运用，可谓把握得恰到好处。何师认为，若只是一味地祛邪，没有培补自身正气，则正气虚弱，难以驱邪外出且祛邪之药多损伤脾胃，最后导致邪未尽去而正气更加虚衰的局面。因此，只有通过培补正气，调护根本，才能使药力增强，药效持久，又可驱逐邪实，从而取得更好的疗效。

何师的扶正祛邪基本方是把握住了胃肠道肿瘤发病、演变及转归的内在机理，通过准确辨证，精当选药而形成的，在临床实践中能达到执简驭繁之功。

（4）肝癌治疗用方　何师继承何任教授的治疗肝癌的经验，将肝癌分为三个证型：气阴两虚型、气滞血瘀型、湿热内蕴型。此3种证型既可单独出现，又可并见。

①气阴两虚型：方选参芪苓蛇汤：生晒参、黄芪、茯苓、猪苓、枸杞子、女贞子、霍山石斛、白花蛇舌草、猫人参、七叶一枝花、三叶青、薏苡仁（每日晨起空腹炖服之）。方义在于生晒参、黄芪合用补气健脾；枸杞子、女贞子、霍山石斛补肝肾养阴；茯苓、猪苓利水渗湿，补泻结合，使补而不滞；白花蛇舌草、三叶青、猫人参、七叶一枝花清热解毒攻邪；薏苡仁清热利湿抗癌。诸药合用，共奏益气养阴、清热解毒之效。何师根据肝癌临床表现，灵活加减使用本方。如选太子参易生晒参，因生晒参大补元气，性偏温，峻补易壅滞生湿，增加脾胃的负担，损害脾胃功能；太子参为清补之品，适合于有湿热症状并脾胃虚弱的患者。诚如古人提出的补法注意点"分气血，辨寒热，知开阖，识缓急，别脏腑"。

②气滞血瘀型：方选何氏脘腹蠲痛汤：延胡索、白芍、川楝子、炙甘草、乌药、制香附、蒲公英、沉香曲。方义：延胡索活血行气止痛，为"诸痛之要药"，川楝子疏肝理气止痛，并加入降气行气止痛的乌药、香附、沉香曲，芍药、甘草柔肝缓急止痛，补气养血，与理气之品相伍，既疏肝气，又缓肝急，一散一收，相辅相成，蒲公英清热解毒。全方寒热并用，补血活血，行气止痛。何师临床常加减使用本方，加入活血化瘀止痛的丹参、赤芍、石见穿、郁金、平地木等；另根据病情加入祛邪抗癌的三叶青、藤梨根、干蟾皮等；若患者临床见腹水合并腹胀，则加大腹皮、楮实子、车前子、车前草等利水消胀。

③湿热内蕴型：方选五金方：金钱草、郁金、川楝子、鸡内金、海金沙。方义：金钱草利湿退黄，导湿热从小便而出，《金匮要略》言"诸病黄家，但利其小便"；川楝子、郁金行气疏肝，气行则水行，水湿自去；海金沙、鸡内金利尿通淋。何师临床常加用茵陈蒿汤和四苓散并加入清热利湿退黄的田基黄、黄毛耳草、垂盆草等。

（5）肾癌治疗用方

①六味地黄汤：六味地黄汤出自钱乙《小儿药证直诀》，是"滋补肾阴"的经典方剂，具有补泻并用、补而不滞之功。方中地黄补肾滋阴，益精髓，固封藏之本；山药味甘，滋肾补脾；山茱萸味酸性温，滋肾益肝；三药共成三阴并补之势，以补肾治本。泽泻味甘淡入肾经，与熟地黄相伍滋阴补血，利水消肿，泻肾降浊；茯苓味淡入脾，配伍山药可益气养阴，健脾气而渗脾湿；牡丹皮味甘苦入胆，助山茱萸补肝肾泻相火。何师常将六味地黄汤运用于肾癌术后的肝肾阴虚证患者，症见腰膝酸软、头晕耳鸣、骨蒸盗汗、五心烦热、多梦少寐、遗尿或遗精、舌红少津、脉细数。

②六君子汤：六君子汤来源于《太平惠民和剂局方》，具健脾益气、燥湿

化痰之功。方中党参健脾益气、补肺生津、补虚固本为君；白术、陈皮与党参为伍，助其益气助运之力，并使得补之气得以通达，且能健脾燥湿；半夏与白术相须，使痰凝得解，癌毒无依附；茯苓助白术、半夏之力，具健脾、渗湿、散结之功；炙甘草甘缓补中。全方共奏益气健脾、补后天以资先天之效。

③参芪苓蛇汤：本方为国医大师何任教授的验方，具有扶正祛邪、消肿解毒、散结抗瘤之功。方中生晒参、黄芪、女贞子、枸杞子等为滋养气血之辈，扶正固本，以提高机体免疫力和抗病能力。佐以猫人参、猪苓、茯苓、七叶一枝花、白花蛇舌草等清热解毒、消散肿块之品，上药合而成方，随证加减，扶正祛邪、固本抗瘤。

（6）膀胱癌治疗用方

①参芪苓蛇汤：出自何任教授，功能益气血，祛邪浊。肾为先天之本，元气之根；脾为后天之本，生化之源。肾非后天之气不能生，脾非先天之气不能化，脾肾互资。既病之后，脾肾二脏的盛衰直接决定着肿瘤的发生、发展、转归及预后。方中生晒参、黄芪益气健脾，培后天以益先天；女贞子、枸杞子、霍山石斛益肾养阴，补先天之本；猪苓、茯苓利水渗湿抗肿瘤；白花蛇舌草、猫人参、七叶一枝花清热解毒祛邪毒。诸药合用，共奏益气养阴、解毒抗癌之功。此方实乃健脾补肾固本抗癌之常用方，何师在"不断扶正、适时祛邪"的原则指导下，灵活运用此方，"祛邪不伤正，扶正助祛邪"，对于癌毒久羁、热毒内蕴、气阴两虚、毒邪未净之肿瘤患者均可适用。临床病情稳定者，也可加减巩固长期调理服用。

②六味地黄丸：出自钱乙《小儿药证直诀》，功能滋补肝肾。观六味丸中地黄入肾，固封蛰之本；泽泻味甘入膀胱，开气化之源；二者补太阴、少阴之精。山茱萸味酸入肝，补罢极之劳；牡丹皮味甘苦入胆，清中正之气；二者补厥阴、少阴之精。山药味甘入脾，健消之机；茯苓味淡入脾，利出入之器；二者补太阴、阳明之精。《素问·阴阳应象大论》曰："精不足者，补之以味。"故六味丸益精也。何师常将六味地黄丸用于膀胱癌术后肝肾阴虚者，症见腰膝酸软，头晕眼花，耳鸣耳聋，骨蒸盗汗，尿后余沥或失禁，或有血尿，舌质红，脉略数、尺弱。

③四君子汤：出自《太平惠民和剂局方》，功能益气健脾。《医方集解》："此手足太阴、足阳明药也。人参甘温，大补元气，为君。白术苦温，燥脾补气，为臣。茯苓甘淡，渗湿泄热，为佐。甘草甘平，和中益土，为使也。气足脾运，饮食倍进，则余脏受荫，而色泽身强矣。"此四君补益中焦脾胃之气，以恢复其运化受纳之功。

④猪苓汤:《金匮要略》曰:"脉浮,发热,渴欲饮水,小便不利者,猪苓汤主之。"热邪入里,或里实化热,热盛伤阴,水热互结,膀胱气化失司,而致上渴下不通。何师常借此方之法治疗膀胱癌患者湿热伤阴之证。方中猪苓、茯苓入肾、膀胱二经,渗湿利水;泽泻泄肾浊;滑石甘寒滑利,善清下焦之邪热而利小便;何师以枸杞子、女贞子来易阿胶,滋而不腻,遵古而不拘泥。总以渗利,辅以清热养阴之法为膀胱癌之常用。

⑤导赤散:"赤色属心,导赤者,导心经之热从小便而出",故名导赤散。生地黄甘寒,凉血滋阴以制心火;木通苦寒,上清心火,下导小肠热。两药相合,养阴不敛邪,利水不伤阴。何师考虑因木通含马兜铃酸会影响肾功能,故临床常以通草易木通。竹叶清心,淡渗利窍,导心火下行。生甘草梢清热解毒,尚可直达茎中而止痛。全方合为清热养阴利尿。临床膀胱癌灌冲后小便赤涩不利者,何师常以此方调理。

5. 病情稳定,效不更方

中医认为当证候、病机未变者,可以"效不更方"。何师认为,一个经过多次加减调整,且组成适合患者本身证候的方子,可以考虑服用一段时间,若无故突然更方,当视为不妥。因为中医阴阳学说指出:"阴平阳秘,精神乃治。"在癌症的治疗中,机体内环境的调节,使得脏腑功能、气血功能、邪毒与正气之间的平衡是病情稳定的前提,病理的出现、证候的产生即是失衡的表现。所以治疗的目的都是使之达到新的平衡。临床上肿瘤患者服药后病情稳定疗效佳,机体已处于相对平衡,此时何师常常守方并略施加减,体现了其"验不变法,效不更方,随证加减"这一治则。

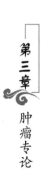

第三章 肿瘤专论

第四章　内科证治

何师在内科病的临床诊疗过程中，四诊合参、辨证论治，理法方药、化裁有度，三因制宜、卓有疗效，深得病家的信赖和赞誉。本章主要介绍何师临床诊疗过程中常见内科病的辨证经验和调治方法。

一、感冒

感冒，俗称伤风，是感受触冒风邪或时行疫毒所导致的疾病，常表现为鼻塞、流涕、头痛、发热、畏寒、咽痛等临床症状，相当于西医学的普通感冒和流行性感冒。感冒时，风邪侵袭人体，往往非单独伤人，而是夹其他当令之气共同进犯，如冬季多夹寒、春季多夹热、夏季多夹暑、秋季多夹燥、长夏季节多夹湿。同时，何师还会根据不同地域的特点进行辨证，如地处盆地者多潮湿，易于脾虚湿困；若地处高原者则多风燥，易于风燥伤肺，《医学源流论》曰："西北之人，气深而厚，凡受风寒，难于透出，宜用疏通重剂；东南之人，气浮而薄，凡遇风寒，易于疏泄，宜用疏通轻剂。"所以即使是相同的邪气侵袭人体，由于正邪的斗争程度不同，病情进退的情况也因人因时因地而异。故何师在治疗感冒时，处方用药，往往亦三因制宜且灵活化裁。

对于普通感冒，临床常见以下几种证型：一是风寒表证，主要表现为鼻塞、流清涕，畏寒但不发热或见低热，头痛，全身酸痛，或兼见咳嗽咳痰，痰白质稀，舌苔薄白，脉浮紧。治宜辛温解表、宣肺散寒，可选荆防败毒散加减，同时亦可根据其有汗或无汗、项强与否，灵活选用桂枝汤、麻黄汤、葛根汤之类方剂。二是风热表证，主要表现为鼻塞、涕稠，发热甚至高热，咽痛，或伴有咳嗽咳痰，痰黄质稠，舌苔薄黄，脉浮数。治宜辛凉解表、宣肺清热，方用银翘散或桑菊饮加减。三是暑湿证，主要表现为发热，汗出热不解，鼻塞、流涕，头昏重胀痛，身重倦怠，心烦口渴，胸闷欲呕，舌苔黄腻，脉濡数。治宜清暑祛湿解表，方选新加香薷饮加减。

对流行性感冒，何师认为重在预防，即尽量避免去人群密集的场所，避免接触传染源；出门尽量戴口罩，勤洗手，切断传播途径；家中勤开窗通风，保持室内空气流通。在流感高发季节，若见轻微发热咽痛、头痛鼻塞等症状时，可选用贯众、大青叶、板蓝根、金银花之类，煎汤口服，清热解毒。

对于反复感冒而见体虚者，何师推荐通过药膳来预防。材料：黄芪30g，防风、白术各15g，小母鸡1只，食盐、黄酒、姜片等佐料适量。制法：小母鸡洗净入沸水中焯一下，后用凉水冲洗，将黄芪、防风、白术用纱布裹好，装入鸡肚内，再将小母鸡放于砂锅中，加入姜片、食盐、黄酒及水适量，炖至鸡肉烂熟即可食用。

二、咳嗽

咳嗽是由于外感或内伤等因素引起肺失宣降、肺气上逆所致的疾病。中医学常称有声无痰者为咳，有痰无声者为嗽，但临床上多痰声并见，故常以咳嗽并称。西医学中的上呼吸道感染、支气管炎、支气管扩张、肺炎等疾病，若以咳嗽为主要表现，可按本病进行治疗。咳嗽的常见病因可分为外感、内伤两大类。外感咳嗽是因六淫邪气，侵袭肺系，致肺失宣降，正如《素问·咳论》记载"皮毛者，肺之合也，皮毛先受邪气，邪气以从其合也"。内伤咳嗽则因过食肥厚辛辣，损伤脾胃，脾失健运，痰浊内生，上干于肺；或情志刺激，肝气郁滞，失于条达，气郁化火，郁火循经，上逆犯肺，致肺失宣降、肺气上逆而见本病；或因久病体虚，肺之气阴不足，虚火耗津，肺失滋养，气道干燥而见本病。

基于以上认识，何师认为，本病的治疗以宣肺止咳为基本治法，视其不同证型，分别施以疏散表邪、养阴润肺、清热化痰等不同治法，常选止嗽散为基础方，并随症灵活加减。临床常见证型：一是风寒袭肺型，主要表现为咳嗽咳痰，痰白质稀，咽痒，或伴有发热恶寒，鼻塞、流清涕，舌苔薄白，脉浮。治宜疏风散寒、宣肺止咳，方用止嗽散加减。二是风热犯肺型，主要表现为咳嗽咳痰，痰黄质稠，或伴有发热咽痛，口干，舌苔薄黄，脉浮数，治宜疏风清热、宣肺止咳，方用桑菊饮合止嗽散加减。三是风燥伤肺型，主要表现为干咳，咽干口干，或伴有鼻塞、头痛、畏寒、身热等症状，舌质干红，苔薄白或薄黄，脉浮数。治宜疏风清肺、润燥止咳，方用桑杏汤加减。四是痰湿蕴肺型，主要表现为咳嗽痰多，痰出咳平，恶心欲呕，食少体倦，舌苔白腻，脉滑。治宜燥湿化痰止咳，方用二陈汤、三子养亲汤合止嗽散加减。五是痰热郁肺型，主要表现为咳嗽气促，痰多稠黏、色黄，身热面赤，口干欲饮，舌质红，苔薄黄腻，脉滑数。治宜清热肃肺、化痰止咳，方选清金化痰汤加减。六是肺阴亏虚型，主要表现为咳嗽日久，以干咳为主，口咽干燥，舌质红少苔，脉细数。治宜滋阴润肺、宣肺止咳，方用沙参麦冬汤加炙百部、炙紫菀、桔梗汤之类。

对于轻微咳嗽者，何师亦会介绍一些简便治疗方法给患者。一是枇杷叶煎汁：摘取新鲜枇杷叶 10 张，刷尽其背面绒毛，加适量水，先用武火烧开后，再用文火慢煎 20 分钟，加入少量冰糖和匀即可服用。二是川贝炖鸭梨：取鸭梨一个，刨皮去核切片，加入川贝 5g 和少许冰糖，置入砂锅中，先用武火烧开后，再用文火炖 20 分钟即可服用，适合于咳嗽日久、耗伤肺阴且以干咳为主的慢性咳嗽患者。

三、喘证

喘证是以呼吸困难，甚则张口抬肩、鼻翼扇动、不能平卧为主要表现的一种疾病。西医学中的喘息性支气管炎、肺部感染等疾病，若以呼吸困难为主要表现，可按本病进行辨证治疗。本病病位主要在肺与肾，分为实喘与虚喘，正如《景岳全书·喘促》记载"盖实喘者有邪，邪气实也；虚喘者无邪，元气虚也"。故实喘多在肺，为诸邪壅肺、肺失宣降、其气上逆所致；虚喘则在肺、肾两脏，但以肾为主，多因肾气亏虚、肾失纳摄、上出于肺所致。

何师指出，本病的治疗首先应分实喘与虚喘，再辨证分型治疗。实喘常见证型：一是风寒闭肺型，主要表现为喘息气促，胸部胀闷，咳嗽，伴见恶寒头痛，舌苔薄白，脉浮紧。治宜宣肺散寒、止咳平喘，方用三拗汤加老鹳草、佛耳草、瘪桃干等。若兼见咳嗽痰多，色白质稀者，则选小青龙汤加减以解表散寒、温肺化饮。二是痰热郁肺型，主要表现为喘息气粗，咳嗽痰多，痰色黄、质黏稠，身热出汗，咽干喜饮，舌苔黄腻，脉滑数。治宜清热宣肺、化痰平喘，方选定喘汤加减。三是水凌心肺型，主要表现为喘咳气逆，难以平卧，咳稀白痰，心悸，小便量少，舌苔白滑，脉沉细。治宜温阳利水、泻肺平喘，方用五苓散合葶苈大枣泻肺汤加减。虚喘常见证型：一是肺气亏虚型，主要表现为喘促日久，气怯声低，自汗畏风，素易感冒，舌质淡红，脉细弱。治宜补肺益气固表，方用玉屏风散加味。二是肾气不足型，主要表现为喘促日久，气息短促，呼多吸少，动则喘甚，气不得续，腰腿酸楚，夜尿频多，舌质淡苔薄，脉沉弱。治宜补肾纳气平喘，方用七味都气丸加减。

对于实喘的治疗，何师临证常灵活选用以下药组：①老鹳草、佛耳草、瘪桃干：佛耳草化痰止咳平喘，老鹳草祛风活血、清热解毒，瘪桃干酸苦收敛而除劳嗽，三药并进，除痰镇咳而平喘逆。②蝉衣、地龙、僵蚕：地龙味咸性寒，泻肺平喘通络；僵蚕疏风散邪、化痰散结；蝉蜕味甘咸性凉，祛风解痉。现代药理研究显示，上三药可通过缓解支气管痉挛、扩张支气管等作用而达到止咳平喘目的。对于虚喘患者，何师推荐于冬季用膏滋药进行调治以预防来年再发。鉴于喘证多因肺肾亏虚所致，法当补肺益肾以治其本，方用黄芪、党参、桑椹、绞股蓝、浙贝母、制首乌、百合、野荞麦根各200g，黄芩、苏梗、熟地黄、知母、麦冬、玉竹、炒杜仲、炒续断、桑白皮、女贞子、白术各120g，防风、桔梗、陈皮、淡竹叶、五味子各90g，水煎浓缩，去渣存汁，加入龟甲胶200g，阿胶300g，冰糖500g，黄酒半斤收膏。每日早晚各取一匙开水冲服，如遇感冒或胃肠不适者，暂停服。

四、心悸

心悸是以自觉心中悸动、惊惕不安为主要表现的一种疾病，常伴有胸闷气短，甚则眩晕等症状。按病情轻重，分为惊悸和怔忡，凡因惊恐、劳累而发，时作时止，不发时如常人，病情较轻者为惊悸；终日悸动，稍劳尤甚，全身情况差，病情较重者为怔忡。西医学中由各种原因引起的心律失常，如心动过速、心动过缓、早搏、房颤、房室传导阻滞等疾病，若以心悸为主要表现，均可按本病辨证论治。《诸病源候论·虚劳病诸候上》言："心藏神而主血脉，虚劳损伤血脉，致令心气不足，因为邪气所乘，则使惊而悸动不定。"《伤寒明理论·悸》记载："其气虚者，由阳气内弱，心下空虚，正气内动而为悸也。"王清任在《医林改错》中论述本病与瘀血存在一定关系。因此，气阴不足、心阳亏虚、瘀血阻滞均可致本病发生。

何师指出，治疗本病需分清虚实，虚则补之，实则泻之。临床常见证型：一是气阴亏虚型，主要表现为心慌心悸，口干乏力，舌质红少苔，脉细。治宜益气养阴、宁心定悸，方选黄芪生脉饮加味。二是心阳不振型，主要表现为心悸不安，胸闷气短，面色苍白，形寒肢冷，舌质淡，脉沉细弱。治宜温补心阳、宁心定悸，方用枳实薤白桂枝汤加生龙骨、生牡蛎等。三是阴阳两虚型，主要表现为心悸心慌，疲乏无力，畏寒怕冷，舌质红少苔，脉结代。治宜益气养血、阴阳并补，方用炙甘草汤加减。四是心血瘀阻型，主要表现为心悸不安，胸闷心痛时作，舌质紫黯或有瘀斑、瘀点，脉涩。治宜活血化瘀、理气通络，方用桃仁红花煎加丹参、红景天、三七粉等。

何师强调，心悸患者在药物治疗的同时，需要生活起居调摄的配合。一是适当参加户外活动，有利于调畅气机。二是保持良好的精神状态与稳定的情绪，避免情志刺激或者思虑过度。三是注意饮食调养，虚者适当加强营养，补益气血；实者忌食辛辣刺激、肥甘厚味。四是注意作息规律，勿长期通宵熬夜。

五、失眠

失眠亦称不寐，是以经常不能获得正常睡眠为特征的一种疾病。轻者入睡困难，或寐而易醒，或醒后不能再寐，或时寐时醒，重者可出现彻夜难眠。西医学中的神经官能症、围绝经期综合征等疾病，临床上若以失眠为主要表现，均可按本病进行辨证论治。《景岳全书·不寐》云："无邪而不寐者，必营气之不足也，营主血，血虚则无以养心，心虚则神不守舍。"《类证治裁·不寐》亦曰："思虑伤脾，脾血亏损，经年不寐。"《素问·六节藏象论》云："肝者，罢极之本，魂之居也。"《普济本事方》记载："平人肝不受邪，故卧则魂归于肝，神静而得寐。今肝有邪，魂不得归，是以卧则魂扬若离体也。"因此，失眠的病因多样，如思虑过度、内伤心脾，阳不交阴、心肾不交，情志不舒、肝气郁结等因素，均可导致本病。

何师指出，失眠辨证，需首辨虚实：虚者，次辨脏腑；实者，辨清气血。临床常见以下证型：一是心血不足型，主要表现为夜寐不安，心悸怔忡，神疲健忘，舌质红苔薄，脉细。治宜滋阴养血、养心安神，方用天王补心丹加减。二是心脾两虚型，主要表现为夜寐不安，食少纳呆，神疲肢倦，面色萎黄，舌质淡苔薄，脉细弱。治宜补益心脾、养血安神，方用归脾汤加减。若腹部怕冷，便溏泄泻者，则选参苓白术散加酸枣仁、丹参、夜交藤等，健脾止泻、养心安神。三是肝血亏虚型，主要表现为夜寐不安，心悸，爪甲不荣，头晕目眩，舌质红，脉细弦。治宜养血安神，方选酸枣仁汤加制黄精、制首乌滋水涵木，助养肝血。四是心肾不交型，主要表现为夜寐不安，潮热盗汗，腰腿酸楚，头晕耳鸣，舌质红，脉细。治宜滋育肾阴、交通心肾，选六味地黄丸合交泰丸加减。五是肝郁气滞型，主要表现为夜寐不安，忧思郁怒，心烦急躁，甚至两胁胀痛，舌质红苔薄，脉弦。治宜疏肝理气解郁，常四方合用，选四逆散、百合地黄汤、栀子豉汤、甘麦大枣汤加减。若兼见纳呆、便溏或不寐者，选逍遥散加减，疏肝解郁，健脾养血。六是气滞血瘀型，主要表现为失眠日久，烦恚易怒，舌下络脉或舌质紫黯，脉涩。治宜疏肝理气、活血化瘀，方选血府逐瘀汤加减。

何师认为，可用中药泡脚来治疗失眠。中药泡脚，是用适当温度的中药汤液浸泡双脚的一种养生保健方法。以下是一个适合于各种证型失眠患者的泡脚方，组成：夜交藤、透骨草各50g，远志、合欢花各20g。方法：上方煎汤1000mL，倒至木盆、塑料盆或搪瓷盆等，温度以热而不烫为宜，时间30分钟左右。泡脚时，可放入几颗适当大小的鹅卵石，刺激脚底穴位，但若脚部皮肤破损或有糖尿病足等情况时，不宜使用此方法。

六、头痛

头痛是指除面部以外，头部其他部位发生疼痛的疾病，为临床常见的自觉症状。西医学将其分为原发性头痛和继发性头痛。原发性头痛中，常见的有偏头痛、紧张性头痛等，而继发性头痛多由于头部相应器官的病变，如炎症、感染或全身性疾病引起。中医学认为，头痛有外感与内伤两类，外感头痛是由感受风寒湿热等外邪所致，内伤头痛则是由脏腑亏虚、情志失调、瘀血阻络等原因所致。

何师临床上治疗头痛重视先辨外感或内伤，并根据辨证论治，分别选用解表、祛风、化湿、蠲痛、补气、活血、滋肾等治法。外感头痛常见证型：一是风寒头痛型，主要表现为头痛时作，痛连项背，伴恶寒畏风，舌苔薄白，脉浮。治宜疏散风寒止痛，方用川芎茶调散加减。二是风热头痛型，主要表现为头部胀痛，面红目赤，口渴欲饮，或伴恶寒发热，舌质红苔薄黄，脉浮数。治宜疏风清热止痛，方选芎芷石膏汤加减。三是风湿头痛型，主要表现为头痛如裹，肢体困重，纳呆胸闷，舌苔白腻，脉濡。治宜祛风胜湿止痛，方用羌活胜湿汤加减。内伤头痛常见证型：一是脾气亏虚型，主要表现为头痛隐隐，眩晕时作，神疲乏力，面色欠华，舌质淡，苔薄白，脉细弱。治宜健脾益气、升阳止痛，方用益气聪明汤或补中益气汤加减。二是肝阳上亢型，主要表现为头痛，烦恚易怒，夜寐不安，舌苔薄黄，脉弦。治宜平肝潜阳止痛，方用天麻钩藤饮加减。三是肝胃虚寒型，主要表现为头痛以颠顶为主，恶心欲呕，畏寒肢冷，大便偏溏，舌质淡苔白滑，脉沉弦。治宜暖肝蠲痛、和胃降浊，方用吴茱萸汤加减。四是痰浊上扰型，主要表现为头痛，胸脘满闷，呕恶痰涎，舌苔白腻，脉滑。治宜化痰降逆止痛，方用半夏白术天麻汤加减。五是瘀血阻络型，主要表现为头痛日久，痛有定处，舌下络脉或舌质紫黯，脉涩。治宜活血化瘀止痛，方用桃红四物汤加葛根、丹参等。

关于头痛的治疗，何师有以下几点心得体会：一是若处方中加入引经药，临床疗效可事半功倍，如阳明头痛加葛根、白芷，少阳头痛加柴胡，太阳头痛加川芎、羌活，厥阴头痛加吴茱萸等。二是若头痛以单侧为主，可加白蒺藜、蔓荆子、白芷以平肝活血，祛风止痛。三是治疗头痛，何师推崇国医大师何任教授之验方芎芷贞石汤，组成为川芎、白芷、女贞子、石楠叶，具有活络、解表、滋阴、祛风之功，临证时往往可斟酌选取其中一两味药使用，以增疗效。

七、郁证

郁证是以忧思郁怒、喜悲伤欲哭，或咽中如有异物感等症状为主要表现的一种疾病。西医学中的神经衰弱、癔病、焦虑症、抑郁症等疾病，可按本病进行治疗。《丹溪心法·六郁》记载："气血冲和，万病不生，一有怫郁，诸病生焉。故人身诸病，多生于郁。"《类证治裁·郁症》言："七情内起之郁，始而伤气，继必及血，终乃成劳。"近年来，随着社会节奏加快，生活工作压力增大，情志因素已成为本病的主要病因。因此，本病当以气郁为先，日久酿生瘀血、痰浊、虚劳诸端。

何师指出，本病的临床常见证型：一是肝气郁结型，主要表现为精神抑郁，情绪不宁，善太息，胸胁胀痛，舌苔薄腻，脉弦。治宜疏肝理气解郁，方用柴胡疏肝散加减。二是肝郁脾虚型，主要表现为忧思郁怒，心情不悦，纳呆便溏，舌质淡红，苔薄白，脉弦细。治宜疏肝健脾，方用逍遥散加减。若见心烦易怒、口干而苦、舌质红、苔薄黄、脉弦数等肝郁化火之象时，则加牡丹皮、栀子，取丹栀逍遥散之意。三是气滞血瘀型，主要表现为忧思郁怒，病程日久，夜寐不安，舌下络脉或舌质紫黯，脉弦或弦涩。治宜疏肝理气、活血化瘀，方选血府逐瘀汤加减。四是痰浊瘀阻型，主要表现为多思寐劣，烦恚紧张，胸闷呕恶，舌下络脉或舌质紫黯，苔白腻，脉弦滑或弦涩。治宜理气活血、化痰解郁，方选王清任之癫狂梦醒汤加减。

对于本病的治疗，在上述辨证论治的基础上，何师常灵活加用以下方药。①甘麦大枣汤：若围绝经期妇女见脏躁、心神不宁者，可加用此方甘以缓急，养心安神。②栀子豉汤：若见心烦、身热懊恼、虚烦不得眠等热扰胸膈之象时，可合用此方清热除烦。③百合地黄汤：若患者热病之后，心肺阴伤，或肝气郁结，日久化热，耗伤阴液，而见夜寐不宁、烦恚、舌质红、脉细数时，可合用此方养阴清热。④越鞠丸：若见气、血、火、痰、湿、食之六郁诸症者，可灵活合用此方而解六郁。

八、胃痛

胃痛是以上腹胃脘部近心窝处疼痛为主要表现的一种疾病，常伴有胃脘胀满、反酸嘈杂、嗳气等症状。西医学中的慢性胃炎、消化性溃疡、胃下垂等疾病，若以胃脘疼痛为主要表现者，可按本病进行辨证论治。《医学正传·胃脘痛》曰："初致病之由，多因纵恣口腹，喜好辛酸，恣饮热酒煎煿，复餐寒凉生冷，朝伤暮损，日积月深……故胃脘疼痛。"《丹溪手镜·心腹痛》曰："脾病者，腹胀，食则吐呕，善噫，胃脘痛也。"《素问·脏气法时论》言："脾病者……虚则腹满，肠鸣，飧泄，食不化。"《素问·六元正纪大论》记载："木郁之发……故民病胃脘当心而痛，上支两胁，膈咽不通，食饮不下。"因此，本病病因复杂，或因外感寒邪、过食寒凉之物致寒邪客胃，或因饮食不节、暴饮暴食致饮食停滞，或因忧思恼怒、情志不舒致肝气犯胃，或因素体不足、劳倦过度致脾胃虚弱，以上诸多因素均可导致中焦气机不畅，不通则痛，或脏腑失养，不荣则痛。

何师指出，治疗胃痛需注意辨明缓急、寒热、虚实、气血、脏腑，以理气和胃止痛为基本治法。临床常见证型：一是寒邪客胃型，主要表现为因饮食生冷或外感寒邪而胃痛暴作，恶寒喜暖，得温痛减，舌苔薄白，脉弦紧。治宜散寒止痛，轻者可选生姜红糖汤，重者可选良附丸加味。二是饮食停滞型，主要表现为胃脘疼痛，胀满拒按，嗳腐吞酸，大便臭秽，舌苔厚腻，脉滑。治宜消食导滞、和胃止痛，方用保和丸加减。三是肝气犯胃型，主要表现为胃脘胀痛，甚则痛及两胁，善太息，胃痛常因恼怒而作，嗳气频作，舌苔薄白，脉弦。治宜疏肝理气、和胃止痛，方用何氏脘腹蠲痛汤加减。若病程日久，胃痛以刺痛为主或夜间尤甚，舌下络脉或舌质紫黯者，则加丹参、九香虫、刺猬皮等活血通络止痛。四是寒热错杂型，主要表现为胃脘胀满，饱胀疼痛，嗳气嘈杂，呕泛吐酸，大便稀溏，舌红苔白或微黄，脉弦数。治宜辛开苦降，和胃消痞，方用舒胃饮加减。五是胃阴亏虚型，主要表现为胃脘隐痛，似饥非饥，口干，大便干结，舌质红少津，脉细数。治宜滋阴和胃止痛，方用一贯煎合芍药甘草汤加减。六是脾胃气虚型，主要表现为胃痛隐隐，喜温喜按，得食则减，神疲乏力，胃纳欠佳，舌质淡，苔薄白，脉细弱。治宜健脾和胃止痛，方用六君子汤加减。

根据长期的临床经验，针对不同证型的胃痛，何师常有自拟中医验方，具体如下：

验方一：何氏脘腹蠲痛汤，组成为延胡索20g，川楝子10g，生白芍18g，炙甘草9g，海螵蛸9g，制香附9g，蒲公英30g，沉香曲9g，乌药6g，佛手9g，郁金9g。功用：疏肝理气，和胃蠲痛，适用于肝气犯胃型胃痛患者。

验方二：舒胃饮，组成为生白芍18g，炙甘草9g，姜半夏12g，黄芩9g，黄连5g，厚朴12g，干姜6g，太子参20g，蒲公英30g。功用：辛开苦降，和胃消痞，适用于寒热错杂型胃痛患者。

九、腹泻

腹泻又称"泄泻"，是指排便次数增多，大便稀薄，甚至泻出如水样为主

115

要表现的一种疾病。古代中医把大便溏薄而势缓者称为泄，大便清稀如水而直下者称为泻。西医学中凡是消化系统出现功能异常或器质性病变而导致的腹泻，如急慢性肠炎、肠易激综合征等疾病，可按本病进行辨证论治。泄泻者多因于湿，正如《素问·阴阳应象大论》所言"湿盛则濡泻"。湿邪之成因，可分为外感和内伤，或感受寒湿之邪；或过食肥甘、饮食不洁，损伤脾胃；或忧思恼怒，肝郁乘脾，脾失运化；或体虚劳倦，脾胃虚弱，运化失司，水湿内生，而致泄泻。

何师指出，治疗腹泻应以运脾化湿为基本治则。临床常见证型：一是寒湿困脾型，主要表现为泄泻清稀，甚如水样，腹痛肠鸣，脘闷食少，舌苔白腻，脉濡缓。治宜芳香化湿、解表散寒，方用藿香正气散加减。二是湿热内蕴型，主要表现为泄泻腹痛，泻下急迫，或泻而不爽，肛门灼热，小便短黄，舌苔黄腻，脉滑数。治宜清热利湿，方用葛根黄芩黄连汤合香连丸。三是食滞肠胃型，主要表现为腹痛肠鸣，大便臭秽，嗳腐吞酸，舌苔黄厚，脉滑。治宜消食导滞、通因通用，方用保和丸加减。四是脾虚肝郁型，主要表现为腹痛而泻，泻后痛减，每因抑郁恼怒或情绪紧张而作，舌质淡红苔薄，脉弦。治宜疏肝健脾止泻，方用痛泻要方合参苓白术散加减。五是脾胃虚弱型，主要表现为大便溏稀，完谷不化，纳呆，稍进油腻食物或腹部受寒则便次频多，神疲乏力，舌质淡苔白，脉细弱。治宜健脾渗湿止泻，方用参苓白术散加减。六是肾虚不固型，主要表现为肠鸣腹泻，每于五更而作，泻下完谷，腰酸怕冷，舌质淡红苔白，脉沉细。治宜温肾固肠止泻，方用四神丸合参苓白术散加减。

何师强调，护脐对预防泄泻具有重要的作用，尤其是对于虚证腹泻。脐，又名神阙，由于脐部腹壁薄弱，因此，风、寒、暑、湿等六淫之邪易从脐部乘虚而入。所以，保护好脐部能起到预防泻泄的作用。护脐的常见简易方法有以下两种：①穿系衣物：冬季可穿一件贴身背心，夏季着装勿露脐部，使脐不外露，防止外邪入侵。②按摩脐部：搓热双手，然后双手重叠，置于腹部，用掌心绕脐沿顺时针方向由小到大转摩36周，再沿逆时针方向由大到小转摩36周。

十、胁痛

胁痛是以一侧或两侧胁肋部疼痛为主要表现的一种疾病。西医学中多种疾病，如胆囊炎、胆石症及肋间神经痛等，可按本病进行辨证论治。《金匮翼·胁痛》言："肝郁胁痛者，悲哀恼怒，郁伤肝气，两胁骨疼痛……肝虚者，肝阴虚也，阴虚则脉绌急，肝之脉贯膈布胁肋，阴虚血燥，则经脉失养而痛。"

《类证治裁·胁痛》言："血瘀者，跌仆闪挫，恶血停留，按之痛甚。"因此，胁痛之形成，或因情志不畅，肝气郁滞；或因跌仆闪挫，瘀血停滞；或因劳欲过度，肝阴不足；或因湿热内侵，肝失条达。

何师指出，临床常见证型：一是肝气郁结型，主要表现为胁肋胀痛，每因情志不畅而作，嗳气频作，舌质淡苔薄，脉弦。治宜疏肝理气止痛，方用柴胡疏肝散加减。二是瘀血停滞型，主要表现为胁肋刺痛，痛有定处，或入夜更甚，舌下络脉或舌质紫黯，脉沉涩。治宜理气活血，祛瘀止痛，方用膈下逐瘀汤加减。三是肝阴不足型，主要表现为胁肋隐痛，口干咽燥，头晕目眩，大便干结，舌质红少苔，脉细弦。治宜养阴柔肝止痛，方用一贯煎合芍药甘草汤加减。四是肝胆湿热型，主要表现为胁肋疼痛，口苦纳呆，恶心呕吐，舌苔黄腻，脉滑数。治宜清热利湿止痛，方用龙胆泻肝汤加减。

在临证施治过程中，何师认为，在上述辨证论治的基础上，需结合现代医学的检验检查结果，明确胁痛的原因，衷中参西，西为中用，灵活加减。若胁痛由胆囊结石所致，何师常加五金散疏肝利胆、排石止痛，其组成为金钱草30g，郁金12g，海金沙30g，鸡内金15g，川楝子10g；若兼见肝功能异常、黄疸者，则加茵陈蒿汤、垂盆草、黄毛耳草、金钱草等清肝降酶、利湿退黄；若兼见乙肝病毒感染者，则加五味子、枸杞子滋养肝阴，六一散、金钱草清热利湿，虎杖根清热活血，贯众清热解毒等。

十一、淋证

淋证是指小便频数，淋沥不尽，尿道涩痛，甚则痛引腰腹为主要表现的一种疾病，包括气淋、热淋、血淋、石淋、劳淋、膏淋。西医学中的急慢性肾盂肾炎、膀胱炎、尿道炎、泌尿道结石等多种疾病，凡表现为中医淋证者，可按本病治疗。《素问玄机原病式·淋》记载："淋者，小便涩痛也。热客膀胱，郁结不能渗泄故也。"《证治要诀》言："劳淋，病在多色，下元虚惫，清浊不分，肾气不行，郁结而为淋。"因此，本病的发生或因湿热下注，或因情志不遂，或因脾肾亏虚等因素，导致膀胱气化不利或气化无权所致。

何师指出，淋证的辨证首辨虚实，虚者总属脾肾亏虚，实者多为膀胱湿热，其治疗原则为实则清利、虚则补益。临床常见证型：一是膀胱湿热证，主要表现为小便频数，灼热刺痛，甚则痛引腰腹，尿色黄，舌苔黄腻，脉数。治宜清热利湿通淋，方用八正散加减。若兼有泌尿系结石或排尿时卒然中断或尿中夹有砂石，则加五金散、石韦、冬葵子等利尿通淋排石。若尿色红赤或尿常规可见红细胞，则加小蓟、大蓟、藕节、白茅根等清热凉血止血。二是脾肾亏虚证，主要表现为病程日久，小便涩痛不甚，淋沥不已，时作时止，遇劳即发，腰膝酸软，神疲乏力，舌质淡，脉细弱。治宜健脾益肾，方用无比山药丸加减或选六味地黄丸加味。

临证过程中，何师不拘泥于上述辨证。《诸病源候论·淋病诸候》记载："诸淋者，由肾虚膀胱热故也……肾虚则小便数，膀胱热则水下涩，数而且涩，则淋沥不宣，故谓之为淋。"其指出本病系由湿热下注与肾虚失固而致。因此，对于淋证反复发作或中老年淋证患者，何师常攻补兼施，选六味地黄丸加槲寄生益肾，金钱草、苘麻子、蒲公英清热利湿通淋。

十二、虚劳

虚劳是由多种原因导致的以脏腑亏损、气血阴阳不足为主要病机的多种慢性衰弱证候的总称。西医学中的多种慢性消耗性疾病，可按本病进行治疗。引起虚劳的原因主要有以下五个方面：禀赋薄弱、先天不足，房劳过度、损及五脏，饮食不节、损伤脾胃，大病久病、失于调理，误治失治、损耗精气。正如《中藏经·劳伤论》："劳者，劳于神气也；伤者，伤于形容也。饥饱过度则伤脾，思虑过度则伤心，色欲过度则伤肾，起居过度则伤肝，喜怒悲愁过度则伤肺。"

何师指出，本病的辨证当以气血阴阳为纲，五脏虚证为目，以补益为基本治疗原则。气虚者包括肺气虚、脾气虚、心气虚、肾气虚等，血虚者包括心血虚、肝血虚等。何师在临证施治过程中，对于气虚或血虚诸证，均以健脾益气为基础，因为脾为后天之本、气血生化之源，选四君子汤、六君子汤、参苓白术散、补中益气汤等补气健脾之方剂，并视具体脏腑的亏虚而酌情增减，如肺气亏虚者则加玉屏风散，心血不足者则加四物汤、归脾汤，肝血不足者则加酸枣仁汤之类。阴虚者包括肺阴虚、心阴虚、肝阴虚、肾阴虚等，若以肺阴亏虚为主者，治宜滋养肺阴，方选沙参麦冬汤加减；若以心阴亏虚为主，治宜滋养心阴，方选黄芪生脉饮；对于肝阴不足或肾阴不足者，何师常根据"乙癸同源"理论而肝肾同治，方选六味地黄丸或左归丸加制黄精、枸杞子、女贞子、制首乌等。阳虚者包括心阳虚、脾阳虚、肾阳虚等。若见心慌心悸，形寒肢冷，神疲乏力，面色苍白，舌质淡，脉细弱等心阳亏虚者，治宜温通心阳，方选桂枝甘草汤加味。若见面色萎黄，食少，怕冷，乏力，大便溏薄，舌质淡，苔薄白，脉细弱等脾阳不足者，治宜温阳健脾，方选理中丸之类加减。若见腰腿酸楚，遗精，阳痿，怕冷，四肢不温，舌质淡胖有齿痕，苔白，脉沉迟等肾阳亏虚者，治宜温补肾阳，方选金匮肾气丸或右归丸之类。

何师认为，人参、阿胶、铁皮石斛、鹿茸是防治虚劳的上品，分别对应气、血、阴、阳四者不足的类型。

人参，味甘、微苦，性微温，归肺、脾、心、肾经，是五加科植物人参的干燥根和根茎，具有大补元气、补脾益肺、生津止渴、安神增智等功效，适用于气虚类的虚劳。以产地分，有吉林参、高丽参、石柱参等；以生长环境分，有野山参、园参（家种者）、移山参（先家种，再移于野地）；以形态分，有别直参、边条参、皮尾参。具体用法：每日用量 3 ～ 9g，宜文火煎服或切片泡服。若为野山参，则每日一般服用 1 ～ 2g 即可。注意事项：实证、热证而正气不虚者需慎服；服人参时不宜喝浓茶、吃萝卜等；人参不宜久服，服用时间视具体情况而定，或在临床医生指导下服用。

阿胶，味甘，性平，归肺、肝、肾三经，是马科动物驴的干燥皮或新鲜皮经煎煮、浓缩而制成的固体胶，具有滋阴补血功效，适用于血虚类的虚劳病患者。具体用法：取阿胶 250g，加入适量黄酒烊化，将核桃仁、黑芝麻研碎拌入，每日取一勺用沸水冲化后服用，服用时间一般不超过 1 个月。此外，由于阿胶性质黏腻，有碍消化，故消化不良、胃肠不适等脾胃虚弱者应当慎服。

铁皮石斛，味甘，性微寒，归胃、肾二经，是兰科植物金钗石斛、鼓槌石斛或流苏石斛的栽培品及其同属植物近似种的新鲜或干燥茎，具有生津养胃、滋阴除热等功效，适用于阴虚类的虚劳。具体用法：每日用量 6 ～ 10g，可煎服，可泡服，何师一般推荐将其剪碎后，煎服。注意事项：本品收敛滋补，故温热病早期不宜服用；本品助湿，湿温尚未化燥伤津者忌服。

鹿茸，味甘、咸，性温，归肝、肾二经，是脊椎动物鹿科梅花鹿或马鹿等雄鹿头上尚未骨化密生茸毛的幼角，具有补肾阳、益精血、强筋骨、调冲任等功效，适用于阳虚类的虚劳患者。具体用法：每日用量 1 ～ 2g，研细末冲服。注意事项：本品服用应从小剂量开始，缓缓增加，不宜骤用大量，以免阳升风动，或伤阴动血；凡阴虚阳亢、血分有热及外感热病等，均需忌服。

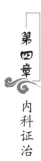

第四章

内科证治

第五章　妇科证治

何师除擅长肿瘤及内科疾病的中医药调治外，对妇科病的中医诊治也颇有心得与成效。对待妇科疾病，何师主张从妇女的生理、病理出发，探本求源、穷理追真，深究经、带、胎、产诸病之缘由，守正阴阳、辨证施治，并结合自己多年的临证经验，创新求索，总结了多首临床验方，提高疗效，服务患者。本章主要介绍何师临床诊疗妇科常见病的辨证经验和心得体悟。

一、月经不调

月经不调是指育龄期非妊娠妇女异常子宫出血，表现为月经周期、经期或经量异常的一类疾病，包括月经先期、月经后期、月经先后无定期、经期延长、月经过多、月经过少等。一般情况下，妇女月经周期为 28～30 天（提前或延后 7 天以内，以及偶尔提前或延后 7 天，均为正常），经期持续 3～7 天，每次月经量为 30～80mL。月经不调主要由外感六淫、内伤七情、饮食劳倦、房劳多产或禀赋不足等因素引起，致脏腑失常、气血失调、冲任损伤，最终导致胞宫藏泻失司，而见月经不调诸病。由于妇人月经的期、量异常多同时出现，故在此统一论述。

何师指出，月经不调的常见证型：一是肝气郁结证，可见经行推迟，月经量少，经色黯红，胸胁乳胀，善太息，舌质淡红，苔薄白，脉弦。治宜疏肝理气调经，方选自拟逍遥化瘀调经汤加减。二是气血亏虚证，可见经行延后，月经量少，经色淡，质稀无块，神疲乏力，头晕，面色苍白，舌质淡，苔薄，脉细弱。治宜补气养血调经，方选八珍汤加减。三是肝肾亏虚证，可见经行错后，月经量少，经色淡，质稀，腰腿酸楚，头晕耳鸣，舌质淡红，苔薄白，脉沉细。治宜补肝益肾调经，方选六味地黄丸加味。四是冲任虚寒证，可见经行延迟，月经量少，经行小腹冷痛，舌质淡，苔薄，脉沉细。治宜温经散寒调经，方选《金匮要略》温经汤加减。五是瘀血阻滞证，可见经期延长，经行涩滞不畅，经色紫黯有块，经行腹痛，舌下络脉或舌质黯，苔薄，脉涩。治宜活血化瘀调经，方选桃红四物汤合失笑散加减。若兼见小腹冷痛、四肢不温者，则选少腹逐瘀汤加减，温经散寒、活血祛瘀。六是肝郁肾虚证，可见月经先后不定期，经量或多或少，胸乳胀痛，腰腿酸楚，头晕耳鸣，神疲乏力，舌质淡，苔白，脉弦沉细。治宜疏肝补肾，养血调经，方选定经汤加减。

治疗月经不调，何师自拟几个行之有效的验方，具体如下：

验方一：逍遥四物汤，组成为炒当归12g，炒白术12g，生白芍18g，柴胡10g，茯苓20g，炙甘草10g，干姜9g，生地黄15g，川芎9g，大枣15g。功用：疏肝理气，健脾养血，适用于肝郁血虚型月经后期、月经过少等月经不调患者。

验方二：逍遥化瘀调经汤，组成为炒当归12g，炒白术12g，生白芍18g，柴胡10g，茯苓20g，炙甘草10g，干姜9g，制香附12g，玫瑰花6g，梅花6g，益母草20g，泽兰15g。功用：疏肝理气，活血调经，适用于肝气郁结型月经过少、月经后期等月经不调患者。

二、崩漏

崩漏是指经血非时暴下不止或淋漓不尽，前者称为崩中，后者称为漏下，由于崩与漏常相互转化，故概称崩漏，是月经周期、经期、经量严重紊乱的月经病。现代医学认为，本病是由于调节生殖的神经内分泌机制失常引起的，相当于西医学的无排卵性异常子宫出血。何师认为，本病的基本病机为冲任不固，奇经失和，不能制约经血。导致冲任奇经损伤的原因一般有血热、血瘀、脾气亏虚、肝肾不足等，正如《妇科玉尺·崩漏》记载："究其原……一由火热，二由虚寒，三由劳伤，四由气陷，五由血瘀，六由虚弱。"

何师认为，本病的治疗需首辨缓急，急则治标，缓则治本，灵活运用"塞流、澄源、复旧"三法。在急性出血期，常见的证型：一是冲任虚寒证，主要表现为经量多、势急，四肢不温，腹部畏寒，腰腿酸楚，头晕，舌质淡苔薄，脉细弱。治宜调冲任，益奇经，摄经血，方用叶天士之通补奇经丸加阿胶珠、地榆炭、血余炭等。二是瘀阻胞宫证，主要表现为月事崩中，色紫黯有块，小腹疼痛，舌下络脉或舌质黯，苔薄，脉涩。治宜养血祛瘀止崩，方选黑蒲黄散加减。在缓解期，常见的证型：一是冲任不固证，主要表现为月事量少，淋漓不尽，腰骶作痛或作酸，四肢不温，头晕，舌淡红，脉细弱。治宜调补冲任，方选何氏补益冲任汤加减。二是阴虚内热证，主要表现为围绝经期妇女月经周期紊乱，淋漓不尽，腰腿酸楚，潮热盗汗，舌质红，脉细或细数。治宜滋肝肾清热，方选何氏滋阴清经汤合二至丸加减。三是肝郁脾虚证，主要表现为经血已止，平素月事不调，经前乳胀，忧思郁怒，纳滞，舌淡红苔薄，脉弦。治宜

疏肝理气调经，方选逍遥化瘀调经汤加减。若兼见经色红、面赤、舌质红、脉弦数等肝郁化火之象时，则选丹栀逍遥散加减。四是气血亏虚证，主要表现为经血淋漓，色淡红，神疲乏力，面色不华，胃纳不佳，舌质淡，脉细弱。治宜益气养血，方选八珍汤加黄芪之类。若兼见心慌心悸、夜寐不安等心血亏虚者，则选归脾汤合四物汤加减。

治疗崩漏，何师自拟几个行之有效的验方，具体如下：

验方一：何氏补益冲任汤，组成为小茴香3g，炒当归9g，鹿角霜6g（先煎），党参15g，阿胶珠10g，沙苑蒺藜9g，肉苁蓉9g，紫石英12g（先煎），枸杞子9g，炙龟甲15g（先煎），补骨脂12g，女贞子12g，旱莲草9g，淡竹茹15g。功用：调补冲任，适用于冲任失调型崩漏缓解期患者。

验方二：何氏滋阴清经汤，组成为黄芪30g，黄芩12g，生地黄12g，怀山药15g，山茱萸10g，牡丹皮12g，茯苓15g，泽泻12g，炙龟甲18g（先煎），续断15g，桑寄生15g。功用：滋肝肾清热，适用于阴虚内热型崩漏缓解期患者。

三、痛经

痛经又称经行腹痛，是指妇女正值经期或经行前后出现周期性的小腹疼痛，或痛引腰骶，甚则剧痛昏厥的一种病证。本病的发生与情志不畅、起居不慎、脏腑亏虚等因素有关。《妇人大全良方·调经门》记载："夫妇人月经来腹痛者，由劳伤气血，致令体虚，风冷之气客于胞络……"《傅青主女科》云："夫肝属木，其中有火，舒则通畅，郁则不扬。经欲行而肝不应，则抑拂其气而疼生。"《景岳全书·妇人规》记载："经行腹痛，证有虚实……然实痛者，多痛于未行之前，经通而痛自减；虚痛者，于既行之后，血去而痛未止，或血去而痛益甚。大都可按可揉者为虚，拒按拒揉者为实。"因此，痛经可分虚实，实者，多为寒凝气滞血瘀所致，不通则痛；虚者，多为脏腑亏虚、气血不足、胞宫失养所致，不荣则痛。西医学将其分为原发性痛经和继发性痛经，前者一般无盆腔器质性病变，也称功能性痛经；后者由盆腔器质性病变导致，如盆腔炎、子宫内膜异位症、子宫腺肌病等引起的月经期疼痛。

何师指出，本病的常见证型：一是肝气郁结证，主要表现为经行腹痛，或胀满不适，经量少，经色黯，胸乳胀痛，舌苔薄，脉弦。治宜疏肝理气，调经止痛，方选当归芍药散或自拟逍遥化瘀调经汤加乳香、没药等。二是气滞血瘀证，主要表现为经前或经行腹痛，以胀痛或刺痛为主，经量少，经行不畅，经色黯，有血块，块下痛减，舌质黯或有瘀点，脉涩。治宜理气活血，化瘀止痛，方用血府逐瘀汤加减。三是寒凝血瘀证，主要表现为经行小腹冷痛剧烈，得热则舒，经血量少，经色黯，有血块，舌质黯或有瘀点，苔白，脉沉紧。治宜温经散寒，化瘀止痛，方选少腹逐瘀汤加减。四是湿热瘀阻证，主要表现为经行小腹灼热疼痛，经色黯红，质稠有块，平素带下色黄，小便黄赤，口干口苦，舌质红，苔黄腻，脉滑数。治宜清热利湿，化瘀止痛，方选四妙散加木槿花、凤尾草、红藤、忍冬藤、桃仁等。五是气血亏虚证，主要表现为经后小腹绵绵作痛，喜按，经血量少，面色苍白，神疲乏力，舌质淡苔薄，脉细弱。治宜健脾益气，养血止痛，方用八珍汤加减。

临证施治过程中，对于实证所致的经行腹痛，何师根据气滞与血瘀之偏颇，善用药对：①延胡索、炒川楝子：延胡索苦辛性温，行气活血，擅长止痛；炒川楝子味苦性寒，入肝、胃、小肠经，疏肝行气止痛。两药合用，增强行气止痛之效。②乳香、没药：两者均归心、肝、脾经，相须为用，活血消瘀定痛。③蒲黄、五灵脂：蒲黄甘平，行血消瘀，《神农本草经》谓其"消瘀血"；五灵脂苦咸甘温，入肝经血分，通利血脉。二者相须为用，化瘀散结而止痛。

四、绝经前后诸证

女性在绝经期前后，伴随月事紊乱或绝经而出现烘热烦躁、夜寐不安、忧思郁怒等一系列症状者，称为绝经前后诸证，相当于西医学的绝经综合征。本病多见于妇女七七之年，《素问·上古天真论》记载："七七，任脉虚，太冲脉衰少，天癸竭，地道不通，故形坏而无子也。"《素问·阴阳应象大论》云："年四十，而阴气自半也……年五十，体重，耳目不聪明矣。"因此，女子"七七"之后，肾气虚衰，天癸渐竭，冲任失调；肾阴亏虚，阴损及阳，阴阳俱虚；肾虚累及心、肝两脏，而见上述诸症。何师认为，肾阴亏虚为发病之本，阴阳失衡为病机关键，同时与心肾不交、肝气郁结等密切相关。

何师指出，本病的常见证型：一是肝气郁结证，主要表现为月事紊乱，心烦易怒，胸胁胀满，善太息，舌淡红苔薄，脉弦。治宜疏肝理气解郁，方选逍遥散加减。二是肝肾阴虚证，主要表现为烘热烦燥，腰膝酸软，头晕耳鸣，少寐多梦，舌质红苔薄，脉细数。治宜滋养肝肾，方用六味地黄丸加炙龟甲、青蒿、地骨皮等。若潮热盗汗明显者，加知母、黄柏、浮小麦、稽豆衣以清热敛汗；若口干多饮、烦躁不安者，则合入百合地黄汤清心除烦；若兼见心烦寐劣、心悸神疲等症状，则加交泰丸、酸枣仁、五味子等交通心肾，酸敛生津。三是阴阳两虚证，主要表现为月经周期紊乱，经量或多或少，潮热汗出，乍寒乍热，腰膝冷痛，头晕耳鸣，舌质淡苔薄，脉沉。治宜益肾填精，阴阳双补，方用自拟二仙地黄汤加减。

治疗绝经前后诸证，何师自拟几个行之有效的验方，具体如下：

验方一：甘麦地黄汤，组成为生地黄15g，怀山药12g，山茱萸10g，牡丹皮10g，茯苓15g，泽泻12g，炙龟甲12g（先煎），淮小麦30g，大枣20g，炙甘草10g。功用：补益肝肾，养心安神，适用于肝肾不足、心神失养型绝经前后诸证患者。

验方二：二仙地黄汤，组成为生地黄15g，怀山药12g，山茱萸10g，牡丹皮10g，茯苓15g，泽泻12g，炙龟甲12g（先煎），仙茅9g，仙灵脾9g，黄柏12g，知母12g，巴戟天10g，当归10g。功用：益肾填精，阴阳双补，适用于阴阳两虚型绝经前后诸证患者。

五、带下过多

"带下"之名始见于《素问·骨空论》，其记载"任脉为病，男子内结七疝，女子带下瘕聚"。带下病包括带下过多和带下过少，临床以带下过多为多见，其主要表现为带下量明显增多，或伴色、质、气味异常和全身、局部症状，相当于西医学阴道炎、宫颈炎、盆腔炎等阴道分泌物增多的疾病。《诸病源候论》将带下列分白、黄、赤、青、黑五色，目前临床常见者多为白带、黄带、赤带，青带、黑带则较少见。本病的发生总责之于湿邪，正如《傅青主女科·带下》亦谓："夫带下俱是湿症。"而湿邪不外乎外感和内伤两类，或外感湿邪，侵袭胞脉，损伤冲任督带；或房劳过度，起居异常，损伤脾肾，脾失运化，酿生水湿，肾气不足，失于固涩，水湿下注。其基本病机为带脉失约，冲任不固。

何师指出，治疗带下首先分外感和内伤，外感多责之于湿热，治宜清热利湿；内伤则从肝、脾、肾三脏论治，其认为肝宜条达，脾宜升燥，肾宜固涩。临床的常见证型：一是肾阳虚证，主要表现为带下清稀如水，淋漓不断，少腹怕冷，腰酸，四肢不温，舌体胖舌质淡，苔白，脉沉。治宜温肾培元、固肾止带，方用《女科切要》之内补丸加芡实、金樱子等固涩止带之品。二是脾虚证，主要表现为带下量多，色白或淡黄，神疲乏力，纳少便溏，舌质淡苔白，脉濡细。治宜健脾益气、升阳除湿，方用完带汤或补中益气汤加茯苓、芡实、薏苡仁等健脾燥湿之品。三是阴虚夹湿证，主要表现为带下色黄，阴部干涩，腰膝酸软，头晕耳鸣，五心烦热，口干，舌质红苔少，脉细数。治宜益肾滋阴、清热止带，方用知柏地黄丸合二妙丸加减。四是湿热下注证，主要表现为带下色黄黏稠，气味臭秽，阴部瘙痒，口干口苦，舌苔黄腻，脉滑数。治宜清热利湿止带，方用龙胆泻肝汤加红藤、忍冬藤、凤尾草等。

何师在临证治疗带下病时，有以下几个特点：①善用二妙丸之类方：若见患者带下色黄为主，随证灵活加用二妙丸、三妙丸、四妙丸之类，清热燥湿止带。②善用外洗方：若见患者外阴瘙痒，何师仿《金匮要略》蛇床子散法，自拟外洗验方：苦参30g，蛇床子40g，枯矾4.5g，川椒6g，金银花30g，野菊花30g；水煎1000mL，每日一次，坐浴20分钟。③强调平素生活调摄：嘱患者调整情绪和心理状态，保持心情舒畅；饮食应按时按量，避免暴饮暴食，少进肥甘厚味、酒水冷饮等助湿之品；作息规律，避免熬夜，适当参与体育锻炼，增强体质，经期避免房事。

六、产后身痛

产后身痛，又称"产后遍身疼痛""产后中风"，是指产后妇人出现四肢关节疼痛、腰背肌肉麻木等症状的一种疾病。何师认为，妇人孕期养胎或分娩之时失血耗气，导致产后气血亏虚、百脉空虚，四肢经脉失于濡养，而出现肢体关节酸痛麻木；或因产伤肾，肾气不足，精血亏虚，经络失养，出现腰腿酸楚、足跟疼痛；或因产后妇人体虚，摄生不慎，感受寒湿之邪，客于经络、肌肉、关节，致肢体气血运行不畅，不通则痛，而见周身关节疼痛麻木。正如《诸病源候论·妇人产后病诸候上》记载"产则伤动血气，劳损腑脏，其后未平复，起早劳动，气虚而风邪乘虚伤之，致发病者，故曰中风"。

治疗上，《沈氏女科辑要笺正·遍身疼痛》指出："遍身疼痛……此证多血虚，宜滋养。或有风寒湿三气杂至之痹，则养血为主，稍参宣络，不可峻投风药。"因此，何师认为本病以虚证为主，或虚实夹杂，临证施治时以扶正补虚为主，佐以祛邪。临床常见证型：一是肺卫不固证，主要表现为四肢关节疼痛，汗出明显，畏风恶寒，乏力，舌淡红，苔薄白，脉细。治宜益气固表，方选玉屏风散加味。二是营卫不和证，主要表现为肢体关节酸痛，肌肤麻木不仁，畏风恶寒，或汗出，舌淡红，苔薄白，脉弦细。治宜益气温经，和营通痹，方选黄芪桂枝五物汤加味。三是肝肾亏虚证，主要表现为双膝关节疼痛，怕冷，腰腿酸楚，头晕乏力，耳鸣如蝉，舌质淡红苔薄，脉沉弦。治宜滋育肝肾，通络止痛，方选六味地黄丸加络石藤、豨莶草等。四是气血不足证，主要表现为腰膝疼痛，肢体活动不利，疲乏无力，面色无华，心悸气短，舌质淡苔白，脉细弱。治宜益气养血，祛风除湿，方选独活寄生汤加减。

何师治疗产后身痛，有以下几个特点：①专药活用：在上述辨证论治的基础上，若见风湿痹痛，常加防风10g，络石藤30g，桑枝15g，豨莶草30g，祛风湿，通经络，利关节。②顾护脾胃：产后妇人体质虚弱，可通过调脾胃，补后天，而强体质，另外，产后妇人尚需哺乳，气血为乳汁化生之源，固护脾胃，可使乳汁化生源源不绝。因此，常加怀山药、大枣、白术、炙甘草等益气健脾之品。③内外合用：在口服中药汤剂的同时，常配合使用外洗方，如将生姜、艾叶、桂枝煎汤，浸泡局部关节，可使药物直达病所，快速缓解不适症状。④摄身起居：本病在治疗的同时，需要生活起居的配合，如加强产褥期护理，改善居住环境，注意保暖，避免夏日空调温度过低。

七、癥瘕

癥瘕是指妇人胞中有结块，伴有下腹或胀，或痛，或满，或阴道异常出血等症状的一类疾病。其中，癥者，坚定不移，痛有定处，病属血分；瘕者，推之可移，痛无定处，病属气分。《灵枢·水胀》言："寒气客于肠外，与卫气相搏，气不得荣，因有所系，癖而内著，恶气乃起，息肉乃生。其始生也，大如鸡卵，稍以益大，至其成，如怀子之状，久者离岁，按之则坚，推之则移，月事以时下，此其候也。"《景岳全书·妇人规》曰："瘀血留滞作癥，惟妇人有之。其证则或由经期，或由产后，凡内伤生冷，或外受风寒，或恚怒伤肝，气逆而血留，或忧思伤脾，气虚而血滞……总由血动之时，余血未净，而一有所逆，则留滞日积而渐以成癥矣。"指出本病的主要病机为寒凝、气滞、血瘀。外感寒邪，客于胞宫，阻滞气血运行；或情志不舒，肝气郁滞，瘀血内停胞宫；或饮食不节，损伤脾胃，脾失健运，痰浊内生。气、瘀、痰三者共同作用，终而酿生本病。癥瘕之病，有良性与恶性之分，本篇仅讨论良性癥瘕，包括子宫肌瘤、卵巢囊肿等。

何师指出，本病的常见证型：一是气滞血瘀证，主要表现为B超提示卵巢囊肿或子宫肌瘤，经前乳胀，平素经色紫黯，烦躁，舌质黯或有瘀斑，苔薄，脉涩。治宜疏肝理气、化瘀消癥，方选自拟逍遥消癥汤加减。二是寒凝血瘀证，主要表现为B超提示卵巢囊肿或子宫肌瘤，经行腹痛，经色紫黯，小腹怕冷，舌下脉络或舌质紫黯，苔薄，脉弦涩。治宜温经散寒、化瘀消癥，方选自拟加味桂枝茯苓丸加减。三是湿热瘀阻证，主要表现为B超提示卵巢囊肿或子宫肌瘤，经色黯红，平素带下色黄，口干口苦，舌质黯红，苔黄腻，脉滑。治宜清热利湿、化瘀消癥，方选自拟清热消癥汤加减。四是肾虚血瘀证，主要表现为B超提示卵巢囊肿或子宫肌瘤，经色黯或夹血块，伴有腰酸，头晕耳鸣，舌质黯苔薄，脉细。治宜益肾活血，消癥散结，方选六味地黄丸合桂枝茯苓丸加减。

治疗癥瘕，何师自拟几个行之有效的验方，具体如下：

验方一：逍遥消癥汤，组成为炒当归12g，炒白术12g，生白芍15g，柴胡10g，茯苓30g，炙甘草10g，藤梨根30g，莪术9g，香附12g，浙贝母10g，夏枯草12g，生牡蛎15g（先煎）。功用：疏肝理气，消癥散结，适用于气滞血瘀型癥瘕患者。

验方二：加味桂枝茯苓丸，组成为炙桂枝10g，茯苓30g，牡丹皮10g，桃仁6g，赤芍15g，藤梨根40g，夏枯草12g，炙鳖甲20g（先煎），生牡蛎30g（先煎），八月札12g，皂角刺12g，莪术9g，海藻30g。功用：温经散寒，化瘀消癥，适用于寒凝血瘀型癥瘕患者。

验方三：清热消癥汤，组成为藤梨根40g，桃仁9g，牡丹皮12g，忍冬藤30g，大血藤30g，败酱草20g，白花蛇舌草30g，莪术9g，生牡蛎30g（先煎）。功用：清热利湿，化瘀消癥，适用于湿热瘀阻型癥瘕患者。

八、不孕症

不孕症可分为原发性不孕和继发性不孕，前者是指婚后夫妇同居1年以上，性生活正常，配偶生殖功能正常，未避孕而未受孕者；后者是指妇人曾孕育，未避孕又1年以上未再受孕者。西医学认为，本病病因复杂，但临床以内分泌紊乱（卵巢功能失调、黄体功能不足等）、生殖器官疾病（输卵管炎症等）为主。《圣济总录·妇人无子》云："妇人所以无子者，冲任不足，肾气虚寒也。"朱丹溪在《格致余论·秦桂丸论》中指出："今妇人之无子者，率由血少不足以摄精也。血之少也，固非一端。然欲得子者，必须补其阴血，使无亏欠，乃可推其有余，以成胎孕。"《医宗金鉴·调经门》云："不子之故伤冲任，不调带下经漏崩，或因积血胞寒热，痰饮脂膜病子宫。"因此，中医学认为，本病的发生常责之于肝气郁结、肝肾亏虚、气血不足、寒凝胞宫、瘀血阻滞等，导致冲任失调，不能受精成孕。

何师认为，本病临床常见证型：一是肝气郁结证，主要表现为多年不孕，经期延后，经前或经行乳胀，经行不畅，情志不舒，舌质淡红苔薄，脉弦。治宜理气疏肝、调经助孕，方选自拟不孕乳胀汤。若兼见输卵管堵塞，则加忍冬藤、红藤、木槿花清热利湿。二是肝郁血虚证，主要表现为多年不孕，经行乳胀，经量少，经色淡红，面色无华，胃纳欠佳，舌质淡红苔薄，脉细弦。治宜疏肝健脾、养血助孕，方选逍遥四物汤加减。三是寒凝胞宫证，主要表现为婚久不孕，经行腹痛，小腹怕冷，经色紫黯，舌下脉络或舌质黯红，苔薄白，脉

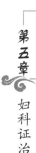

细涩。治宜温经散寒、养血祛瘀，方选《金匮要略》温经汤加减。四是肝肾亏虚证，主要表现为婚后多年未孕，平素月经推迟，经量少，腰腿酸楚，头晕乏力，舌质淡苔薄，脉沉细。治宜滋育肝肾、调经助孕，方选六味地黄丸加桑寄生、杜仲、菟丝子等益肾之品。五是瘀血阻滞证，主要表现为多年不孕，月经后期，经色黯，经行腹痛，B超提示子宫肌瘤或卵巢囊肿，舌下络脉或舌质黯，脉涩。治宜活血化瘀，方选自拟加味桂枝茯苓丸加减，中病即止，灵活遣方。

治疗不孕症，何师有以下几点心得体会：①临证灵活加减：本病虽可分上述证型，但就诊患者往往病情复杂，兼夹多种病理因素，若兼肾虚者，则加桑寄生、菟丝子、杜仲、续断等益肾之品；若兼血瘀之象者，则加益母草、泽兰、蒲黄、五灵脂等活血化瘀之品；若兼见带下色黄者，则加二妙丸、红藤、忍冬藤等清热利湿之物；若兼见乳胀等肝郁之象者，则加玫瑰花、绿梅花、制香附、金铃子散等疏肝理气之物。②重视心理治疗：多年未孕者，往往求子心切，精神压力大，进一步降低受孕的概率，故何师常嘱患者日常生活中注意四点，即情志条达、起居有节、劳逸适宜、节欲摄生，从而增加受孕概率。

临证治疗不孕，何师自拟几个行之有效的验方，具体如下：

验方一：不孕乳胀汤，组成为乌药 9g，香附 12g，枳实 12g，青橘叶 30g，白术 15g，娑罗子 15g，路路通 15g，郁金 15g，合欢皮 15g。功用：疏肝理气，调经助孕，适用于肝气郁结型不孕患者。

验方二：加味桂枝茯苓丸，组成为炙桂枝 10g，茯苓 30g，牡丹皮 10g，桃仁 6g，赤芍 15g，藤梨根 40g，夏枯草 12g，炙鳖甲 20g（先煎），生牡蛎 30g（先煎），八月札 12g，皂角刺 12g，莪术 9g，海藻 30g。功用：活血化瘀助孕，适用于瘀血阻滞型不孕患者。

九、阴挺

阴挺相当于西医学的子宫脱垂和（或）阴道壁膨出，是指因盆底肌肉、筋膜、韧带等支持系统薄弱，使子宫从正常位置向下移位，甚至完全脱出于阴道口外的一类疾病。本病好发于老年妇女或产后妇人，主要表现为阴道内或阴道外有肿物膨出，站立时明显，平卧时减轻，伴有下腹坠胀、腰骶酸痛等症状，劳作后加剧。《医宗金鉴·妇科心法要诀》云："妇人阴挺，或因胞络伤损，或因分娩用力太过，或因气虚下陷，湿热下注，阴中突出一物如蛇，或如菌如鸡冠者……属热者，必肿痛小便赤数，宜龙胆泻肝汤；属虚者，必重坠小便清长，宜补中益气汤加青皮、栀子。"

结合《医宗金鉴》所述，何师强调，治疗本病需首辨虚实，临证以虚证为主。常见证型：一是气虚下陷证，主要表现为子宫脱垂，小腹坠胀，疲乏无力，少气懒言，舌质淡苔薄，脉细弱。治宜健脾益气、升阳举陷，方用补中益气汤或自拟补中升提汤加味。二是肾虚失固证，主要表现为子宫脱垂，小腹坠胀，腰膝酸软，头晕目眩，小便频数，舌淡红，脉沉弱。治宜补益肾气、收敛固脱，方用大补元煎或自拟益肾升提汤加减。三是湿热下注证，主要表现为子宫脱垂，小便灼热，口苦，舌质红苔黄腻，脉滑数。治宜清热利湿，方用龙胆泻肝汤加减。

根据长期的临证经验，何师有几个自拟验方，具体如下：

验方一：补中升提汤，组成为黄芪 30g，白术 15g，党参 20g，白芍 15g，山药 15g，当归 12g，升麻 9g，炙甘草 9g。功用：健脾益气、升阳举陷，适用于气虚下陷型子宫脱垂患者。

验方二：益肾升提汤，组成为黄芪 30g，乌贼骨 12g，生龙骨 12g（先煎），生牡蛎 12g（先煎），白芍 12g，杜仲 12g，柴胡 12g，升麻 9g，山茱萸 12g，炙甘草 9g。功用：补益肾气，收敛固脱，适用于肾虚失固型子宫脱垂患者。

十、乳癖

乳癖是以单侧或双侧乳房内存在形状、大小不一的肿块，乳房疼痛与月经周期及情志变化密切相关为主要表现的乳腺良性增生性疾病，相当于西医学的乳腺增生病。好发于 25～45 岁妇女，约占乳房疾病的 75%，是最常见的乳房疾病。西医学认为，本病的发生主要与内分泌功能紊乱有关，尤其与卵巢功能失调密切相关。《疡科心得集·辨乳癖乳痰乳岩论》云："乳中结核，形如丸卵，不疼痛，不发寒热，皮色不变，其核随喜怒为消长，此名乳癖。"《外证医案汇编·乳胁腋肋部》亦记载："乳癖乃肝脾二经气凝血滞。"因此，何师认为，本病主要与肝气郁滞、痰凝血瘀、冲任失调有关。

虽然临证证型复杂，但基于上述认识，何师认为主要以肝郁痰凝证为主，主要表现为经前或经行乳房疼痛，B超可见单侧或双侧乳房内有形状、大小、数量不一的肿块，心烦易怒，善太息，舌淡红苔薄白，脉弦。治宜疏肝理气，化痰散结。方用逍遥散去薄荷加橘叶、郁金、浙贝母等疏肝理气化痰之品。若病程日久，乳痛剧烈，以刺痛为主者，则加蜂房、鹿角片、丹参等活血化瘀止痛，夏枯草、生牡蛎等软坚散结。

何师基于对乳癖的认识，创制验方，灵活加减，均可取效，具体如下：

验方：软坚消癖汤，组成为当归 10g，炒白术 12g，白芍 15g，柴胡 10g，茯苓 20g，炙甘草 10g，鹿角片 10g（先煎），蜂房 6g，生牡蛎 30g，橘叶 30g，天冬 30g，玫瑰花 10g，丹参 30g。功用：疏肝理气，散结止痛，适用于肝郁气滞、痰凝血瘀型乳癖患者。

第六章　医案选辑

医案是对医家学术思想、诊治方法的记录，它反映各个医家的经验及用方用药等特色。国学大师章太炎曾云："中医之成绩，医案最著。"梁任公则云："治学重在真凭实据，夫医案皆根据病理，而治疗之成绩，亦中医价值之真凭实据也。"国医大师何任教授认为，读医案如随师临诊，弥足珍贵。这不仅是对历代名家医案的重视学习，也是对临证案例的记录整理。本章辑选了肿瘤、内科、妇科和皮肤科等方面的90余则医案，均系在何师指导下由学生整理完成。

一、脑瘤案

案例一：

夏某，女，38岁。2012年11月20日初诊。

主诉：右侧中颅底血管外皮瘤术后5月余。患者5月余前行右侧中颅底血管外皮瘤手术治疗，曾放疗29次，继之面瘫，术后服丙戊酸钠缓释片。刻诊：口角歪斜，头皮欠舒，面色萎黄，神疲乏力，耳鸣，纳欠展，夜寐不安，大便两日一行，舌质淡，舌苔薄，脉弦。

诊断：脑瘤术后，脾胃虚弱证。

治法：健脾和胃。

处方：太子参30g，白术12g，茯苓20g，炙甘草10g，陈皮10g，姜半夏12g，生麦芽30g，生谷芽30g，莱菔子15g，焦六曲12g，佛手15g，红枣30g，淮小麦30g，炒鸡内金15g，制香附12g。7剂，每日1剂，每剂2煎，每煎200mL，分上下午2次温服。

2012年12月25日二诊：药后纳已展，原旨出入，上方加黄芪20g，14剂，煎服法同前。

2013年1月20日三诊：药后口角歪斜、头皮不舒等症较前明显好转，大便欠畅。再宗原旨，原方加黄精30g、制首乌20g，14剂，煎服法同前。

患者此后随证加减，中药调理1年有余，口角歪斜已无，精神诸症好转，各项指标复查均无明显异常。

按：颅内血管外皮瘤为罕见的原发于中枢神经系统的恶性肿瘤，具有侵袭性及术后易复发、易转移的特点。本案患者行手术治疗及放疗后出现口角歪斜、耳鸣、头皮欠舒、面黄神疲、纳欠佳，为一派正气不足、脾胃运化失常之象，是故邪去而正衰，阴阳两虚。李东垣在《脾胃论》中云："元气之充足，皆由脾胃之气无所伤，而后能滋养元气。"又云："里虚必谈土，治损取其中，培补中气以滋生化源。"故治疗当以扶正为主，健胃理脾为先，方选六君子汤加味。太子参、白术健脾益气，茯苓利水渗湿，陈皮、半夏燥湿化痰和胃，甘草益气和中。同时配伍生谷麦芽、莱菔子、焦六曲、鸡内金健脾和胃消食，佛手、香附疏肝理气，合甘麦大枣汤补益心阴、养心安神。脾胃得健，化源充足，扶正以祛邪，养正则积自除。三诊时，在脾胃运化功能恢复的基础上，加制黄精、制首乌益肾之品，填精以扶正。诸药合用，既补先天，又养后天，正气渐盛，则邪气自消。

（傅丹旦 整理）

案例二：

陈某，男，18岁。2013年1月24日初诊。

主诉：右颞开颅肿瘤部分切除术后半年余。其父代诊：患者于2012年5月9日全麻下行右颞开颅肿瘤部分切除术，病理示：（右颞）低级别胶质瘤。已作放疗28次。刻诊：阴雨天则感头痛，烦闷急躁，易怒，饮白酒量多，胃纳欠佳，大便日行。

诊断：脑瘤术后，正虚邪实、痰火交阻证。

治法：扶正祛邪，清热化痰。

处方：生晒参6g，黄芪20g，天麻9g，白术10g，泽泻12g，女贞子18g，姜半夏9g，猫人参30g，白花蛇舌草30g，淮小麦40g，红枣30g，炙甘草10g，焦山栀子9g，淡豆豉20g，郁金12g，僵蚕12g，佛手15g，三叶青粉6g（分2次吞服）。7剂，每日1剂，每剂2煎，每煎200mL，分上下午2次温服，另嘱三叶青粉以30℃温水分2次吞服。

2013年1月31日二诊：药后头痛解，烦闷减，纳展，少量饮酒。上方去佛手，加六神曲12g，14剂，煎服法同前。

2013年4月23日复诊：4月15日头颅MRI示：脑内胶质瘤术后，对比前片病灶缩小，占位效应减轻，肿瘤伴出血部分残留。治宗原旨，上方去郁金、六神曲、三叶青粉，加七叶一枝花12g、蔓荆子15g、白蒺藜15g，14剂，煎服法同前。1年后情况好转，头颅MRI提示：病灶较前好转，出血基本吸收。

2014年11月1日复诊：10月10日头颅MRI示：右颞胶质瘤较前增大。患者起居不节，时有酗酒，聚会晚归，常食夜宵，情绪尚稳，纳便尚常，原旨出入。处方：黄芪20g，天麻9g，白术10g，泽泻12g，女贞子18g，姜半夏9g，猫人参30g，白花蛇舌草30g，淮小麦40g，红枣30g，炙甘草10g，僵蚕15g，七叶一枝花12g，枸杞子20g，石菖蒲12g，猪苓18g。14剂，煎服法同前。后数次复查均提示病灶增大，伴局部出血，考虑肿瘤复发。患者抽搐频发，情绪不稳，未能正常工作，待业在家。期间曾住院商议：考虑肿瘤贴近脑干，手术风险大，预后差，暂不行手术治疗，西医予抗癫痫治疗，别无他法，惟坚持服中药。

2016年3月19日复诊：3月5日头颅MRI复查示：右颞胶质瘤术后，右侧颞叶海马区占位灶伴出血（考虑肿瘤部分残留或复发），较前片（2015年11月21日）病灶大致相仿，病灶中部T1WI高信区域略减少，考虑出血略吸收。患者癫痫未作，恢复上班，情绪稳定，惟喉间有痰，舌苔薄，脉弦，治守原法。处方：黄芪30g，天麻9g，白术20g，泽泻12g，女贞子20g，姜半夏9g，猫人参30g，白花蛇舌草30g，大枣30g，七叶一枝花10g，枸杞子20g，僵蚕15g，猪苓24g，化橘红8g，葛根15g，全蝎粉3g(冲服)。14剂，煎服法同前。

2016年10月29日复诊：9月4日头颅MRI复查与3月5日基本相仿，血肿部分吸收。进食较多，体重增加，喉间有痰，偶有呕泛，舌苔薄，脉弦，守方加减。处方：黄芪30g，天麻9g，白术20g，泽泻12g，女贞子20g，姜半夏9g，猫人参30g，白花蛇舌草30g，大枣30g，七叶一枝花10g，枸杞子20g，僵蚕15g，猪苓24g，化橘红12g，全蝎粉3g（冲服），沉香曲6g，茵陈30g，蒲公英30g。14剂，煎服法同前。

2017年3月11日复诊：2月25日头颅MRI提示病灶较前稍缩小，原方加减，续服14剂。患者术后服药至今，诸症稳好，正常工作，现已结婚。

按：脑胶质瘤是中枢神经系统最常见的、预后较差的原发性恶性肿瘤，目前西医学治疗此病尚未取得较大突破。患者初诊时已受手术金刃，正气已虚。肝失条达，气机郁滞，气滞则血行不利，血瘀痰凝，脑窍闭阻，加之风阳上扰，故时有头痛；阴雨天感头痛明显，此乃外湿引动内蕴之痰湿之象；气郁化火，故烦闷急躁。酒乃发散走窜之物，更易助湿动风，加重病情。病灶未能尽除，故癌毒仍有残留。辨证为正气亏虚、痰火交阻、风阳上扰，治宜益气养阴、清热化痰、平肝息风。何师以黄芪、枸杞子、生晒参、女贞子等益气养阴，不断扶正；半夏白术天麻汤化痰祛风通络；白术、泽泻为《金匮要略》之泽泻汤，可利水化饮，导浊阴下行，促进残留病灶吸收；僵蚕祛风化痰、息风止痉，其入络搜风之力非草木药所能代替；猫人参、白花蛇舌草抗癌解毒。病情较复杂，或见转移、复发征象时，何师喜加用三叶青粉，因其性平和，祛邪不伤正，苦寒不败胃，妇孺皆可用之。佛手疏肝理气和胃，栀子豉汤清心解郁，甘麦大枣汤养心安神。后均以"不断扶正，适时祛邪，随证治之"的原则调治：胃气渐复，则加七叶一枝花；情绪稳定，遂减解郁安神之品；抽搐更甚，则加全蝎粉通络息风止痉；时令盛夏，则以夏枯草、青蒿等清热解暑；溲黄频急，则加车前子、金钱草利尿通淋等。调治1年，患者情况稳定，病灶缩小，已属不易，但因手术未能尽除病灶，加之起居饮食不慎，病情复发。复发后西医告知手术风险较大，患者家属再三思虑，放弃手术，仅坚持服中药，病灶得以控制，且有逐渐缩小趋势，患者诉西医复查时见此状，直呼"实乃奇迹"！

（叶娜妮　整理）

案例三：

孔某，女，3岁。2017年9月21日初诊。

主诉：颅内肿瘤术后1月，发热20天。患者1月前在北京某医院行"颅内肿瘤切除术"，术后病理示：髓母细胞瘤。20天前，患者出现发热，腋温波动在38.5～39℃，考虑颅内感染，予万古霉素等药物抗感染治疗，治疗后，患者非但热势不减，全身出现鲜红色皮疹，考虑药物过敏，予抗过敏治疗，患者皮疹稍退，然体温仍无明显下降，故在病友介绍下，特从北京赶至何师处求诊。其父代述：患者现仍有发热，晨测腋温38.5℃，无畏寒寒战，无四肢抽搐，时有干咳，口唇干裂，溲赤，大便干结。

中医诊断：（脑瘤伴发热）暑伤气阴证。

治法：清暑热，养气阴。

处方：生地黄9g，百合12g，玄参6g，麦冬6g，太子参12g，黄芩6g，桑叶9g，连翘6g，金银花9g，荆芥5g，防风3g，甘草5g，桔梗3g，焦六曲6g。7剂。

2017年9月30日二诊：传语只服药两剂，患者体温即降至正常，皮疹消退，尿色转清，大便日行，惟巩膜略有黄染。上方减荆芥，加茵陈15g，再予21剂。3月后电话随访，患者家属告知，服用中药后，患者干咳、口唇干裂、巩膜黄染等均有明显好转，但无奈病情进展，出现多种并发症，最终不幸离世。

按：《内经》有云："阴阳之要，阳密乃固。"本例患者，年幼体弱，身染沉疴，又经刀圭，耗伤正气，卫外不固，外感温邪而致病。叶天士曾云："温邪上受，首先犯肺，逆传心包。"表明风温热邪犯人，肺卫首当其冲，若失治、误治将使邪陷厥阴，以致病深不解。患者发病时间为农历七月，以发热为主要表现，故中医诊断为暑温病。阳盛则热，暑为阳邪，其性升散，易扰神、耗气伤阴，故出现口干、口唇干裂等症状；暑气通心，心与小肠相表里，邪热下传，表现为小便短赤。综上，该患者属暑伤气阴证，治宜清暑热、养气阴，选用百合地黄汤加味。方中百合、地黄、玄参、麦冬养阴清热，黄芩、桑叶清上焦邪热，金银花、连翘透邪外出，太子参益气养阴，神曲健脾消食等。诸药合用，心肺同治，表里兼顾，故热退阴复。因髓母细胞瘤为恶性程度最高的颅内肿瘤，死亡率极高，目前尚无有效措施能显著提高本病的生存率，最终患者因病情进展不幸病逝，留给我们无限的惋惜和思考。

（李振兴　整理）

二、鼻咽癌案

案例：

王某，男，55岁。2001年2月26日初诊。

主诉：鼻咽癌放疗后半年余。2000年5月患者于某西医医院确诊为鼻咽癌，行放疗7周，有放射性损伤。刻诊：鼻咽部左右顶壁及项壁软组织肿胀，下肢水肿，听力严重下降，头痛，记忆力衰退，舌苔薄，脉弦。

诊断：鼻咽癌放疗后，热邪伤阴、邪浊留滞证。

治法：养阴润燥，祛邪解毒。

处方：西洋参3g（另煎），黄芪30g，女贞子15g，枸杞子20g，延胡索15g，生白芍20g，生甘草10g，猫人参40g，薏苡仁50g（另包），白花蛇舌草20g，七叶一枝花15g，绞股蓝10g，冬瓜皮30g，苍耳子10g，红枣30g，佛手10g。14剂，每日1剂，每剂2煎，每煎200mL，分上下午2次温服，其中薏苡仁50g煮粥晨服代早餐。药后诸症好转，原方加减，续进3月余。

2001年6月4日复诊：诸症好转，复查尚常，继按原旨。处方：党参30g，制首乌30g，制黄精30g，女贞子15g，天麻10g，白芷10g，当归10g，黄芪30g，灵芝15g，苍耳子15g，炙甘草10g，红枣30g，杭白菊10g，佛手10g。14剂，煎服法同前。病情稳定，上方加减，续进9月。

2002年3月13日复诊：口咽干燥明显，舌质红，舌苔薄腻，脉细，拟以滋清为治。处方：党参30g，制首乌30g，制黄精30g，女贞子15g，白芷10g，天麻10g，佛手10g，杭白菊10g，苍耳子10g，川芎10g，铜皮石斛10g，薏苡仁60g（另包），生甘草10g，冬瓜皮30g，天冬10g，麦冬10g。30剂，煎服法同前。药后口燥咽干瘥解，上方加减，续进4月。

2002年9月16日复诊：患者诉颜面浮肿2月余，属气虚水泛证，宜益气健脾利水。处方：广藿香10g，冬瓜皮30g，绵茵陈30g，陈葫芦壳15g，地骷髅15g，苏梗10g，党参15g，黄芪20g，天麻9g，车前子10g，薏苡仁60g（另包），滑石10g（包煎），川石斛10g，丹参15g。30剂，煎服法同前。上方加减调治，浮肿渐消。继以扶正祛邪为旨，随症加减。患者药治至今，诸症平稳，定期复诊，生活基本如常人。

按：鼻咽癌属西医学病名，根据其临床表现如鼻衄、头痛、听力减退、颈部淋巴结肿大等，可归属于中医学的"颃颡岩""上石疽""控脑砂"等疾病范畴，其基本病机是本虚标实，本虚多在气阴，标实多责之痰热、瘀毒。《医宗金鉴》及《外科真诠》将其病因总结为"忧思、喜怒、气郁、血逆与火凝结而成"。

本案患者已属中年，正气抵御外邪之力不及盛年，《内经》言"正气存内，邪不可干""邪之所凑，其气必虚"。因鼻咽与外界相通，是外邪入侵机体的首道门户，肺气虚损，不能抵御四时不正之气，久则鼻咽部失养，即《疡科心得集》所言的"营亏络枯"，病邪趁机留着滋生，阻碍气血、津液的运行，气滞成瘀，津凝为痰，痰瘀互结，久酿热毒，终致气滞、痰凝、血瘀、热毒胶结于鼻咽，可见头痛、记忆力衰退以及听力障碍。复行放疗，热毒更甚，伤及气阴，亦损肺胃，水道失调，可见下肢肿胀，故患者邪盛与正虚并存，方用参芪苓蛇汤化裁。西洋参代生晒参以增滋阴之效；女贞子、枸杞子补先天之阴；黄芪、红枣健脾益胃，培补后天以利先天，脾胃健运则水湿自消；七叶一枝花、白花蛇舌草、猫人参清热解毒抗癌；芍药甘草汤酸甘化阴，与"专治一身上下诸痛"之延胡索共缓头痛之疾；薏苡仁既可健脾渗湿，亦可抗癌毒，何师喜嘱患者长期晨服代早餐。《纲目拾遗》载地骷髅"能大通肿气"，故何师将其配以车前子、滑石、冬瓜皮消肿胀。纵观整个治疗过程，何师始终守益气滋阴养血之方药以求不断扶正，适时加猫人参、地骷髅、七叶一枝花等品以祛邪化浊，疗效甚佳，使患者带病延年。

（张依静　整理）

三、上腭癌案

案例：

陈某，男，52岁。2015年7月11日初诊。

主诉：上腭癌术后2年余，上腹部不适半年余。患者2年前因"上腭恶性肿瘤"行手术治疗。半年前因"反复上腹部疼痛不适"做胃镜检查示：慢性非萎缩性胃炎伴糜烂出血。刻诊：上腭时有隐痛，胃脘胀痛不适，胃纳欠佳，大便偏溏，一日两行，舌苔薄，脉濡。

诊断：上腭癌术后，脾虚湿滞证。

治法：健脾利湿，扶正祛邪。

处方：太子参30g，黄芪30g，猪苓20g，茯苓15g，姜半夏9g，陈皮10g，白术15g，生甘草10g，桔梗8g，白花蛇舌草30g，猫人参30g，薏苡仁20g。14剂，每日1剂，每剂2煎，每煎200mL，分上下午2次温服。

2015年8月1日二诊：药后上腭隐痛轻瘥，空腹时胃脘疼痛不舒，偶有反酸，大便偏溏，治宗原法。上方去桔梗，加蒲公英30g，乌贼骨12g，香茶菜20g，14剂，煎服法同前。药后患者胃脘不适缓解，守方加减，服药4月余，诸症平稳。

2016年1月16日复诊：CT复查示：①两肺细支气管炎考虑，少许纤维增殖灶；②右侧第7肋骨斑片骨质密度影，良性骨岛可能。现自觉咽干，咽痒则咳，进食欠慎则胃脘不适，大便每日一行，舌苔白，舌下纹黯，脉弦。治予健脾和胃，清肺化痰。处方：太子参30g，黄芪30g，猪苓30g，茯苓30g，陈皮10g，白术15g，炙甘草10g，白花蛇舌草30g，猫人参30g，蒲公英30g，香茶菜30g，薏苡仁30g，冬凌草20g，连翘12g，苏梗15g，姜半夏9g，沉香曲6g，野荞麦根30g。14剂，煎服法同前。药后咽干咽痒好转，后肺部CT复查与前基本相仿，继予健脾和胃、利湿解毒之法调治至今，病情稳定。

按：上腭癌属中医学"上腭痛""悬痈"范畴。《证治准绳·痈疽》记载："或问：上生疽，状如紫葡萄何如？曰：是名悬痈……舌不能伸缩，口不能开阖，惟欲仰面而卧，鼻中时出红涕，属手足少阴经，及三焦积热所致。"指出热毒盘踞为本病的主要致病因素。脾开窍于口，心开窍于舌，足阳明胃经"入上齿中，还出挟口，环唇，下交承浆"。何师认为，本病的发生多由脾胃亏虚、心脾积热、邪浊留滞所致。本案患者中年男性，初诊时已是上腭癌手术后2年，虽有形癌肿已除，但仍有上腭部隐痛不适，加之其脾胃素虚，运化无力，人受气于水谷以养身，水谷尽则神去，因此，治疗此病宜先益气健脾以滋化源，兼以清热利湿祛邪浊，谨防肿瘤复发。方选六君子汤合桔梗汤，再加猫人参、白花蛇舌草清热解毒祛邪，黄芪助党参益气扶正，薏苡仁助六君子汤健脾扶正利湿。二诊患者上腭疼痛好转，突出表现为脘痛，结合其胃镜结果，继予健脾和胃，加乌贼骨制酸止痛，蒲公英、香茶菜清热和胃。2016年1月复诊，患者出现咽部干痒，此系土虚无以生金，卫外不固，加之外邪犯肺所致，咽喉为肺之门户，故发为咽部不适。方中连翘为疮家之圣药，可利咽散结，冬凌草解毒活血，多用于头颈肿瘤，两药相伍共奏清热利咽、抗癌解毒之效；苏梗、姜半夏理气化痰；沉香曲降气和胃以绝痰源。"正气存内，邪不可干"，肿瘤疾病的治疗是长期的过程，预防复发的关键在于扶正，并根据证情适时加减抗癌药物，随证治之，方能带病延年。

（叶璐 整理）

四、肺癌案

案例一：

胡某，男，46岁。2012年1月29日初诊。

主诉：右肺癌术后近半年。半年前于某医院行右肺癌根治术，病理示：（右肺）低分化腺癌。共行6次化疗，27次放疗，期间曾有骨髓抑制。刻诊：偶有胸痛干咳，疾走登高则气促，胃纳一般，舌质稍红，舌苔白，脉弦。

诊断：肺癌术后，气阴两伤证。

治法：益气阴，祛邪浊。

处方：生晒参9g，霍山石斛（另煎）12g，女贞子18g，枸杞子20g，猪苓30g，茯苓30g，白英15g，三叶青粉6g（分2次吞），七叶一枝花9g，白花蛇舌草30g，野荞麦根30g，野葡萄根30g，平地木15g，生甘草10g，桔梗8g，薏苡仁30g（另包），猫人参30g，天冬9g，麦冬9g。14剂，每日1剂，每剂2煎，每煎200mL，分上下午2次温服，其中薏苡仁煮粥每日晨起空腹服。

2012年2月20日二诊：患者诉胸痛、气急较前有所好转，偶有干咳。处方：生晒参9g，女贞子18g，枸杞子20g，猪苓30g，茯苓30g，白英15g，三叶青粉6g（分2次吞），七叶一枝花9g，白花蛇舌草30g，野荞麦根30g，野葡萄根30g，平地木15g，甘草10g，桔梗8g，薏苡仁30g（另包），猫人参30g，天冬9g，麦冬9g，炙百部30g，川贝母6g，生谷芽30g，生麦芽30g。14剂，煎服法同前。

2012年4月22日复诊：患者不慎感邪发热，继之咳嗽痰黄，舌苔薄，脉略数。拟以扶正祛邪，清肺化痰。处方：女贞子18g，枸杞子20g，猪苓30g，茯苓30g，白英15g，三叶青粉6g（分2次吞），七叶一枝花15g，白花蛇舌草30g，野荞麦根30g，生甘草10g，桔梗8g，薏苡仁30g（另包），猫人参30g，天冬9g，麦冬9g，炙百部30g，川贝母6g，冬凌草30g，蒲公英30g，鱼腥草30g，黄芩12g。14剂，煎服法同前。

2012年5月6日复诊：药后感邪咳嗽转瘥，干咳偶作，精神渐佳，原旨出入。处方：女贞子18g，枸杞子20g，猪苓30g，茯苓30g，白英15g，三叶青粉 6g（分 2 次吞），七叶一枝花 15g，白花蛇舌草 30g，野荞麦根 30g，生甘草 10g，桔梗 8g，薏苡仁 30g（另包），猫人参 30g，天冬 9g，麦冬 9g，炙百部 30g，冬凌草 30g，野葡萄根 30g，黄芪 30g，生晒参 9g。14 剂，煎服法同前。后予原方加减，若腰酸则加入桑寄生、杜仲等以补肾气强腰膝，诸症平稳。

2013 年 4 月 14 日复诊：患者诉胃纳欠佳，多食饱胀，大便日行，舌淡红，舌苔白，脉弦。治拟健脾益气、清热解毒为先。处方：太子参 30g，白术 12g，猪苓 30g，茯苓 30g，炙甘草 10g，陈皮 10g，姜半夏 10g，白花蛇舌草 30g，七叶一枝花 9g，三叶青粉 6g（分 2 次吞），野荞麦根 30g，猫人参 30g，焦六曲 12g，生谷芽 30g，生麦芽 30g，瓜蒌仁 30g，薏苡仁 30g（另包）。14 剂，煎服法同前。药后胃纳渐展，胃脘舒如，干咳渐少，一直中药加减调理善后，每年复查肿瘤指标均在正常范围内，肺部 CT 未见复发。患者体力尚佳，每年定期外出旅游，心情愉悦。

按：该患者系肺低分化腺癌，行手术、化疗、放疗等一系列祛邪治疗后，现留有胸痛、干咳等症，为肺气虚损、肺阴亏耗。本病属于中医学"肺积"，证属"气阴两伤"。《灵枢·百病始生》中指出"不得虚，邪不能独伤人"，又云："虚邪之中人也，留而不去……留着于脉，稽留而不去，息而成积。"《医宗金鉴·外科心法要诀》云："痈疽原是火毒生，经络阻隔气血凝。"故肺积之所成，当为正气不足，痰湿内蕴，邪气入侵，火邪居多，胶结于经脉肺络，而致气滞血瘀痰凝，蕴结日久聚为积也。患者素体湿热偏盛，加之刀圭、放化疗等治疗后，正气更虚，热毒耗伤阴液，故见一派气阴不足之状，舌苔白，湿浊之邪留恋不化，法当以扶正祛邪，扶正以益气养阴为主，祛邪则清热泻浊为要。方选国医大师何任教授的参芪苓蛇汤加减，配伍野葡萄根、野荞麦根清热解毒、清肺化痰，桔梗汤宣肺利咽止咳，天冬、麦冬养阴润肺、清金降火。再诊时患者感邪发热咳嗽，当先解其表，去生晒参、霍山石斛防闭门留邪、助湿敛邪，加蒲公英、鱼腥草、黄芩清泄肺热，阻止外邪入里化热。次年就诊，患者胃纳欠展，多食饱胀，此系中焦运化失司，脾胃虚弱。李东垣在《脾胃论》中云："里虚必谈土，治损取其中，培补中气以滋生化源。"故证变治亦变，法当健脾益气、解毒抗癌，方选六君子汤加味。中焦脾土得健，化源充足，使正气渐复，扶正以抗癌。

（傅丹旦　整理）

案例二：

贺某，男，58 岁。2014 年 12 月 27 日初诊。

主诉：肺癌放化疗后半月。患者诊为肺恶性肿瘤（$T_3N_3M_0$ Ⅲ a 期），病理示：鳞状细胞中分化癌。化疗6次，放疗30次，未经手术治疗。12月26日查血常规示：白细胞$1.5×10^9$/L，中性粒细胞百分比15.5%，血红蛋白103g/L。刻诊：纳少，头昏，乏力，舌苔薄，脉细弦。

诊断：肺癌放化疗后，气血虚弱证。

治法：健脾益气养血。

处方：党参30g，黄芪30g，茯苓10g，猪苓20g，枸杞子20g，女贞子18g，仙灵脾15g，炙甘草10g，制黄精30g，大枣20g，淮小麦30g。7剂，每日1剂，每剂2煎，每煎200mL，分上下午2次温服。

2015年1月3日二诊：药后患者1月2日查血常规提示：白细胞$5.1×10^9$/L，中性粒细胞百分比71.7%，血红蛋白96g/L。纳渐展，大便日行，惟感胸脘疼痛，舌苔薄，脉弦。上方去女贞子、仙灵脾，加白术15g、白花蛇舌草30g、丹参20g、青皮9g，14剂，煎服法同前。

2015年1月17日三诊：患者药后胸脘疼痛瘥解，纳展，大便日行。上方去丹参、青皮，加野荞麦根30g、平地木18g，14剂，煎服法同前。

患者未经手术治疗，坚持服用中药，药治3年余，体力恢复，诸症稳定。

按：本案患肺恶性肿瘤，虽经放化疗治疗，然未行手术治疗，病灶未能切除。何师对此类癌症患者，多以扶正祛邪之法治疗。患者放化疗次数较多，机体损伤较重，气血亏虚，骨髓抑制，清窍、肢体失于濡养，症见乏力、头昏，故先以扶正之法益其气血。方中甘麦大枣汤合党参、黄芪益气养血，充养血脉；枸杞子、女贞子、制黄精、仙灵脾调补肾精，益先天以充后天；茯苓、猪苓健运脾胃以利水湿。全方扶正为主，少佐淡渗，扶正不留邪。二诊时，患者胸脘疼痛，有气血瘀滞之象，遂减女贞子、仙灵脾，加生白术健理脾胃，青皮、丹参行气活血，白花蛇舌草祛邪抗癌，如此则气血畅达，通则不痛。三诊时，胸脘疼痛瘥，则去行气活血之品，加野荞麦根、平地木以增强祛邪抗癌之功。此后，续以扶正为主，兼以祛邪，随证治之，故病情稳定。

（刘清源 整理）

五、乳腺癌案

案例一：

孙某，女，56岁。2011年8月9日初诊。

主诉：左乳癌术后半年余。患者于2011年初行左乳癌手术，术后病理示：浸润性导管癌，C-erbB-2（2+）。共化疗6次，同年7月20日始服"依西美坦"行内分泌治疗，并有子宫肌瘤、右卵巢囊肿。刻诊：时有烦恚，双腿酸楚无力，纳可，大便日行，舌苔薄，脉弦。

诊断：左乳癌术后，正虚邪恋证。

治法：扶正祛邪。

处方：生晒参 9g，枸杞子 12g，女贞子 18g，石斛（特二）12g（另煎），猪苓 30g，茯苓 30g，黄芪 20g，七叶一枝花 9g，白花蛇舌草 30g，猫人参 30g，蒲公英 30g，陈皮 5g，浙贝母 10g，平地木 15g，淮小麦 40g，生牡蛎 20g（先煎），炙甘草 10g，大枣 15g，薏苡仁 30g（另包）。14 剂，每日 1 剂，每剂 2 煎，每煎 200mL，分上下午 2 次温服，其中薏苡仁 30g 煮粥晨起代早餐服用。

2011 年 10 月 10 日复诊：患者内分泌治疗后出现皮肤瘙痒，但乏力好转，治宜扶正祛邪、祛风渗湿止痒为先。处方：生晒参 9g，枸杞子 12g，女贞子 18g，石斛（特二）12g（另煎），猪苓 30g，茯苓 30g，黄芪 20g，七叶一枝花 9g，白花蛇舌草 30g，猫人参 30g，蒲公英 30g，浙贝母 10g，生牡蛎 20g（先煎），炙甘草 10g，大枣 15g，薏苡仁 30g（另包），徐长卿 30g，蝉衣 9g，防风 10g。28 剂，煎服法同前。

2011 年 11 月 28 日复诊：患者诉肤痒已瘥，但周身关节酸痛，治宗原旨，疏经通络。处方：生晒参 9g，枸杞子 12g，女贞子 18g，石斛（特二）12g（另煎），猪苓 30g，茯苓 30g，黄芪 20g，七叶一枝花 9g，白花蛇舌草 30g，猫人参 30g，蒲公英 30g，浙贝母 10g，炙甘草 10g，大枣 15g，薏苡仁 30g（另包），制黄精 30g，桑枝 15g，木瓜 10g。14 剂，煎服法同前。

2012 年 11 月 27 日复诊：关节酸痛、乏力较前明显好转，多汗，手足怕冷。处方：生晒参 9g，枸杞子 12g，女贞子 18g，石斛（特二）12g（另煎），猪苓 20g，茯苓 20g，黄芪 30g，七叶一枝花 9g，白花蛇舌草 30g，猫人参 30g，蒲公英 30g，大枣 15g，薏苡仁 30g（另包），制黄精 30g，炙龟甲 20g（先煎）。继服 28 剂。

2013 年 2 月 5 日复诊：药后诸症好转，复查腹部 MRI 示：胰颈部异常信号，首先考虑囊腺瘤；脾脏增大，脾内异常信号，首先考虑血管瘤。处方：生晒参 9g，枸杞子 12g，女贞子 18g，猪苓 20g，茯苓 20g，黄芪 30g，七叶一枝花 9g，白花蛇舌草 30g，猫人参 30g，蒲公英 30g，大枣 15g，薏苡仁 30g（另包），制黄精 30g，炙龟甲 20g（先煎），郁金 12g，三叶青 30g，藤梨根 30g。14 剂，煎服法同前。

半年后，腹部 MRI 复查：胰颈部囊腺瘤直径约 0.8cm（较前缩小 0.2cm）。妇科 B 超示：左乳术后，右乳增生；子宫小肌瘤，右附件条状暗区，输卵管积液考虑。患者诸症稳定，服药调理至今。

按：患者乳癌术后、化疗后，C-erbB-2 阳性，故予依西美坦辅助内分泌治疗，降低雌激素效应。本病属于中医学"乳岩"，证属"气滞痰凝"。《临证指南医案》曰："女子以肝为先天，阴性凝结，易于怫郁。"《外证医案汇编》则提出"正气虚则成岩"。患者平素情志忧郁，肝经循行不畅，木郁乘脾，脾虚湿阻，痰浊内生，且已过七七之年，阳明脉衰，肾气不足，气化失司，痰湿凝聚，气滞津停，乃酝酿成积，结于乳络。复行手术及化疗后，元气受损，正气已虚，故治当扶正祛邪为先，视其纳可、便调，惟见乏力，正气尚可，故以祛邪为主。方选参芪苓蛇汤加味，配伍蒲公英清热利湿、消散乳岩，陈皮、浙贝母、平地木理气化痰，生牡蛎软坚散结，在扶正的基础上不断祛邪。再合甘麦大枣汤养心安神，益脾和中。依西美坦作为经典的内分泌治疗药物，在抑制雌激素的同时，常会出现皮疹、关节酸痛、乏力、子宫内膜过度增生等副作用。本患者服药 2 月后即出现皮肤瘙痒，故何师加用防风、蝉衣、徐长卿以祛风渗湿止痒，疗效显著，月余即瘥。关节酸痛则用疏经通络之桑枝、木瓜，同时制黄精平补三脏，补肾填精强经络。复查发现胰腺囊腺瘤，此为气滞不舒、瘀血阻络之故，遂予郁金、藤梨根理气活血消瘤，三叶青清热解毒抗癌，防疾病进展。半年后再复查胰腺腺瘤、子宫肌瘤均缩小。服药经年，病情稳定。

（傅丹旦　整理）

案例二：

唐某，女，44 岁。2009 年 3 月 17 日初诊。

主诉：左乳癌术后半年。半年前在杭州某医院行左乳癌手术，病理示：（左乳）浸润性导管癌。共行 6 次化疗，服他莫昔芬片。既往有因"子宫肌瘤"行子宫次全切除术病史。刻诊：潮热盗汗明显，寐劣，舌苔白，脉细弦。

诊断：左乳癌术后，气阴亏虚、邪浊阻滞证。

治法：益气阴，祛邪浊。

处方：生晒参 6g，黄芪 30g，枸杞子 18g，猪苓 30g，茯苓 30g，女贞子 18g，淮小麦 30g，鲜铁皮石斛 12g（另煎），生甘草 10g，大枣 30g，山慈菇 15g，浙贝母 12g，三叶青 30g，白花蛇舌草 30g，猫人参 30g，地骨皮 12g，青蒿 12g，蒲公英 30g，夏枯草 12g，酸枣仁 20g，五味子 10g。14 剂，每日 1 剂，每剂 2 煎，每煎 200mL，分上下午 2 次温服。药后患者潮热盗汗轻瘥，原方加减，续服 4 月。

2009 年 8 月 4 日复诊：B 超示甲状腺多发结节，右侧叶结节部分囊性变。现月事不行，烘热汗出，原旨出入。处方：生晒参 6g，黄芪 30g，枸杞子 18g，猪苓 30g，茯苓 30g，女贞子 18g，鲜铁皮石斛 12g（另煎），生甘草 10g，白花蛇舌草 30g，猫人参 30g，大枣 30g，浙贝母 12g，三叶青 30g，蒲公英 30g，炙龟甲 20g（先煎），玄参 12g，紫苏梗 15g，姜半夏 12g，厚朴 15g，淮小麦 20g。14 剂，煎服法同前。原方加减，续服年余。

2011 年 3 月 29 日复诊：右乳胀痛，近查肝功能指标欠常，寐欠安，大便日行 1～2 次，舌苔薄，脉弦，原旨出入，佐以清热利湿。处方：枸杞子 30g，猪苓 30g，茯苓 30g，女贞子 18g，鲜铁皮石斛 12g（另煎），白花蛇舌草 30g，猫人参 30g，大枣 30g，三叶青 30g，蒲公英 30g，淮小麦 30g，生甘草 10g，酸枣仁 15g，五味子 10g，茵陈 30g，垂盆草 30g，黄毛耳草 30g，丹参 30g，过路黄 30g。14 剂，煎服法同前。

2011 年 6 月 13 日复诊：曾因双侧网球肘于他处服药，6 月 10 日查肝功能示：谷丙转氨酶 190U/L，谷草转氨酶 120U/L，谷氨酰转肽酶 219U/L。口腔溃疡，舌苔白，脉弦，宜清热利湿解毒为先。处方：豆蔻 6g（后下），广藿香 12g，茵陈 30g，滑石 12g（包煎），黄芩 10g，连翘 12g，射干 12g，垂盆草 30g，蒲公英 30g，金钱草 30g，生甘草 10g，板蓝根 12g，淡竹叶 12g，大枣 30g，沉香曲 12g，地耳草 30g，黄毛耳草 30g，虎杖 15g。14 剂，煎服法同前。

2011 年 11 月 15 日复诊：肝功能复查已基本正常，惟谷氨酰转肽酶 58U/L，原旨出入。处方：茵陈 30g，垂盆草 30g，蒲公英 30g，金钱草 30g，生甘草 10g，大枣 30g，沉香曲 12g，虎杖 15g，鲜铁皮石斛 12g（另煎），黄毛耳草 30g，七叶一枝花 10g，白花蛇舌草 30g，青皮 10g，陈皮 10g，生晒参 9g，猪苓 12g，茯苓 30g，枸杞子 20g，女贞子 18g。14 剂，煎服法同前。

2014 年 1 月 21 日复诊：2013 年 10 月 24 日宫颈电热圈环切术病理示：宫颈鳞状上皮内瘤变（CIN Ⅱ级）伴微小浸润（浸润深度约 3mm）。于 2013 年 12 月 25 日行腹腔镜下宫颈残端切除术＋双附件切除术。现口干，纳可，大便日行，舌苔薄，脉弦，原旨出入。处方：茵陈 20g，蒲公英 30g，大枣 20g，七叶一枝花 9g，白花蛇舌草 30g，猪苓 20g，茯苓 10g，枸杞子 20g，女贞子 18g，丹参 30g，绞股蓝 15g，黄芪 20g，鲜铁皮石斛 6g（另煎）。14 剂，煎服法同前。

后均在此方上加减调服，复查各项指标正常，服药近 9 年，现诸症稳好。

按：西医主要通过手术治疗乳腺癌，术后予放化疗、内分泌治疗及单克隆抗体治疗，本例患者潮热盗汗乃内分泌治疗的抗雌激素作用表现。中医学认为本病多因情志不畅，忧思郁怒，肝气郁结，或冲任失调，气血运行不畅，气滞血凝，经络阻塞，瘀结乳中，或肝肾不足，阴虚则阳胜，热灼津液，炼液成痰，痰瘀互结于乳房。该患者经手术、化疗后正气已伤，阴虚生内热，故潮热盗汗；阴阳不交，神无所寄，则夜寐不安；气滞痰凝，阻滞经络，结于乳房，故右乳胀痛。辨为气阴两虚、痰热结聚证，治宜益气养阴、祛邪散结。方中生晒参、黄芪、枸杞子、女贞子、石斛等益气养阴，扶正抗邪；山慈菇、浙贝母消痈散结；白花蛇舌草、猫人参、七叶一枝花、三叶青等清热解毒抗癌；青蒿、地骨皮凉血除蒸；甘麦大枣汤养心阴、健脾气、润脏燥，治血虚内火之潮热、烦躁、寐劣等诸症。甲状腺多发结节，乃气滞痰凝结于颈喉两侧，故以半夏厚朴汤解郁化痰，散结消肿。患者术后曾反复肝功能轻度异常，西医认为血清酶等升高乃肝细胞炎性浸润水肿表现，而中医多认为乃湿热阻滞之象，故治疗时加茵陈、垂盆草等清热利湿之品。后因他处进药致肝功能上升较快，并有口腔溃疡，结合舌苔白，脉弦，此湿热壅盛所致，急则治标，暂缓前扶正祛邪方，予甘露消毒丹以清热解毒、利湿化浊，现代药理实验也证明其有保肝、利胆、抗肝纤维化、抗病毒等作用。服药 28 剂后，患者肝功能明显好转，遂减清湿利热之品，而加大扶正祛邪力度。后患者虽行子宫手术但术后恢复佳，服药至今，诸症稳好。

（叶娜妮　整理）

六、胰腺癌案

案例：

陈某，男，67 岁。2011 年 10 月 24 日初诊。

主诉：胰尾肿物术后 2 月余。患者体检发现胰腺肿物，遂在全麻下行开腹"胰体尾+脾脏切除术"。术后病理示：（体–尾）胰腺高分化内分泌肿瘤。术后未行放化疗。刻诊：胃纳尚可，大便日行，夜寐不安，舌下纹黯，舌质稍红，舌苔白、中根部较厚，脉弦。

诊断：胰腺癌术后，气阴两虚、湿热内阻证。

治法：益气养阴，清热利湿。

处方：生晒参 6g，霍山石斛 12g（另煎），枸杞子 20g，猪苓 30g，茯苓 30g，女贞子 18g，蒲公英 30g，猫人参 30g，白花蛇舌草 30g，七叶一枝花 10g，金钱草 30g，薏苡仁 50g（另包），炙甘草 10g，生白芍 20g，沉香曲 12g，酸枣仁 20g，丹参 30g，五味子 10g。14 剂，每日 1 剂，每剂 2 煎，每煎 200mL，分上下午 2 次温服，其中薏苡仁 50g 煮粥晨起代早餐服用。

后复诊时，患者诉寐较前有改善，然仍欠安，舌苔薄黄，舌苔根稍厚，加夜交藤 30g、柏子仁 20g。再诊夜寐仍欠安，先后予姜半夏 12g、北秫米 30g、琥珀粉 3g（临睡前吞服）、黄连 5g、肉桂 3g 加减调整用药后，遂寐较安。

2012 年 9 月 17 日复诊：患者诉夜寐尚可，体检发现血糖较前偏高。遂予上方去茯苓，加绞股蓝 30g，14 剂，煎服法同前。

2012 年 11 月 10 日复诊：诸症尚稳，体检除癌胚抗原 15.14ng/mL 外，余均正常范围。加三叶青粉 6g（分 2 次吞服），14 剂，煎服法同前。

2013 年 1 月 19 日复诊：患者复查癌胚抗原指标降至 3.99ng/mL，胃纳可，夜寐尚安，续宗原旨，上方加减，巩固善后。

患者肿瘤术后至今，病情平稳，各项指标检测尚常，曾行结肠息肉摘除术，过程平稳，术后中药调理后，大便亦转常。

按：患者胰尾肿瘤开腹术后，担心放化疗的毒副作用，故寻求中医治疗。本病属于中医学"积聚"范畴，证属气阴两虚，湿热内阻。患者素体中焦湿热内蕴，结而为积，手术切除积块以祛邪浊，然夜寐不安，舌质红，舌苔白、中根部较厚，此湿邪留恋不去，法当以清化湿热，然术后之体，正气亏虚，《素问遗篇·刺法论》曰"正气存内，邪不可干"，故治宜扶正为本，兼以祛邪。方选参芪苓蛇汤加减，配伍金钱草清利湿热，薏苡仁利湿化浊。何师指出，所谓的"湿"，有外湿与内湿之分，内湿又有湿热、寒湿、风湿、湿浊、湿毒等之别，"湿性黏腻，难去难消"，治疗上热者宜清化，寒者宜温化，夹风宜祛风渗湿，夹浊宜导滞化湿，夹毒者宜攻毒散结而消之。本患者予夜交藤、酸枣仁之类养心安神之品仍寐不安，舌中根部苔白厚腻难化，当属中焦湿浊不化，酿生湿热，蒸腾于上，火扰心神，下焦阴虚有热，无以上济于心，故以半夏秫米汤和胃化痰，交泰丸交通心肾，安神助寐，药后夜寐转安。患者复查癌胚抗原指标偏高，诸症尚可，故加三叶青粉加强清热解毒之效。三叶青，又名金线吊葫芦，为葡萄科植物，高温易破坏其有效成分而导致疗效降低，故选用三叶青冻干粉，可达量少效宏之功。《景岳全书·积聚》指出："治积之要，在知攻补之宜，而攻补之宜，当于孰缓孰急中辨之。"何师运用祛邪之法，宗《内经》"勿使过之，伤其正也"之旨，适时祛邪。患者 2013 年 2 月复查癌胚抗原指标已降至正常范围。

（傅丹旦　整理）

七、肝癌案

案例一：

吴某，男，64 岁。2013 年 5 月 4 日初诊。

主诉：肝癌术后 1 周。患者术后住院卧床，由家人代述：患者 1 周前于杭州某医院行手术治疗，病理示：（右肝脏）低分化胆管细胞癌，部分肉瘤样变；（左肾上腺）转移性低分化癌。既往有肝硬化、胃溃疡病史。刻诊：胃纳不馨，胃脘胀滞，食后尤甚，神疲乏力，大便日行 1～2 次。

诊断：肝癌术后，正虚邪恋、脾胃气虚证。

治法：健脾益气兼祛邪。

处方：太子参 20g，白术 15g，茯苓 20g，炙甘草 10g，陈皮 10g，姜半夏 12g，猫人参 30g，三叶青粉 4g（分 2 次吞服），白花蛇舌草 30g，生谷芽 30g，生麦芽 30g，焦六曲 12g，佛手 15g，砂仁 6g（后下），红枣 15g。7 剂，每日 1 剂，每剂 2 煎，每煎 200mL，分上下午 2 次温服，其中三叶青粉用 30℃温水分 2 次吞服。

2013 年 5 月 25 日复诊：药后脘腹舒如，胃纳较增，体力转佳，自觉稳好，准备化疗，舌苔白，脉弦，原旨续进。处方：太子参 20g，白术 15g，茯苓 20g，炙甘草 10g，陈皮 10g，姜半夏 12g，猫人参 30g，三叶青粉 4g（分 2 次吞服），生谷芽 30g，生麦芽 30g，焦六曲 12g，佛手 15g，砂仁 5g（后下），白蔻仁 5g（后下），沉香曲 6g。14 剂，煎服法同前。后续予姜竹茹、蒲公英、矮地茶等加减再调治近 2 月。

2013 年 7 月 27 日复诊：患者于 7 月 9 日行第 4 次化疗，查肝功能欠常。现胃纳不佳，双腿酸痛，头晕乏力，大便次频，治宜健脾止泻，清热祛邪。处方：太子参 20g，白术 15g，茯苓 20g，炙甘草 10g，陈皮 10g，姜半夏 12g，三叶青粉 4g（分 2 次吞服），焦六曲 12g，生谷芽 30g，生麦芽 30g，佛手 15g，砂仁 6g（后下），红枣 15g，白蔻仁 5g（后下），蒲公英 30g，绵茵陈 30g，平地木 15g，怀山药 18g，芡实 15g。14 剂，煎服法同前。后续予黄毛耳草、七叶一枝花白花蛇舌草、沉香曲等加减调治近 2 年。

2015 年 5 月 2 日复诊：胃脘时感堵塞，多食欠舒，大便日行，治宜理气和胃兼祛邪。处方：太子参 20g，姜半夏 6g，干姜 9g，黄芩 10g，黄连 5g，厚朴 15g，沉香曲 6g，猪苓 12g，炙甘草 10g，砂仁 4g（后下），蒲公英 30g，白花蛇舌草 15g，枸杞子 12g，香茶菜 15g，莪术 6g，猫人参 30g。14 剂，煎服法同前。药后胃脘舒如，后续予瓜蒌仁、矮地茶、金钱草等加减调治近 2 年。现患者仍坚持每月复诊，每日服药，药治至今，诸症稳好，生活如常人。

按：《素问·太阴阳明论》云："四肢皆禀气于胃而不得至经，必因于脾，乃得禀也。"脾主运化，胃司受纳，若脾胃气虚，气血生化乏源，四肢不得濡养，则四肢乏力。脾气不足，失于健运，则胃纳不馨，胃脘胀滞，大便偏溏，正如《素问·脏气法时论》所言："脾病者……虚则腹满，肠鸣，飧泄，食不化。"根据症状，何师辨为正虚邪恋、脾胃气虚证，治拟健脾益气、清热解毒，方选六君子汤加味。方中太子参健脾养胃；白术健脾益气，燥湿和中，合"脾喜燥恶湿"之性；茯苓甘淡渗湿，健脾补中，助参、术补益之功，正如张秉成所言"渗肺脾之湿浊下行，然后参、术之功益彰其效"；大枣、甘草入中焦，补益脾胃；陈皮、佛手、砂仁辛温，理气和胃，使补气之剂补而不壅；姜半夏辛温，燥湿化痰，以助脾胃运化之功恢复；生谷芽、生麦芽、焦六曲三药入脾胃经，消食除胀，健脾开胃，补中有消；三叶青、白花蛇舌草、猫人参清热解毒，抗癌祛邪。复诊时，胃纳转佳，大便成形，效不更方，加入蔻仁，以增行气化湿之功；体力转佳，准备化疗，故去清热解毒之白花蛇舌草，加沉香曲，理气和胃，消胀满止痛，以防化疗引起呕泛腹痛。化疗属峻猛之祛邪法，损伤脾肾，脾失运化，肾失封藏，则大便次频，故加怀山药、芡实健脾益肾，收敛止泻。后患者胃脘欠舒，时感堵塞，乃脾胃气机失调，故以半夏泻心汤加减，辛开苦降，调和脾胃。

（黄硕 整理）

案例二：

楼某，男，64岁。2017年7月6日初诊。

主诉：肝癌术后半月，发热7天。患者于2017年6月中下旬因"原发性肝癌（多发）伴门静脉癌栓（Ⅲ）"在上海某医院行TACE（经肝动脉栓塞化疗）术。术后1周出现发热、肝功能异常，该院医生予以保肝、退黄、提高免疫力、营养支持、抗肿瘤、抗病毒等对症治疗，但患者体温无明显减退，肝功能未见明显好转。既往有"乙型肝炎后肝硬化""脾肿大""慢性胆囊结石性胆囊炎"病史。刻诊：发热，体温最高达39℃，纳少，腹部胀滞，舌质红，舌苔白，脉滑数。

诊断：肝癌术后，湿热困阻证。

治法：清热除湿。

处方：豆蔻6g（后下），藿香10g，茵陈30g，滑石15g（包煎），黄芩12g，连翘12g，浙贝母10g，射干12g，黄毛耳草30g，生甘草10g，淡竹叶10g，焦栀子10g，青蒿12g。5剂，每日1剂，每剂2煎，每煎200mL，分上下午2次温服。

2017年7月13日二诊：患者诉药后第2天体温即降至36.5℃，此后体温均保持在正常范围内。胃纳已展，脘胀呃逆，大便每日2行，舌红，少苔，脉弦，原旨出入，佐以养阴。上方减豆蔻、藿香、焦山栀子，加蒲公英30g、生地黄12g、百合30g、沉香曲9g。7剂，每日1剂，每剂3煎，分上下午及睡前1小时3次温服。

2017年7月20日三诊：患者服药后呃逆解，腹胀减轻，精神转佳，体力恢复，胃纳尚可，大便日2行，舌红，少苔，脉弦，原旨续进。上方加白花蛇舌草30g、半枝莲15g、三叶青粉6g（分2次吞服）。14剂，煎服法同前，其中三叶青粉6g用30℃温水分2次吞服。

按：患者系原发性肝癌，素体正气亏虚、湿热偏盛，中医学诊断为"积聚"，发热、纳呆、腹部胀滞均是湿热内蕴所致，故辨为"湿热困阻证"，治宜清热利湿，方以甘露消毒丹加减。《温热经纬》记载："甘露消毒丹……治湿温时疫之主方也……但看病人舌苔淡白，或厚腻，或干黄者，是暑湿热疫之邪，尚在气分，悉以此丹治之立效。"明确指出甘露消毒丹适用于湿热困阻之时疫，方中茵陈清热利湿为君；黄芩、连翘清热解毒，广藿香、石菖蒲、白蔻仁宣畅气机、芳香化浊，共为臣；浙贝母、射干清热化痰解毒，滑石、木通清热利湿，薄荷辛凉透热疏肝，共为佐使。本案患者初诊时以热邪偏盛，故于原方中去木通加焦栀子、青蒿以清热解毒，去薄荷加黄毛耳草以活血除湿、涤逐血分邪毒，从而达到清热利湿解毒的功效。

《金匮要略》所载之百合病是外感热证后余邪未尽，损伤心肺之阴而损及百脉所致。胃为阳明燥土，喜润恶燥，阴液亏虚，胃腑不得润降，致胃气上逆动膈，而发生呃逆。二诊时，患者身热虽退，然余邪未清、阴液耗伤，故呃逆频频。何师适时加入百合地黄汤以养阴清热，实深得仲景之妙法也。三诊时，患者发热未作，呃逆已解，诸症皆有明显好转，此时患者正气渐复，宜缓治其本，故于原方加入半枝莲、白花蛇舌草、三叶青粉。何师治疗肝癌时喜用三叶青，不仅因为现代药理研究表明，三叶青有较好的抗肿瘤和病毒抑制作用，更因其平和、味甘、无毒、无败胃之性，运用得当可祛邪不伤正。本案用药严谨，不局限于清热利湿，而是根据患者疾病的不同阶段采用畅中、解毒、活血、滋阴等法，何师临证时娴熟运用"观其脉证，知犯何逆，随证治之"之治疗大法，于我辈后学有极高的指导意义。

（李振兴 整理）

八、胆管癌案

案例：

祝某，男，62岁。2012年11月20初诊。

主诉：胆囊癌支架植入术后月余，发热1天。患者住院，未能面诊，家属代诉：患者面黄身黄，当地医院诊断为梗阻性黄疸，肝门部胆管癌首先考虑，胆囊结石伴胆囊炎。于2012年10月行胆管支架置入术，肿瘤未能切除。近三天血生化示肝功能异常，谷丙转氨酶、谷草转氨酶及胆红素均高。昨起发热至 39.0℃，抗感染治疗后体温仍持续不降，已入住 ICU 病房。现口干口渴，腹胀，目黄，肤黄，小溲色深黄，大便欠畅，纳差。

诊断：胆囊癌支架植入术后，阳黄，热重于湿证。

治法：清肝利胆退黄。

处方：绵茵陈 30g，青蒿 12g，焦山栀子 12g，制大黄 6g，黄毛耳草 30g，垂盆草 30g，丹参 30g，莪术 15g，生甘草 10g，虎杖 15g，蒲公英 30g，金钱草 30g，柴胡 12g，郁金 15g，石见穿 15g，滑石 12g（包煎），黄芩 10g，生谷芽 30g，生麦芽 30g。7 剂，每日 1 剂，每剂 3 煎，浓煎，每煎 150mL，分上午、下午、晚上 3 次温服。

2012 年 11 月 27 日二诊：家属代诉，服中药 1 剂后体温已降至 36.8～37.2℃，3 天后由 ICU 病房转入普通病房，溲黄转淡，大便日行。原方去莪术、柴胡，加积雪草 30g、车前子 12g、车前草 12g，续服 7 剂。患者经中西医结合治疗，病情转稳，后转外科行手术治疗。

按：患者梗阻性黄疸，系胆道梗阻胆汁淤积而致身目发黄，中医学当属于"阳黄"，证属"热重于湿"。《金匮要略·黄疸病脉证并治》有"黄家所得，从湿得之"之论。该患者或结石，或积块瘀阻胆道，致胆液不循常道，随血泛溢，而素体中阳偏盛，湿从热化，发为阳黄。《温病条辨》云："此则胃家已实而黄不得退，热不得越，无出表之理，故从事于下趋大小便也。"方选茵陈蒿汤加减。以茵陈配栀子，使湿热从小便走，茵陈配制大黄，使瘀热从大便而解，三药合用，清热利湿，通腑化瘀，利胆退黄。患者高热不退，瘀热较重，着重配伍郁金、丹参、虎杖疏肝利胆清瘀热，莪术、石见穿活血消肿通瘀滞。同时，合垂盆草、黄毛耳草清热利湿泻浊，六一散利尿通淋，以遵"诸病黄家，但利其小便"之旨。佐以柴、芩和解少阳表里之寒热，引邪而出，瘀热得消，湿热得泄，则热势退矣。

（傅丹旦　整理）

九、胃癌案

案例一：

施某，男，64 岁。2010 年 9 月 27 日初诊。

主诉：胃癌术后 2 月余。患者 2010 年 7 月在某西医医院确诊为胃窦癌并行手术治疗，术后病理示：（胃窦）浅表凹陷型中－低分化腺癌。未行化疗。刻诊：仅能进小半碗稀粥，时感腹中之气上冲，胃脘不适，泛酸时作，大便 2～3 日一行，舌质红，舌苔薄，脉弦。

诊断：胃癌术后，寒热互结证。

治法：辛开苦降，消痞和胃。

处方：太子参30g，姜半夏10g，干姜6g，黄芩10g，黄连5g，厚朴15g，蒲公英30g，生白芍20g，炙甘草10g，香茶菜30g，猫人参30g，白花蛇舌草30g，佛手15g，沉香曲12g，瓜蒌仁30g，红枣15g。7剂，每日1剂，每剂2煎，每煎200mL，分上下午2次温服。

2010年10月5日复诊：药后腹中之气上冲感好转，泛酸未作，大便仍欠畅，夜寐欠安，舌红，舌下纹黯，脉濡，予理气和胃、养心安神。上方改沉香曲15g，加首乌藤20g，21剂，煎服法同前。

2010年10月26日复诊：药后夜寐转安，大便仍欠规律，现能进半碗稀粥，偶感气上冲，胃脘胀滞，矢气后较舒，舌红，舌苔白、根部腻，脉濡，治宗原法，佐温中化湿。上方改首乌藤30g，加制黄精30g、砂仁6g（后下）、白蔻仁6g（后下），14剂，煎服法同前。

2010年12月7日复诊：复查提示总胆固醇略高，白细胞略低。现患者胃纳较展，气上冲感未作，胃脘舒如，耳听力欠佳，大便日行，舌苔薄、根略腻，脉濡，继予理气和胃，佐以滋阴养血。上方减砂蔻仁，加淮小麦30g、陈皮10g、桑椹12g，14剂，煎服法同前。

服上方后，患者脐腹疼痛未作，继予上方加减治疗3月，患者2011年3月复查血常规、生化及肿瘤标志物均未见明显异常。目前患者续服中药，未再做西医治疗。

按：胃癌系指源于胃黏膜上皮细胞的恶性肿瘤，占全部恶性肿瘤病死率的第二位，好发于胃窦部位。患者发现胃癌时间较早，属早期胃癌，无须放化疗，预后相对较好。中焦斡旋失司，则清阳不升，浊阴不降，气机壅滞于中。本案患者胃癌术后，耗伤正气，寒热互结，气机升降失常，则成气逆，故觉腹中之气上冲，胃脘不适。何师认为"气机"为治疗关键，以半夏泻心汤为主方，理气和胃，使上下调和，升降复常。现代药理研究证明，半夏泻心汤对于维持胃黏膜正常血流，改善其微循环灌注，保证胃黏膜细胞正常氧、能供应，迅速清除对上皮屏障有损伤作用的代谢产物都有显著的作用，另外，对于损伤及萎缩腺体的再生和修复也有一定效果。《脾胃论》云："中焦用白芍药，则脾中升阳，使肝胆之邪不敢犯也。"故合入芍药甘草汤，可缓急止痛并酸甘化阴，寓养肝、和胃之意，加少量香茶菜、猫人参、白花蛇舌草等清热泄浊，清体内余邪。复诊时，何师紧抓脾胃不和、气机不畅之病机，继予理气和胃之方药调治。《兰室秘藏·中满腹胀》曰："脾湿有余，腹满食不化。"脾运化失司，则湿阻食积，舌脉之象均为之佐证，故加豆蔻、砂仁温中化湿兼行气，使湿浊痰饮之阴邪得温则化。患者高龄之际行手术，必伐正气，因而待患者脾胃功能好转后，适当加用扶正之品，用甘麦大枣汤、制黄精、制首乌、桑椹养心血益肾精，使精血同源相生。患者胆固醇偏高是体内痰浊留滞不化所致，乃加入陈皮、佛手燥湿化痰。何师遣方用药精准，辨证准确，故获效良好。

（孙丹璐、张依静　整理）

案例二：

张某，男，31岁。2004年7月22日初诊。

主诉：胃癌术后5月余。患者于2004年2月中旬在杭州某医院行胃癌手术，术后病理示：（胃窦部）高分化腺癌，胃周淋巴结5/36枚阳性。共行6次化疗。刻诊：口干索饮，神疲乏力，腰腿酸楚，夜寐欠安，胃纳尚常，大便日行，舌质红，舌苔薄燥，脉细。

诊断：胃癌术后，气阴亏虚证。

治法：益气阴，祛邪浊。

处方：党参30g，黄芪30g，女贞子20g，枸杞子20g，茯苓30g，猫人参30g，绞股蓝15g，灵芝15g，白花蛇舌草15g，七叶一枝花12g，红枣30g，生谷芽20g，焦六曲12g，霍山石斛12g（另煎），薏苡仁60g（另包）。7剂，每日1剂，每剂2煎，每煎200mL，分上下午2次温服，同时嘱其每日取薏苡仁60g，煮粥晨服代早餐。

后续予平地木、猪苓、生山楂、北沙参、制黄精等加减调治年余。

2005年10月15日复诊：胃镜复查提示吻合口炎，生化检查提示甘油三酯偏高。现胃纳尚可，大便日行，原旨出入。处方：生晒参9g，黄芪30g，霍山石斛12g（另煎），枸杞子20g，女贞子18g，猪苓30g，茯苓30g，猫人参30g，绞股蓝30g，赤灵芝30g，白花蛇舌草30g，三叶青30g，红枣20g，香茶菜30g，沉香6g（后下），佛手15g，薏苡仁30g（另包），制首乌20g，决明子20g。14剂，煎服法同前。后续予化橘红、瓜蒌皮、瓜蒌仁、泽泻、党参等加减调治6年余，诸症稳好。

2012年2月18日复诊：患者诉胃脘舒如，口周疱疹，舌红，舌苔薄，治拟扶正祛邪为续。处方：生晒参9g，黄芪30g，女贞子18g，枸杞子20g，猪苓30g，茯苓30g，三叶青30g，猫人参30g，香茶菜30g，红枣20g，佛手15g，白花蛇舌草30g，制黄精30g，制首乌18g，铁皮石斛12g（另煎），沉香6g（后下），丹参30g，蒲公英30g。14剂，煎服法同前。后续予绞股蓝、平地木、菟丝子等加减调治4年余。

2016年11月12日复诊：患者药治至今，诸症尚稳，咽痒略咳，痰白，续予扶正祛邪、利咽化痰。处方：女贞子18g，枸杞子12g，茯苓10g，猪苓12g，黄芪30g，猫人参30g，香茶菜20g，红枣15g，白花蛇舌草30g，制黄精30g，蒲公英20g，七叶一枝花6g，北沙参15g，冬凌草30g，化橘红8g，玄参10g，生甘草10g，桔梗8g。14剂，煎服法同前。之后患者每3月复诊一次，服药至今，诸症稳好。

按：关于胃癌之治疗，何师大抵从健脾益气、益气养阴、调和肝脾入手以培本，同时不忘清热解毒、活血化瘀、渗湿化浊以祛邪抗癌。本例患者手术之后，脾肾亏虚，脾气不足，后天之本受损，气血生化乏源，故神疲乏力；《素问·脉要精微论》言"腰者，肾之府……"肾主骨生髓，肾气亏虚，先天之本受损，故腰膝酸软；患者行6次化疗，耗伤气阴，阴液无以上承濡养，故口干索饮、舌红苔薄燥。中医学辨为气阴亏虚证，治以益气养阴，扶正祛邪，方用参芪苓蛇汤加减。党参、黄芪补益脾气、培补后天以消疲乏；灵芝、女贞子、枸杞子滋补肝肾、补益先天以强腰膝；霍山石斛益胃生津、滋阴清热以解口干；猫人参、白花蛇舌草、七叶一枝花清热解毒以抗癌毒；生谷芽、焦六曲使其补中有消，以求"补而不滞"之功。另外，绞股蓝为何师善用且喜用之药，绞股蓝最早见于《救荒本草》，性甘苦寒，归脾、肺经，益气健脾，化痰止咳，清热解毒，补中有消，消中有补。本案集益气养阴、培补脾肾、清热解毒、活血化瘀、行气消滞等治法，体现了何师"补而不滞，清而不伐"的用药特点。

（黄硕 整理）

案例三：

栾某，男，45岁。2008年11月15日初诊。

主诉：胃癌术后4月余。患者4月前于杭州某医院行胃癌手术，术后病理示：胃浸润溃疡印戒细胞癌，浸润至深肌层。已完成6次化疗。检查肝功能示：谷丙转氨酶139U/L，谷草转氨酶104U/L。血常规示：血小板52×10^9/L，红细胞3.0×10^9/L。刻诊：消瘦口干，时有口腔溃疡，大便日行，舌质红有瘀点，无苔，脉弱。

诊断：胃癌手术并化疗后，阴血亏虚证。

治法：益气养阴，兼祛邪浊。

处方：生晒参9g，鲜铁皮石斛12g（另煎），黄芪20g，猪苓30g，茯苓30g，女贞子18g，枸杞子30g，玄参18g，麦冬12g，生地黄20g，制黄精30g，制首乌30g，五味子12g，三叶青30g，猫人参30g，香茶菜30g，绵茵陈30g，垂盆草30g，炙甘草10g，薏苡仁30g（另包），沉香曲12g。14剂，每日

1 剂，每剂 2 煎，每煎 200mL，分上下午 2 次温服，其中薏苡仁 30g 煮粥晨服代早餐。

2009 年 1 月 24 日二诊：生化提示肝功能指标异常，血常规示：红细胞 $1.4×10^9$/L，血小板 $23×10^9$/L。近感邪发热，今晨测体温 38.3℃，咽痛，舌质红有瘀点，无苔，脉略数。外感发热，宜清宣外邪。处方：桑叶 15g，白菊 12g，金银花 20g，荆芥 10g，蒲公英 30g，生甘草 10g，桔梗 6g，鲜芦根 30g，生晒参 9g，黄芪 20g，铁皮石斛 12g（另煎汤代茶饮），枸杞子 30g，女贞子 18g，猪苓 30g，茯苓 30g，生地黄 20g，玄参 18g，麦冬 12g。14 剂，煎服法同前。

2009 年 2 月 7 日三诊：药后感邪瘥，复查肝功能较前改善，血常规示：白细胞 $3.9×10^9$/L，血小板 $97×10^9$/L。现咽干，舌质红，瘀点减少，少苔，脉濡。再宗扶正祛邪之法。处方：薏苡仁 30g（另包），制黄精 30g，鲜铁皮石斛 12g（另煎），黄芪 20g，三叶青 30g，枸杞子 30g，猪苓 30g，茯苓 30g，茵陈 30g，猫人参 30g，炙甘草 10g，生晒参 9g，女贞子 18g，垂盆草 30g，香茶菜 30g，白花蛇舌草 30g，蒲公英 30g。14 剂，煎服法同前。

后予上方随症加减，患者服药后生化及血常规指标均改善，舌瘀点亦已消失。现患者术后至今，仍坚持中药治疗，未见肿瘤复发、转移。

按：患者系胃恶性肿瘤，病理属胃印戒细胞癌，浸润至深肌层。恶性程度高，浸润深度大，加之化疗副反应较重，故寻求中医药治疗。初诊时，患者消瘦，口干，大便日行，舌质红、有瘀点、无苔，脉弱，一派气阴不足之象。方予参芪苓蛇汤合增液汤加减。其中生晒参、黄芪、女贞子、枸杞子、茯苓、猪苓为扶正固本的基本药物，使正气复，阴津生；石斛、制黄精、制首乌、五味子、生地黄、玄参、麦冬益阴养血去阴火，诸补益药合而固本。三叶青、猫人参、香茶菜解毒抗癌，茵陈、垂盆草清肝保肝，诸清热药合而祛邪。薏苡仁煮烂，代早餐食，健脾利湿与抗肿瘤并重；沉香曲理气畅中、健脾和胃，减补益药之滋腻，防清热药之伤胃；炙甘草调和诸药。全方以益气养阴为主，补而不滞，共收标本兼治之效。二诊时，患者手术及化疗后气血虚弱，易感外邪，故见发热、咽痛之症。治疗当在益气阴的同时，清宣外邪。以参芪苓蛇汤合增液汤加减益气阴，使正盛以祛邪；以桑菊饮加荆芥宣表邪，则邪去而热清。三诊时，患者表邪已去，气血渐充，化疗所致的骨髓抑制亦有所好转，故减清宣之品，加重祛邪抗癌之品。

对于化疗损伤严重的患者，何师先以扶正为主，益气养血、养阴益肾，待病情缓解、气血恢复后，加清热解毒药物，取得较好疗效。患者舌有瘀点，为气失统摄，血不循经之象，因此未使用活血化瘀药，待气血充足，则"畅行脉络，充达肌肤，流通无滞"（《血证论·吐血》），血循经而瘀自去。

（刘清源　整理）

十、肾癌案

· 案例一：

叶某，男，54岁。2009年2月7日初诊。

主诉：右肾癌术后1年半，右胁隐痛半年。患者曾于2007年7月腹腔镜下行右肾癌部分切除术，病理示：右肾透明细胞癌。术后未行放化疗，凤有"乙肝大三阳"病史，常出现肝功能异常。刻诊：右胁隐隐胀痛，舌红，少苔，脉细弦。

诊断：右肾癌术后，气阴两虚证。

治法：益气养阴，扶正祛邪。

处方：生晒参6g，黄芪20g，猪苓30g，茯苓30g，女贞子18g，猫人参30g，枸杞子30g，瓜蒌仁30g，三叶青30g，薏苡仁60g（另包），灵芝30g，决明子30g，郁金15g，川石斛12g，延胡索20g，川楝子10g。14剂，每日1剂，每剂2煎，每煎200mL，分上下午两次温服，其中薏苡仁60g煮粥晨服代早餐。

2009年2月23日二诊：右胁痛较前减轻，大便3～4日一行。上方去生晒参，加茵陈30g、生地黄20g、北沙参20g、麦冬10g。14剂，煎服法同前。

2009年3月10日三诊：体检示脂肪肝，余未见明显异常，药后大便每日1～2次，成形，舌红，少苔，脉细弦。上方减北沙参、麦冬，加绞股蓝30g、平地木18g、蒲公英30g。14剂，煎服法同前。

此后每半年复查CT和肝肾功能等，肝功能正常范围，未发现新病灶及肾外转移灶，饮食正常，行动自如，患者坚持中医药治疗，生存至今，诸症稳好。

按：本例患者半百之年，体检见肾恶性肿瘤并行肾部分切除术，耗伤气血，手术虽然切除病灶，然而癌邪虽克，正气亦伤，其中又以脾肾两脏亏虚为甚。肾主水液，肾虚则水液不行，津液不布，湿浊留滞，郁而化热，进一步灼伤阴液。水不涵木，加之凤有肝病多年，肝络失养，故胁肋部隐痛、肝功能异常。本病以气阴亏虚为本，湿热为标，宜肝、脾、肾三脏同治。方中生晒参、黄芪健脾益气；枸杞子、女贞子、川石斛养阴滋肝肾；猪苓、茯苓、薏苡仁淡渗利湿，兼助参芪健脾扶正；猫人参、三叶青清热解毒抗肿瘤；决明子、郁金入肝经，清热利湿、泄浊降酶；金铃子散疏肝理气、活血止痛；灵芝养阴护肝、扶正抗瘤。全方首辨虚实，次归证型，后顾兼症。二诊，阴液不足，大便不畅，加增液汤润燥通便。一方面，肾癌常见转移部位为肾和肺，肺和大肠相表里，故大便秘结尤不容忽视，应以通为顺。另一方面，肾癌本为湿浊瘀毒凝聚下焦而成，保持大便通畅，以助驱除有形之邪以除癌毒。茵陈清热利湿护肝，为治疗黄疸之要药，同时不忘给邪气以出路。三诊，不忘兼症，加清热解毒、活血化瘀之辈，在补益肝肾的基础上，清肝解郁，化瘀散结。扶正祛邪贯穿始终，正气渐复，邪气渐消，疾病向好。

（骆丽娜 整理）

案例二：

吕某，女，27岁。2013年6月11日初诊。

主诉：肾癌术后1年余，腰酸乏力、失眠多梦1周。患者1年余前行左肾肿瘤（大小3.5cm×3.5cm×3cm）切除＋肾门淋巴结清扫术，术后病理示：Xp11.2易位/TFE3基因融合相关性肾癌，（肾门）淋巴结有癌转移（1/1）。术后行3次化疗，后因肾功能异常而停用。刻诊：腰酸乏力，疲乏无力，失眠多梦，纳可，大便日行，舌苔薄，脉细弦。

诊断：肾癌手术并化疗后，肝肾阴虚证。

治法：补益肝肾，扶正祛邪。

处方：生地黄12g，怀山药12g，山茱萸10g，牡丹皮10g，茯苓20g，泽泻12g，炙龟甲20g（先煎），川续断12g，桑寄生12g，白花蛇舌草30g，七叶一枝花9g，猫人参30g，薏苡仁30g（另包），六神曲12g，酸枣仁20g，红枣15g。14剂，每日1剂，每剂2煎，每煎200mL，分上下午两次餐后温服，其中薏苡仁30g煮粥晨服代早餐。

2013年6月25日二诊：药后腰酸明显好转，夜寐可达6小时，身有热感。上方去六神曲，加青蒿12g、地骨皮12g，14剂，煎服法同前。

2013年7月10日三诊：药后热感较前减轻，遂去青蒿，改地骨皮10g，14剂，煎服法同前。

患者坚持服用中药至今，每半年体检1次，各项报告指标均平稳。

按：本病系中医学"肾积""腰痛""血尿"等范畴，辨为肝肾阴虚证。该患者术后曾行化疗，化疗后短时间内因残余肾小球的代偿作用，肾小球滤过率会有一定增加，但代偿之后，肾功能大多呈进行性下降，且化疗药物本身易损害肾功能。究其根本，补益肝肾，防止复发为治疗关键。腰为肾之府，肝肾阴虚，则腰膝失养，故腰酸乏力；肾水亏虚，则心火偏亢，热扰心神，故失眠多梦。《慎斋遗书》云："欲补心者须实肾，使肾得升。"因此，本例患者治疗关键在于补益肝肾、养阴清热。方选六味地黄丸加减，方中生地黄、怀山药、山茱萸补肾益精，与牡丹皮、茯苓、泽泻三药相伍可补中有泄，扶正不助邪。川续断、桑寄生补肾强腰，白花蛇舌草、七叶一枝花、猫人参清热解毒、消肿抗癌，酸枣仁养心安神，红枣健脾和中。二诊，患者腰酸、寐劣等症皆有好转，唯诉身有热感，故加用青蒿和地骨皮，芳香透散，轻清降解，二者合用于肝肾阴虚、虚热升浮之证，共奏清解透散之效。三诊，热感减轻，遂去青蒿，并减地骨皮剂量，继续清解虚热。《吴医汇讲》曾提出六味地黄汤可"兼补五藏，故久服无虞偏胜，而为万世不易之祖方也"。何师治疗本病喜用此方，因其可养肾阴以壮五脏，且性不寒凉，不损脾胃，加减得当，故获良效。

（骆丽娜 整理）

十一、膀胱癌案

案例：

陈某，男，80岁。2016年9月19日初诊。

主诉：膀胱癌术后反复发热5年余，加重3月。2009年12月因"反复尿血6月余"至某三甲医院就诊，诊断为膀胱癌。于2010年2月行膀胱癌全切＋输尿管皮层移植术，术后置入双J管，每4个月更换双J管，并置人工尿袋。2011年复查发现尿道复发，遂再次行手术治疗（具体手术不详）。术后患者每月发热，体温最高达39～40℃，当地医院考虑尿路感染，每次均予静脉输注抗生素方热退。近3月来，发热次数逐渐增多，甚则一月6～8次，体温多在38℃左右。刻诊：疲乏无力，无发热，胃纳可，大便艰下，赖通便药而行，舌苔白，脉弦。

诊断：膀胱癌术后，正气亏虚、湿热内蕴证。

治法：益气阴，清湿热。

处方：党参20g，黄芪30g，猪苓30g，茯苓20g，女贞子12g，枸杞子12g，白花蛇舌草15g，猫人参30g，七叶一枝花12g，半枝莲15g，金钱草30g，生甘草10g，淡竹叶15g。7剂，每日1剂，每剂2煎，每煎200mL，分上下午两次温服。

后因患者大便不畅，予瓜蒌仁、火麻仁加减服用近2月。

2016年11月10日复诊：近2月发热未作，精神转佳，进食不慎，则偶有脘部欠舒，大便干结难行，皮肤瘙痒，舌苔薄，脉弦，治宗原旨，祛风止痒。

处方：党参20g，黄芪30g，猪苓30g，茯苓20g，女贞子12g，枸杞子12g，白花蛇舌草 15g，猫人参 30g，七叶一枝花 12g，淡竹叶 15g，瓜蒌子 30g，火麻仁 20g，沉香曲 12g，徐长卿 30g，白鲜皮 15g。服药 28 剂，皮肤瘙痒明显减轻。

2016 年 12 月 12 日复诊：患者诉自服中药以来体温正常，精神佳，生化提示血肌酐偏高，血压时有欠稳，舌苔薄，脉弦，治予益气养阴、利湿泄浊。处方：党参 20g，黄芪 30g，猪苓 30g，茯苓 20g，女贞子 12g，枸杞子 12g，白花蛇舌草 15g，猫人参 30g，半枝莲 15g，金钱草 30g，瓜蒌子 30g，火麻仁 30g，徐长卿 30g，沉香曲 6g，七叶一枝花 10g，积雪草 30g，玉米须 30g。14 剂，煎服法同前。后上方加减，续进 4 月余，期间操持疲劳则偶有身热，体温 38℃以下，病情基本稳定。

2017 年 6 月 6 日复诊：尿液混浊，大便 2～3 日一行，舌苔白，脉弦，原旨出入。处方：党参 20g，黄芪 30g，猪苓 30g，茯苓 20g，女贞子 12g，枸杞子 12g，白花蛇舌草 15g，猫人参 30g，半枝莲 15g，金钱草 30g，瓜蒌子 30g，沉香曲 6g，七叶一枝花 10g，积雪草 30g，海藻 30g，绵萆薢 15g，蒲公英 30g，连翘 12g，滑石 15g（包煎）。14 剂，煎服法同前。服药至今，诸症改善。

按：膀胱癌是临床常见的泌尿系统肿瘤，多以无痛性血尿为初发症状，继之可出现排尿困难、尿潴留等。本病中医学可归属"溺血""尿血""癃闭"等范畴。本患者发现血尿后未及时就医，致肿瘤侵犯范围较大而行全膀胱切除术，术后长期留置双 J 管及人工尿袋，为患者生活带来极大不便，同时也大大增加了细菌感染的风险。患者发病之时本已古稀之年，肝肾渐亏，正气不足，复经 2 次手术，进一步耗伤正气。《素问遗篇·刺法论》云："正气存内，邪不可干。"《素问·灵兰秘典论》又云："膀胱者，州都之官，津液藏焉，气化则能出矣。"现患者正气亏虚，邪气来犯则无力抗邪，加之膀胱受损，津液不藏，气化不利，湿浊留滞，蕴而化热，则反复发热。浊阴不化，正常津液无以化生，则阴虚不能濡养肠道，故大便干结。因此本病辨证为气阴两虚、湿热内蕴，方拟参芪苓蛇汤加减。方中党参、黄芪健脾益气，扶助正气；猪苓、茯苓淡渗利湿，祛邪不伤正；女贞子、枸杞子补肾养阴，滋而不腻；白花蛇舌草、猫人参、七叶一枝花清热解毒抗肿瘤；半枝莲、金钱草清热利尿；淡竹叶利尿通淋，祛邪浊；生甘草调和诸药。全方扶正祛邪兼顾，实乃治本之法。何师治疗膀胱肿瘤总体遵循"不断扶正，适时祛邪，随证治之"的十二字原则。在患者体温逐渐正常，发热次数明显减少，病情好转后，在原方基础上适时减去半枝莲、金钱草，以防长期大量苦寒药损伤脾胃，根据症状变化加火麻仁、瓜蒌仁润肠通便，沉香曲理气和胃，徐长卿、白鲜皮祛风止痒，积雪草清热利湿降浊等对症治疗。天人合一，何师用药十分重视时节对人体的影响。6 月时值江南梅雨季节，气候闷热潮湿，患者本乃湿热偏盛之体，此时更易感时而发，出现发热、尿浑浊有结块，因此予六一散之君药滑石，有上清水源、下利水道之意，清暑利尿，使邪有去路。

（叶璐　整理）

十二、前列腺癌案

案例：

毛某，男，80岁。2013年11月26日初诊。

主诉：前列腺癌粒子植入术后2年余，阴睾疼痛半年。患者2年余前发现前列腺肿瘤，遂行放射性粒子植入术。既往有支气管哮喘、糖尿病病史。刻诊：阴睾部疼痛，无尿急尿痛，口咽干燥，舌苔薄，脉弦。

诊断：前列腺癌粒子植入术后，肾阴亏虚、邪浊留滞证。

治法：滋肾阴，祛邪浊。

处方：生地黄15g，怀山药12g，山茱萸12g，牡丹皮10g，茯苓20g，泽泻12g，知母12g，黄柏9g，霍山石斛12g（另煎），天花粉12g，党参30g，枸杞子20g，七叶一枝花9g，白花蛇舌草30g，猫人参30g，五味子10g，天冬10g，麦冬10g。28剂，每日1剂，每剂2煎，每煎200mL，分上下午两次温服，并嘱霍山石斛另煎，时时频服代茶以养阴生津。

2014年7月3日复诊：患者诉药后阴睾疼痛明显缓解，仍有口干咽燥，双腿酸楚，胃纳可，夜寐一般，舌质略黯，舌苔薄白，脉弦，治宗原法。上方减黄柏、知母、天冬、麦冬，14剂，煎服法同前。患者间断服上方中药至今，阴睾疼痛消失，诸症稳定。

按：前列腺恶性肿瘤是临床常见的泌尿系统肿瘤之一，根据其主要临床表现可归属于中医学"癃闭""淋证""虚劳"等范畴。本案患者素有消渴及哮病病史多年，肺肾阴虚之体，又耄耋之年，脏腑精气日渐亏虚，肺脾肾三脏功能逐渐衰退，水液代谢紊乱，痰浊瘀血阻滞，日久发为癌病。后行放射性粒子植入治疗，在很长的一段时间内接受小剂量放射性物质，进一步耗伤正气、煎灼津液，局部脉络受损，血行不畅，不通而痛。故治疗上从脾肾着手，拟以健脾益肾，养阴增液，兼顾清热解毒祛癌邪。方选知柏地黄丸滋阴清热，加麦冬、五味子即麦味地黄丸肺肾同补，天冬配麦冬加强养肺胃之阴且降肾之虚火，党参健脾滋化源，石斛、天花粉生津止渴，七叶一枝花、猫人参、白花蛇舌草清热解毒抗肿瘤。全方扶正祛邪兼顾，是为长治久安之法。

（叶璐　整理）

十三、直肠癌案

案例：

邱某，女，52岁。2005年9月24日初诊。

主诉：直肠癌术后7月余。患者7月余前因"反复便血"于某医院就诊，肛门指检提示直肠距肛门5cm后壁隆起肿块，质硬。遂于2005年2月23日在杭州某医院行全麻下直肠癌根治术，术后病理示：直肠浸润型中分化腺癌。已行12次化疗。9月17日查肝功能提示：谷丙转氨酶67U/L，谷草转氨酶227U/L，谷氨酰转移酶243U/L。刻诊：大便次频，每日10余次，面色欠华，疲乏无力，舌苔薄，脉弱。

诊断：直肠癌手术并化疗后，正虚邪滞证。

治法：扶正祛邪，养阴清肝。

处方：绵茵陈30g，垂盆草30g，猪苓30g，茯苓30g，女贞子20g，枸杞子20g，绞股蓝20g，赤灵芝20g，猫人参40g，白花蛇舌草20g，制黄精20g，霍山石斛12g（另煎），生甘草10g，淮小麦40g，红枣30g，薏苡仁40g（另包），怀山药18g，炒鸡内金15g，生谷芽20g，生麦芽20g，蒲公英30g。10剂，每日1剂，每剂2煎，每煎200mL，分上下午2次温服，其中薏苡仁40g煮粥晨服代早餐。

2005年10月4日复诊：药后肝功能指标改善，惟谷氨酰转移酶仍偏高，便次减少，日行7～8次。予上方加黄毛耳草30g，7剂，煎服法同前，以期巩固。

2005年10月11日复诊：药后体力渐复，略有感邪恶风。予上方去炒鸡内金、蒲公英，加防风10g，7剂，煎服法同前。

2005年10月18日复诊：药后感邪已解，查肝功能已常，便次亦减少。上方去绵茵陈、垂盆草、黄毛耳草，14剂，煎服法同前。

患者术后服药至今，仍定期中药巩固治疗，病情稳定，各项复查均未见肿瘤转移、复发迹象。

按：本患者系直肠恶性肿瘤术后，且于化疗后出现Ⅱ度肝功能损害。研究表明，化疗相关性肝损伤多由化疗药物及其代谢产物直接损伤、激活免疫反应以及药物代谢因素引起。何师认为，肝为刚脏，体阴而用阳。患者反复便血为时已久，阴血已亏，肝血不足，加之化疗药物更耗肝阴，肝失其疏泄条达之性，郁而酿生湿热，临床上可表现为肝功能损伤。且患者经手术攻伐，耗伤气血，又经多次化疗，中伤脾胃，则有乏力、便溏之症。治疗上在健脾益肾、祛邪抗癌的同时，配伍养肝清肝之法。方中怀山药、生谷芽、生麦芽、女贞子、枸杞子、制黄精、霍山石斛、绞股蓝健脾益肾以扶正；猫人参、白花蛇舌草、蒲公英清热抗癌以祛邪；猪苓、茯苓、薏苡仁、鸡内金利湿消食排湿浊；甘麦大枣汤养心调肝；绵茵陈、垂盆草清肝热降肝酶。诸药合用，扶正与祛邪兼顾，则正气渐盛，药毒渐清，肝功能逐渐恢复正常。

（刘清源　整理）

十四、卵巢癌案

案例一：

胡某，女，62岁。2005年4月20日初诊。

主诉：左卵巢恶性肿瘤术后7月。患者于2004年7月19日体检腹部B超发现左卵巢一大小为13.0cm×13.4cm×10.2cm囊实性包块。遂于2004年7月21日行"子宫广泛性切除＋双附件＋盆腔淋巴结清扫术"，术后病理示：（左卵巢）透明细胞腺癌，双侧宫旁、右卵巢门未累及，盆腔淋巴结未转移。术后行8次化疗。化疗后血常规示：白细胞$3.4×10^9/L$。刻诊：疲乏无力，口干，精神紧张，纳尚可，大便日行略干，舌苔薄燥，脉濡。

诊断：左卵巢恶性肿瘤手术并化疗后，气阴亏虚证。

治法：几经攻伐，脾胃亏虚，气血生化乏源，湿热留滞，治宜扶正祛邪。

处方：生晒参6g，黄芪30g，猪苓30g，茯苓30g，女贞子18g，枸杞子20g，霍山石斛12g（另煎），猫人参30g，白花蛇舌草15g，绞股蓝18g，泽泻15g，决明子15g，炙甘草10g，薏苡仁60g（另包），红枣30g，淮小麦40g，灵芝15g。7剂，每日1剂，每剂2煎，每煎200mL，分上下午2次温服，另嘱每日以处方中另包之薏苡仁60g煮粥晨服代早餐。

后予平地木、七叶一枝花、延胡索、川楝子等加减调治2月余。

2005年6月29日复诊：时有头晕，大便日行，舌苔薄，脉濡。处方：生晒参9g，黄芪30g，猪苓30g，茯苓30g，枸杞子20g，女贞子18g，白花蛇舌草15g，七叶一枝花15g，霍山石斛12g（另煎），绞股蓝20g，猫人参30g，灵芝15g，决明子15g，泽泻15g，薏苡仁50g（另包），红枣40g，五味子10g，麦冬10g。14剂，煎服法同前。后续予制黄精、制首乌、车前子等加减调治近3月。

2005年9月21日复诊：进食欠慎，脘腹欠舒，舌苔厚腻，治拟消食和胃为先。处方：六神曲12g，炒山楂15g，茯苓20g，姜半夏12g，陈皮6g，连翘12g，莱菔子15g，生谷芽30g，生麦芽30g，红枣15g，佛手15g，厚朴15g。

7剂，煎服法同前。药后脘腹舒如，续予2005年6月29日方药加减调治近2年。

2007年5月17日复诊：B超提示胆囊息肉，右胁欠舒，大便欠畅，舌苔薄，脉弦，治宗原旨，佐以疏肝。处方：生晒参9g，霍山石斛12g（先煎），猪苓30g，茯苓30g，女贞子20g，枸杞子20g，黄芪30g，蒲公英30g，香茶菜30g，猫人参30g，白花蛇舌草30g，绞股蓝30g，赤灵芝24g，沉香曲12g，薏苡仁60g（另包），红枣50g，延胡索20g，川楝子12g，金钱草30g，柴胡12g，郁金12g，青蒿15g。14剂，煎服法同前。后续予姜竹茹、白芷、川芎、石楠叶等加减调治4年余，诸症稳好。

按：卵巢癌是女性生殖器官常见的恶性肿瘤之一，其死亡率占各类妇科肿瘤的首位，对妇女生命造成严重威胁。本病属于中医学"癥积"范畴。患者机体几经攻伐，脾胃亏虚，运化功能一时未复，气血生化乏源，湿浊之邪黏腻留滞，郁而化热，表现以气阴两虚、湿热留滞之象，宜以益气养阴为治，辅以清热解毒利湿之法，故以参芪苓蛇汤为基础方。方中生晒参大补元气，补脾益肺，黄芪补虚泻实，两者相配大大加强益气健脾之功效，正气日渐充实，则祛邪有力。枸杞子、女贞子补益肝肾，养阴益精，又无滋腻碍胃之副作用，能缓解患者口干等症。几经化疗，灼伤津液，口干、潮热、便难等症明显，故加用霍山石斛加强清热滋阴之效。方中用赤灵芝，《神农本草经》谓其主胸中结，益心气，补中，为上品药，此药可助益气血、安心神。患者身患癌肿，除扶助正气以外还需要七叶一枝花、绞股蓝、白花蛇舌草等清热解毒，攻邪散结。复诊时，患者因进食欠慎，瘀食内积，不通则痛，故宜消食导滞和胃为先，方选保和丸加减；肝气不适，气机郁滞，不通则痛，则加柴胡、郁金、金铃子散等疏肝理气止痛。扶正祛邪，随证加减，调治7年余，诸症稳好，心境释然，生活如常人。

（吴黛黛　整理）

案例二：

郑某，女，24岁。2012年12月30日初诊。

主诉：左卵巢癌术后半年余。2012年5月10日患者于某医院行左侧输卵管卵巢切除术，病理示：（左卵巢）恶性生殖细胞瘤。共行3次化疗（具体化疗方案不详）。2012年12月25日血常规示：血红蛋白102g/L。刻诊：乏力气促，口干烦悁，寐劣纳可，大便日行，术后至今，月事已行1次，舌质及舌下纹略黯，舌苔薄，脉细数。

诊断：卵巢癌手术并化疗后，正虚邪恋、气阴亏虚证。

治法：益气滋阴养血，兼以祛邪化浊。

处方：生晒参9g，麦冬12g，五味子10g，生地黄10g，黄芪30g，鲜铁皮石斛12g（另煎），女贞子18g，猪苓20g，茯苓20g，枸杞子20g，三叶青30g，白花蛇舌草30g，七叶一枝花9g，猫人参30g，浮小麦30g，淮小麦30g，炙甘草10g，红枣30g，制黄精30g，薏苡仁30g（另包）。14剂，每日1剂，每剂2煎，每煎200mL，分上下午2次温服，另嘱其每日以处方中另包之薏苡仁30g煮粥晨服代早餐。

后以酸枣仁、三叶青粉等加减调治6月余，2013年1月9日血常规示：血红蛋白119g/L，口干、寐劣、乏力诸症好转。

2013年6月20日复诊：半月前因"腹痛"于外院就诊，诊断为不完全性肠梗阻。现胃纳可，无腹胀呕泛，大便日行偏干，舌下纹略黯，舌苔白，脉细弦，再宜扶正祛邪。处方：生晒参9g，麦冬12g，玄参12g，生地黄10g，黄芪30g，鲜铁皮石斛12g（另煎），女贞子18g，猪苓20g，茯苓20g，枸杞子20g，三叶青粉6g（分2次吞服），白花蛇舌草30g，七叶一枝花9g，猫人参30g，红枣30g，制黄精30g，夏枯草12g，蒲公英30g，薏苡仁30g（另包）。14剂，煎服法同前，同时嘱以30℃左右温水分2次吞服三叶青粉。后续予蒲公英、怀山药、山茱萸等加减调治2年余，诸症稳好。

2016年1月18日复诊：乳腺增生结节，经前乳胀，时感疲乏，舌苔薄脉弦，原旨再续，佐以理气散结。处方：黄芪30g，党参30g，女贞子18g，猪苓24g，茯苓20g，枸杞子12g，白花蛇舌草30g，猫人参30g，大枣15g，制黄精30g，蒲公英30g，天冬30g，玫瑰花10g，羊乳10g，炙甘草10g。14剂，煎服法同前。后续予蜂房、青皮、太子参等加减调治年余。

2017年3月28日复诊：诸症尚稳，纳便常，惟平素易感冒，治宗原旨，佐以益气固表。处方：黄芪30g，党参30g，女贞子18g，猪苓24g，茯苓20g，枸杞子12g，白花蛇舌草30g，猫人参30g，大枣15g，制黄精30g，蒲公英30g，天冬30g，白术15g，防风10g，生牡蛎20g（先煎），矮地茶15g。14剂，煎服法同前。现患者定期复诊，服药至今，诸症稳好，复查未见明显异常。

按：卵巢癌是女性生殖系统常见恶性肿瘤之一，其发病率仅次于宫颈癌和子宫内膜癌，但其死亡率却高居女性生殖系统癌症首位，其五年生存率仅为25%～30%。由于本病早期症状不明显，且筛查作用有限，故卵巢癌的早期诊断较为困难，就诊时60%～70%的患者已为晚期。目前卵巢癌的西医治疗以手术为主，结合化疗、放疗、生物治疗等。

在中医古代文献中虽无"卵巢癌"病名，但根据其症状和体征，属于中医学"癥瘕""积聚""肠覃"等疾病的范畴。《广韵》曰:"癥,腹病也。"《说文》曰:"瘕,女病也。"关于其症状,《灵枢·水胀》记载:"寒气客于肠外,与卫气相搏,气不得荣,因有所系,癖而内著,恶气乃起,息肉乃生。其始生也,大如鸡卵,稍以益大,至其成,如怀子之状,久者离岁,按之则坚,推之则移,月事以时下,此其候也。"关于其预后,《诸病源候论》记载:"若积引岁月,人皆柴瘦,腹转大,遂致死。"其指出卵巢癌在晚期易出现腹水等危重情况。

本病形成多因正气虚弱,六淫邪毒乘虚而入,留而不去;饮食不节,损伤脾胃,脾虚生痰,痰聚成块,日久湿郁化热;情志不畅,肝气不舒,气滞血瘀;产后损伤,瘀血内生,气血运行失常,日久则成癥瘕。

基于正虚邪侵的基本病机,故治以益气养阴以扶正、渗湿清解以祛邪,拟以生脉饮合参芪苓蛇汤加减治之。方中生晒参、黄芪补益肺脾之气以解乏力气促;麦冬、五味子、生地黄、铁皮石斛滋阴养血以除其口干;甘麦大枣汤滋养心肝之阴以消寐劣烦恚;枸杞子、女贞子、制黄精滋补肝肾以固先天;猪苓、茯苓渗湿祛邪;三叶青、白花蛇舌草、七叶一枝花、猫人参清热解毒抗癌。在复诊过程中,若经前乳胀,则稍佐玫瑰花、青皮等以疏肝理气散结;若易受风寒之邪,则酌情加以玉屏风散以益气固表等。纵观整个治疗过程,始终以益气养阴、培补肝肾以求不断扶正,渗湿祛浊、清热解毒以遵适时祛邪,理气散结、益气固表以达随证治之。

（黄硕 整理）

案例三:

许某,女,72 岁。2003 年 3 月 13 日初诊。

主诉:卵巢癌术后半年余。患者因"卵巢肿瘤"于 2002 年 5 月 31 日于浙江某医院行子宫次全切除 + 双附件切除 + 大网膜切除术,过程顺利。术中见左附件与直肠、乙状结肠及回肠广泛粘连,左附件见 12cm×10cm×10cm 肿块,菜花状。因广泛转移、粘连病灶部分切除,残留病灶最大直径约 5cm。术后病理示:(左)卵巢低分化腺癌,侵犯子宫浆膜肌层及左侧壁肌层,(肠壁包块)转移性低分化腺癌伴广泛坏死,右卵巢组织脉管及卵巢血管内见癌栓。诊断为卵巢癌Ⅲc 期,已完成 8 次化疗,期间出现胃肠道反应、Ⅲ度骨髓抑制。既往有"频发室早""T 波改变"等病史。近 B 超示:宫颈残端上方低回声包块（1.3cm×1.3cm,性质未定,血流丰富）。刻诊:脘胀,寐劣,烘热,舌苔薄,脉濡。

中医诊断:卵巢癌手术并化疗后,寒热错杂、心脾亏虚证。

治法：理气和胃，养心安神。

处方：太子参30g，姜半夏12g，干姜6g，黄连3g，黄芩10g，厚朴花12g，蒲公英30g，白芍18g，炙甘草10g，淮小麦40g，红枣30g，夜交藤30g，绞股蓝10g，赤灵芝30g，猪苓30g，茯苓30g。7剂，每日一剂，每剂两煎，每煎200mL，分上下午2次温服。

药后脘胀痞劣明显减轻，上方去夜交藤，加佛手、铁皮石斛、七叶一枝花、丹参等，加减调治3月。

2003年7月10日复诊：药后脘胀解，B超复查，残留病灶未见明显增大，CA125降至4.5μg/L。现口干，胃纳欠佳，大便欠畅，舌红苔少，脉细，治宜益气阴、祛邪浊。处方：党参30g，黄芪30g，女贞子18g，猪苓30g，茯苓30g，枸杞子18g，蒲公英30g，猫人参40g，淮小麦40g，红枣30g，霍山石斛12g（另煎），白花蛇舌草15g，佛手片15g，七叶一枝花15g，沉香曲12g，青蒿12g，厚朴花12g，生谷芽30g，全瓜蒌15g。14剂，煎服法同前，其中霍山石斛另煎汤代茶饮。加减服药近2年，诸症稳定。

2005年10月14日复诊：患者左卵巢癌术后3年余，肝囊肿，肝功能异常，时有左胸抽痛，动则气促，舌苔薄，脉略数，原旨续进，清热利湿。处方：党参30g，黄芪30g，女贞子20g，猪苓30g，枸杞子20g，白花蛇舌草15g，佛手15g，红枣30g，霍山石斛12g（另煎），七叶一枝花15g，沉香曲12g，玫瑰花10g，制半夏12g，生甘草10g，绞股蓝24g，绵茵陈20g，垂盆草20g，藤梨根30g，大腹皮12g，灵芝20g，厚朴15g，薤白5g，瓜蒌皮15g，丹参24g，降香8g（后下）。14剂，煎服法同前。药后患者肝功能逐渐转常。

2009年5月13日复诊：现时有乏力，血糖血脂偏高，足部浮肿，入暮尤甚，夜寐欠安，舌红，苔薄，脉濡，原旨出入，利水消肿。处方：生晒参9g，黄芪30g，猪苓30g，茯苓30g，霍山石斛12g（另煎），女贞子18g，枸杞子20g，沉香曲12g，郁金15g，蒲公英30g，红枣20g，佛手15g，薏苡仁40g（另包），五味子10g，酸枣仁20g，莪术15g，冬瓜皮30g，车前子10g，地骷髅15g。14剂，煎服法同前。药后足肿渐消。

2011年6月16日复诊：近复查提示，胃窦黏膜慢性轻度炎，胃窦小息肉，肝多发囊肿，右侧臀部软组织内钙化灶，右髂各组成骨骨质疏松，血脂偏高，脂肪肝。胃脘胀滞，情绪不佳，夜间自觉早搏偶作，登高时右髂关节疼痛，纳可，大便日行，舌苔薄，脉弦。属脾胃不和证，治宜理气和胃消痞为主。处方：太子参30g，干姜6g，姜半夏12g，黄连6g，厚朴15g，白芍30g，炙甘草10g，红枣15g，猫人参30g，三叶青30g，白花蛇舌草30g，枸杞子20g，铁皮石斛12g（另煎），沉香6g（后下），丹参30g，红景天18g，淮小麦40g，合欢皮15g。14剂，煎服法同前。药后脘胀瘥解，再次更方为参芪苓蛇汤，加减治疗至今，病情稳定，未再复发。B超提示，宫颈残端上方见低回声团逐渐消失。目前健在，生活如常人。

按：此患者发病时已年届71岁，时值古稀之年，根据现代医学检查情况、手术范围及病理诊断，该患者病变范围广，分化差，恶性程度高，又经多次化疗之后，气血两虚，且病灶残留，预后堪忧。纵观本患者在长达十余年的治疗过程中，何师处方遣药以扶正固本、健脾益肾贯穿始终，尤其重视脾胃。《素问·平人气象论》云："平人之常气禀于胃……人无胃气曰逆，逆者死。"本例患者初诊时因数次攻伐后，正气已伤，气阴两虚，其中又以心脾两虚为主。同时脾胃亏虚，运化失健，湿浊中阻留而不去，而见虚实夹杂之痞证。故方以半夏泻心汤加减。方中党参益气生津、补中和胃，黄连、黄芩泄热和胃，干姜、半夏温中散结，一温一寒，达寒热平调之功。厚朴花质地轻盈，行气化湿，又不碍胃。蒲公英清热解毒散结，归肝、胃经，《本草新编》云"蒲公英，至贱而有大功……亦泻胃火之药，但其气甚平，即能泻火，又不损土，可以长服久服无碍"。复以绞股蓝清热解毒、补虚，猪苓、茯苓淡渗利湿抗肿瘤，赤灵芝、夜交藤、甘麦大枣汤养心安神助寐。待患者痞证解，胃脘舒如，则更方以参芪苓蛇汤加减治之。参芪苓蛇汤由党参、黄芪、女贞子、猪苓、茯苓、枸杞子、猫人参、蛇舌草、红枣、七叶一枝花组成。方中党参、黄芪、红枣健脾益气补中，健后天脾胃；女贞子、枸杞子养阴益肾，助先天之精；猪苓、茯苓淡渗利湿祛邪浊；猫人参、蛇舌草、七叶一枝花清热解毒祛邪毒。本方益气养阴，祛湿解毒，乃攻补兼施之抗癌常用方。

（叶璐　整理）

十五、妊娠滋养细胞肿瘤案

案例：

陈某，女，50岁。2013年7月18日初诊。

主诉：确诊妊娠滋养细胞肿瘤2月余。患者2月前于某医院诊断为妊娠滋养细胞肿瘤（FIGO分期与评分：Ⅲ；3），病理示：（宫腔）水泡状胎块，滋养细胞中–重度增生。已行EP方案化疗1次，复查HCG＞15000mIU/mL，7月26日将再行化疗。刻诊：夜间周身发热，多汗，纳欠展，大便日行，舌质红，舌苔白，脉弦。

诊断：妊娠滋养细胞肿瘤化疗后，阴虚火旺证。

治法：益气阴，清虚火。

处方：生晒参 9g，女贞子 18g，猪苓 30g，茯苓 30g，霍山石斛 12g（另煎），黄芪 30g，枸杞子 20g，七叶一枝花 15g，白花蛇舌草 30g，猫人参 30g，蒲公英 30g，浮小麦 30g，淮小麦 30g，红枣 30g，炙甘草 10g，青蒿 12g，夏枯草 12g，六神曲 12g。14 剂，每日 1 剂，每剂 2 煎，每煎 200mL，分上下午 2 次温服。

2013 年 8 月 22 日复诊：诉化疗反应大，呕泛难受，9 月 4 日将做第 4 次化疗，舌稍红，舌苔白，脉弦，拟以扶正为主。处方：生晒参 9g，女贞子 18g，猪苓 30g，茯苓 30g，黄芪 30g，枸杞子 20g，白花蛇舌草 30g，猫人参 30g，蒲公英 30g，浮小麦 30g，淮小麦 30g，大枣 30g，炙甘草 10g，六神曲 12g，生稻芽 30g，生麦芽 30g，姜半夏 12g，姜竹茹 12g。14 剂，煎服法同前。化疗期间出现粒细胞减少，加入制黄精、制首乌、仙灵脾等品补肾填精生髓。

2013 年 11 月 28 日复诊：患者诉 10 次化疗已结束，2013 年 11 月 27 日胸部 CT 示：右肺多发滋养细胞肿瘤转移灶。现夜寐不安，口腔溃疡，舌苔薄，脉弦，原旨出入。处方：生晒参 9g，霍山石斛 12g（另煎），女贞子 18g，猪苓 30g，茯苓 30g，黄芪 30g，枸杞子 20g，蒲公英 30g，淮小麦 30g，大枣 30g，炙甘草 10g，六神曲 12g，生稻芽 30g，生麦芽 30g，制黄精 30g，仙灵脾 15g，佛手 15g，猫人参 30g，金荞麦 30g。14 剂，煎服法同前。

2013 年 12 月 31 日复诊：复查提示肝功能指标异常，大便日行艰下，原旨出入，清热利湿。处方：生晒参 9g，霍山石斛 12g（另煎），女贞子 18g，猪苓 30g，茯苓 30g，黄芪 30g，枸杞子 20g，蒲公英 30g，淮小麦 30g，大枣 30g，炙甘草 10g，六神曲 12g，生稻芽 30g，猫人参 30g，七叶一枝花 15g，茵陈 30g，黄毛耳草 30g，糯稻根 30g，平地木 18g。14 剂，煎服法同前。患者服药 2 月后，肝功能指标恢复正常范围，病情尚稳定。于 2015 年 11 月 12 日复查肺部 CT：两肺少许慢性感染性病变考虑。

2017 年 6 月 20 日复诊：月事已停 2 年，复查血 HCG < 0.13mIU/mL。胸部 CT 示：右肺中叶病变，较前片（2015 年 11 月 12 日）稍有吸收，右肺中叶慢性支气管炎。患者一直中药调理，诸症稳定，精神佳，再予前方加减善后。

按：患者妊娠滋养细胞肿瘤，化疗后出现药物性肝损、肺部转移性病变，服药近 3 年，肺部转移性病灶已基本消除，肝功能恢复正常。本病中医学当属"癥瘕"范畴，证属"阴虚火旺"。患者初诊时正处于化疗期间，化疗药物作为一种邪毒在侵袭肿瘤细胞的同时，耗伤人体气血津液，使得正气亏虚，阴液耗伤。然七七之年，"任脉虚，太冲脉衰少，天癸竭"，肾阴本不足，继之以化疗，阴津更亏，虚火上扰，故见周身发热。正气本虚，腠理疏松，则汗自出。舌质红为阴虚火旺之象。唐代王冰云"壮水之主，以制阳光"，故治当以滋阴降火为主，然肿瘤疾病扶正祛邪之大法不可偏颇，故扶正当健脾益气养阴，祛邪则清热解毒，利湿消癥。方选参芪苓蛇汤加减，配伍青蒿、夏枯草清热泻火，甘麦大枣汤补养心阴安神。化疗过程中出现恶心呕泛，为脾胃虚弱、胃失和降，故减清热解毒药味，加姜半夏、姜竹茹化痰降逆止呕。肺部转移病灶，在扶正祛邪的基础上，加金荞麦一味，其为治疗肺痈疮毒之要药，可清泻肺热，活血消痈排脓。化疗后出现药物性肝损，此为湿热毒邪蕴结于中焦，脾虚不化，肝失疏泄，湿热壅滞，故配伍茵陈、黄毛耳草清利湿热，疏肝利胆，平地木活血消肿，糯稻根养阴清肝。何师在守方的基础上辨证论治，灵活加减，使患者平稳度过化疗期，同时在阴阳平衡的基础上适时祛邪，使肺部病灶逐渐祛除。

（傅丹旦　整理）

十六、非霍奇金淋巴瘤案

案例：

徐某，男，61岁。2008年8月21日初诊。

主诉：确诊为非霍奇金淋巴瘤3月余。患者诉2008年5月于某西医院确诊为非霍奇金淋巴瘤。共化疗7次，化疗过程中出现白细胞低、肝功能指标异常等反应。腹部B超提示脂肪肝，左肝小囊肿。刻诊：疲乏无力，纳差，大便日行，舌苔薄，脉细弦。

诊断：非霍奇金淋巴瘤化疗后，气阴不足、邪浊滞留证。

治法：益气阴，祛邪浊。

处方：生晒参9g，霍山石斛12g（另煎），女贞子18g，枸杞子30g，猪苓30g，茯苓30g，淮小麦30g，炙甘草10g，红枣30g，猫人参30g，绞股蓝30g，赤灵芝30g，青蒿15g，绵茵陈30g，垂盆草30g，蒲公英30g，生谷芽30g，生麦芽30g，薏苡仁30g（另包），金钱草30g。14剂，每日1剂，每剂2煎，每煎200mL，分上下午2次温服，另嘱其每日取出薏苡仁30g，煮粥晨服代早餐。

药后患者乏力改善，纳较前展，续予上方加减，治疗3年余。

2011年11月10日复诊：夜尿多，苔薄，脉濡，治宗原旨。处方：猫人参30g，枸杞子30g，白术20g，沉香6g（后下），怀山药20g，大枣20g，猪苓30g，茯苓30g，金钱草30g，绞股蓝30g，炒白芍30g，霍山石斛12g（另煎），炙甘草 10g，丹参 20g，枳壳 15g，制黄精 30g，益智仁 30g，芡实 15g，金樱子 15g，薏苡仁 30g（另包）。14 剂，煎服法同前。后患者病情稳定，未出现明显波动，扶正祛邪基础上，随证化裁。

2014 年 6 月 19 日复诊：近日感邪略咳，咳痰不爽，苔白，脉弦。属外邪袭肺，肺失宣降。治宜扶正祛邪为主，佐以化痰止咳。处方：猫人参 30g，枸杞子 12g，怀山药 15g，大枣 15g，猪苓 12g，茯苓 12g，制黄精 30g，七叶一枝花 9g，黄芪 30g，党参 30g，冬凌草 30g，蒲公英 30g，甘草 10g，化橘红 6g，炙百部 9g，金荞麦 30g，桔梗 6g，矮地茶 15g，薏苡仁 30g（另包）。14 剂，煎服法同前。

服上方药后，咳嗽咳痰解。现患者定期门诊复诊，服中药至今，诸症稳好。

按：非霍奇金淋巴瘤是源于淋巴结及淋巴组织的恶性肿瘤，多表现为无痛性进行性淋巴结肿大及局部肿块，且有远处扩散和结外侵犯的倾向，预后较差，严重危害患者生命健康。本病属中医学"痰核""瘰疬""癥瘕"范畴，其发病不外乎内外两大因素，外因主要为外感风热邪毒并循经内传至脏腑，内因多为脏腑内虚、情志失调而致痰气交阻。《景岳全书》曰："脾肾不足及虚弱失调之人，多有积聚之病。"本案患者经过化疗后，气血津液耗伤，脾肾两亏，故治疗应补益脾肾、益气养阴为主，佐以解毒抗癌，拟参芪苓蛇汤加减。方中加茵陈、垂盆草等清热利湿，与谷芽、麦芽、薏苡仁等诸健脾化浊药相伍，使湿热得化，肝气条达；甘麦大枣汤补益心脾，以助气血化生。前方加减治疗后，患者诸症皆有好转，惟诉夜尿频多，此肾阳亏虚、膀胱气化失调所致，据前人"益火之源以消阴翳"的治法，于前方中合入缩泉丸以温元阳。因"孤阴不生，独阳不长"，故加入制黄精、枸杞子等补肾益精之品，以壮元阳。芡实、金樱子为水陆二仙丹，两药各入脾肾，有收敛固涩之效。服药后，患者诸症稳，惟因感邪致咳嗽咳痰，故予化橘红燥湿化痰，与茯苓、薏苡仁配伍可健脾以绝痰源。桔梗、甘草为桔梗甘草汤，与炙百部、金荞麦相伍，可利咽祛痰止咳。患者服药至今，诸症稳好，此"不断扶正，适时祛邪，随证治之"之功也。

（张依静　整理）

十七、感冒案

案例：

蒋某，男，29 岁。2008 年 7 月 6 日初诊。

主诉：恶寒、汗出不畅月余。现恶寒汗出，周身酸痛，颈部抽搐不舒，咽干咽痒，耳有热感，纳便尚常，舌苔白，脉略数。

诊断：太阳病，营卫不和、风湿外袭证。

治法：调和营卫，祛风除湿。

处方：桂枝10g，生白芍20g，炙甘草10g，大枣15g，生姜9g，紫苏梗15g，广藿香12g，厚朴15g，姜半夏12g，茯苓20g。7剂，每日1剂，每剂2煎，每煎200mL，分上下午2次温服。药后随访，诸症瘥解。

按：桂枝汤乃《伤寒论》中第一大方，方中桂枝伍白芍，于发表中寓益阴敛营之意；生姜、大枣辛甘和缓，助白芍和营调中；甘草性平味甘，调和诸药。全方收散相得，开合相济。本病例患病之时正值盛夏，屋外气温较高，阳气蒸腾，腠理疏松，此时骤受凉风侵袭，易于外感，且暑湿当令，多表现为风湿伤表，卫阳抗邪，营阴外泄，则恶寒汗出；湿性黏滞，则汗出不畅；风邪外袭，肺卫不固，则咽干痒。何师谓"外感之症，营卫不和者当以桂枝汤加减解肌和营卫"。因此，用桂枝汤倍白芍，增强敛阴和营之功，以暑热耗伤津液之故；加紫苏梗、广藿香增强理气化湿之功，以暑湿阻滞气机之由；加姜半夏、茯苓健理利湿助运，以湿邪易困脾胃之故。诸药相合，表里之风湿皆除，药到病除。

（刘清源　整理）

十八、咳嗽案

案例一：

杜某，男，73岁。2009年10月24日初诊。

主诉：咳嗽伴气急2月。患者诉2009年8月中旬因发热、支气管扩张、咯血住院治疗。现咳嗽咳痰，痰色白，时有气急，口咽干燥，舌苔白，脉略数。

诊断：咳嗽，肺阴亏虚、余邪未清证。

治法：滋肺阴，清余邪。

处方：生晒参6g，黄芪20g，五味子10g，麦冬12g，老鹳草15g，佛耳草15g，瘪桃干15g，黄芩10g，浙贝母10g，姜半夏12g，全瓜蒌15g，生谷芽30g，生麦芽30g，焦六曲15g，厚朴15g。7剂，每日1剂，每剂2煎，每煎200mL，分上下午2次温服。

2009年11月5日二诊：药后咳嗽气急减轻，纳便尚常，舌苔白，脉略数。予原方改黄芪15g，加防风9g、炙百部30g，7剂，煎服法同前。

按：患者因支气管扩张伴发热住院，虽热已退，然肺阴已伤，而见口咽干燥、脉略数；痰浊内扰，余邪未清，故见咳嗽咳痰、气促等症，故治以滋肺阴、清余邪，选黄芪生脉饮、截喘汤加减。截喘汤乃上海姜春华教授之经验方，由佛耳草、瘪桃干、老鹳草、旋覆花、全瓜蒌、姜半夏、防风、五味子等组成，具有化痰截喘、降逆纳气之效。此患者热病后期，余邪未清，虚实夹杂，故何师攻补兼施，选黄芪生脉饮益气养阴。黄芩、浙贝母、姜半夏、全瓜蒌、厚朴清热燥湿、化痰止咳；佛耳草化痰止咳平喘，老鹳草祛风活血、清热解毒，瘪桃干酸苦收敛而除劳嗽，三药并进，化痰镇咳平喘；生谷芽、生麦芽、焦六曲消食助运。何师善用古方，兼收验方，诸药相合，阴液得复，余邪得清，故疗效显著。

（黄硕 整理）

案例二：

章某，男，55岁。2016年4月28日初诊。

主诉：感邪咳嗽10余日。刻诊：咳嗽痰多色白，鼻流清涕，舌苔白，脉浮。

诊断：咳嗽，外寒内饮证。

治法：疏风解表，温肺化饮。

处方：麻黄6g，桂枝9g，干姜9g，细辛3g，炒白芍15g，炙甘草10g，姜半夏10g，五味子9g，桔梗8g，化橘红8g，炙紫菀15g，炙款冬花15g，炙百部30g，沉香曲9g。7剂，每日1剂，每剂2煎，每煎200mL，分上下午2次温服。

同年5月15日患者因"右侧大腿基底细胞癌"就诊时，诉服前方药后咳嗽流涕诸症均解。

按：患者系咳嗽之病，鼻塞流涕、脉浮，乃外有表邪故也；咳嗽痰多色白、舌苔白，乃里有饮邪所致。关于外寒内饮所致咳嗽之病机，《素问·咳论》指出："皮毛者，肺之合也，皮毛先受邪气，邪气以从其合也。其寒饮食入胃，从肺脉上至于肺，则肺寒，肺寒则外内合邪，因而客之，则为肺咳。"治疗上，若不疏表而徒治其饮，则表邪难解，若不化饮而专散表邪，则水饮不除，故拟小青龙汤加减，解表化饮。小青龙汤出自《伤寒论》，其第40条指出："伤寒表不解，心下有水气，干呕，发热而咳，或渴，或利，或噎，或小便不利，少腹满，或喘者，小青龙汤主之。"方中麻黄、桂枝发汗解表；细辛、干姜温肺化饮；姜半夏、化橘红燥湿化痰；白芍和营养血；五味子敛肺止咳；桔梗祛痰利咽；炙紫菀、炙款冬花、炙百部宣肺止咳。纵观全方，辛散与酸收相伍，散中有收，温化与敛肺相配，开中有合，散而不伤正，收而不留邪。

（黄硕　整理）

案例三：

方某，女，29 岁。2017 年 11 月 13 日初诊。

主诉：感邪咳嗽 2 天。患者平素闻异味则咽痒咳嗽，近日不慎感邪，咳嗽加剧，痰多色黄，咽喉作痒，纳便尚常，舌质红，苔薄，脉略数。

诊断：咳嗽，风热犯肺证。

治法：疏邪解表，清肺化痰。

处方：桑叶 15g，菊花 12g，苦杏仁 6g，连翘 15g，桔梗 8g，生甘草 10g，芦根 20g，薄荷 4g（后下），金银花 15g，荆芥 12g，化橘红 8g，黄芩 12g，浙贝母 12g，炙紫菀 15g，炙款冬花 15g。7 剂，每日 1 剂，每剂 2 煎，每煎 200mL，分上下午 2 次温服。

2017 年 11 月 20 日二诊：药后咳已解，本届月汛将行，面疹易作，大便日行，原旨出入。处方：桑叶 15g，菊花 12g，连翘 15g，桔梗 8g，生甘草 10g，金银花 15g，荆芥 12g，化橘红 8g，黄芩 12g，赤小豆 30g，当归 9g，徐长卿 30g，猫爪草 30g，蒲公英 30g。7 剂，煎服法同前。后患者咳嗽未作，因月经推迟，经行面疹反复发作，继续中药治疗。

按：桑菊饮乃辛凉轻剂，主治风温初起、邪袭肺卫之证，用于外感风邪所致的咳嗽病，该患者正属此证。故用桑菊饮疏风清热、宣肺止咳，加荆芥助疏风解表之功，金银花、黄芩增清热解毒之效，化橘红、浙贝母、炙紫菀、炙款冬花化痰止咳。复诊时，患者咳嗽已解，故减杏仁、浙贝母、炙紫菀等化痰止咳药味，然出现面疹，局部色红，故加赤小豆当归散、徐长卿、蒲公英祛风化湿、清热解毒，续予巩固治疗。

（黄硕　整理）

案例四：

陆某，男，68 岁。2018 年 5 月 17 日初诊。

主诉：反复咳嗽咳痰 20 余天。患者因"反复咳嗽"于 5 月 3 日查胸部 CT 示：两肺上叶少许胸膜增厚粘连；右肺中叶微小结节。本次咳嗽已历 20 余天，痰多色黄，伴有气促，大便偏干，舌苔白，脉略数。

中医诊断：咳嗽，痰热蕴肺证。

治法：清肺化痰止咳。

处方：炙百部 30g，白前 12g，生甘草 10g，桔梗 8g，炙紫菀 15g，炙款冬花 15g，化橘红 8g，荆芥 12g，佛耳草 15g，老鹳草 15g，金银花 20g，连翘

15g，瓜蒌皮 15g，黄芩 12g。14 剂，每日 1 剂，每剂 2 煎，每煎 200mL，分上下午 2 次温服。

2018 年 5 月 31 日二诊：药后咳嗽气急减轻，喉间有痰，纳便尚常，舌脉同前。上方改炙百部 20g、炙紫菀 12g、炙款冬花 12g，加姜半夏 9g，续予 14 剂，煎服法同前。

2018 年 6 月 14 日三诊：咳嗽气急基本瘥解，干咳偶作。上方减炙紫菀、炙款冬花、荆芥，加天冬 10g、麦冬 10g、冬凌草 30g，续予 14 剂，以期巩固。

按：止嗽散出自《医学心悟》，有止嗽化痰、宣肺解表之功，可治疗诸般咳嗽。本案患者初起表现为咳嗽咳痰、痰多色黄，考虑痰热壅肺所致，故在止嗽散基础上加金银花、连翘、瓜蒌皮、黄芩等清泄肺热，化痰止咳；气急明显，故加佛耳草、老鹳草清热化痰平喘，其中佛耳草功专化痰止咳平喘，老鹳草祛风活血，清热解毒。在民间，老鹳草单方用于化痰平喘，扩张支气管。三诊时，患者热灼津液，耗伤肺阴，干咳偶作，故加天冬、麦冬等滋阴润肺之品。

（黄硕　整理）

十九、胸痹案

案例：

吴某，男，76 岁。2018 年 4 月 12 日初诊。

主诉：冠脉支架植入术后 1 月。患者 1 月前行"冠脉支架置入术"，共置入支架 2 枚，夙有高血压。现疲乏或疾走后仍感到胸闷，气喘，胃纳可，大便日行，舌质淡红，苔薄白，脉细弱。

诊断：胸痹，气虚血滞证。

治法：益气养阴，理气活血。

处方：党参 20g，五味子 9g，麦冬 9g，黄芪 30g，杜仲 15g，续断 15g，夏枯草 12g，钩藤 9g，丹参 30g，葛根 30g，瓜蒌皮 15g，姜半夏 9g，沉香曲 9g，桃仁 6g，红花 8g。21 剂。

2018 年 6 月 26 日二诊：药后胸闷气促改善，原旨出入，上方加红景天 15g，21 剂。

2018 年 8 月 6 日三诊：自觉诸症均解，纳便常，惟时感烦悲烘热，遂加青蒿 12g，续服 28 剂。

按：《医学正传》提及"正气虚者，不能营运，邪滞着而不出，所以为病"，故营血的运行有赖气的推动。《灵枢·天年》云："六十岁，心气始衰，苦忧悲，血气懈惰。"该患者年过七旬，宗气已虚，心气已衰，宗气虚，不足以行呼吸，则气促；心气虚，无力推动营血，血脉瘀滞，则见胸闷；动则耗气，故诸症于疲乏、疾走后尤甚。何师指出，此时宜补益心肺之气，助心行血，佐以理气活血，以黄芪生脉饮加减。方中党参、黄芪益心肺之气；麦冬、五味子清心补肺阴；葛根辛甘而散，运行气血，则诸痹自愈；胸痹日久，考虑瘀血阻络，加桃仁、红花、丹参等活血祛瘀；为防补益药滋腻，加瓜蒌皮、姜半夏、沉香曲理气燥湿，化痰浊；加杜仲、续断增益先天，则气血旺盛，瘀血得化。二诊时，患者感诸症好转，因红景天可改善细胞活力的降低，提高心肌细胞的生存能力，缓解其形态学损伤，故加用以保护心肌。三诊时，患者烘热烦恚，考虑时值夏日，加青蒿以解暑、退虚热。

（刘清源　整理）

二十、不寐案

案例一：

郑某，男，49岁。2015年1月4日初诊。

主诉：入睡困难、多梦1年余。患者自诉有抑郁症病史，夜间入睡困难，伴有多梦，忧思郁怒，舌下络脉略黯，舌苔白，脉弦。

诊断：不寐，肝郁血虚证。

治法：疏肝理气，益心安寐。

处方：柴胡12g，炒枳实6g，炒白芍20g，炙甘草10g，淮小麦40g，红枣30g，丹参30g，酸枣仁30g，五味子10g，琥珀粉3g（睡前吞服）。7剂，每日1剂，每剂2煎，每煎200mL，分下午及晚上临睡前半小时各服1煎，另嘱睡前30分钟用中药吞服琥珀粉，并对其进行心理疏导，嘱其晚饭后中等强度运动30分钟。

2015年1月11日二诊：寐况有改善，饮酒易腹泻，原方加用焦六曲12g，生磁石30g（先煎），14剂，煎服法同前。

2015年1月25日三诊：诸症向愈，原方减生磁石，加郁金10g，14剂，煎服法同前，以期巩固。

按：古代称失眠为"不寐""不得卧""不得眠""目不瞑"。《普济本事方》曰："平人肝不受邪，故卧则魂归于肝，神静而得寐。今肝有邪，魂不得归，是以卧则魂扬若离体也。"何师认为，肝主疏泄，调节全身气机，心主藏神，为君主之官，若肝失疏泄，气机升降失常，则郁郁寡欢；心血不足，则阳不入阴，则失眠。结合此患者之四诊信息，辨为肝郁血虚证，治以疏肝理气、养血安寐，以四逆散合甘麦大枣汤化裁治疗。方中柴胡、白芍合用疏肝解郁升阳气，敛阴养血和阴阳；枳实合柴胡升降相因，气机得调；甘麦大枣汤养心安神，补脾和中；酸枣仁、五味子养心安神；琥珀粉镇惊安神。诸药合用，共奏疏肝养心之功。二诊时，加焦六曲健胃消食助运，以护后天；生磁石重镇安神，标本兼治。三诊时，患者睡眠好转，遂减磁石之重镇，以免伤脾。

（骆丽娜 整理）

案例二：

袁某，女，59岁。2017年1月23日初诊。

主诉：夜寐不安为时已久。2017年1月5日体检示：胆固醇、尿酸、血压偏高。刻下：夜寐不安，仅睡4～5小时，时感头晕，胃纳尚可，大便日行，舌质黯，苔白，脉细。

诊断：不寐，血瘀兼心血亏虚证。

治法：活血祛瘀，益心安寐。

处方：生地黄12g，赤芍12g，当归12g，川芎15g，桃仁9g，红花6g，柏子仁15g，酸枣仁18g，党参20g，丹参30g，玄参10g，茯神15g，夏枯草12g，杜仲15g，决明子20g，制黄精30g，生山楂20g，首乌藤30g。14剂，每日1剂，每剂2煎，每煎200mL，分下午与晚上睡前1小时2次温服。

2017年2月23日二诊：患者自觉疗效甚好，自行转方14剂，共进28剂后，夜寐改善，可睡6小时，头晕轻瘥，略感口干，舌质略黯，苔白，脉细，原旨出入。上方去夏枯草，加川石斛10g，14剂，煎服法同前。

5月20日电话随访，夜寐均能6小时左右。

按：该患者属顽固性不寐，经过辨证，何师采用活血化瘀与益心安寐兼施治疗此病。关于血瘀不寐，清代王清任最早提出用活血化瘀法治疗，认为"夜不安者，将卧则起，坐未稳又欲睡，一夜无宁刻，重者满床乱滚，此血府血瘀。此方（血府逐瘀汤）服十余付，可除根"。该患者近耳顺之年、寐劣为时已久、舌质黯、脉细，证属血瘀兼夹心血亏虚，拟活血祛瘀、益心安寐治之。方用桃红四物汤合天王补心丹加减。方中桃仁、红花、赤芍、川芎活血化瘀；当归、生地黄滋养心血；柏子仁、酸枣仁、茯神、首乌藤养心安神；党参益气使阴血自生；玄参滋阴降火；丹参养心血以活血。同时，患者血压偏高、头晕时作，故佐以杜仲、制黄精益肾填精，决明子、夏枯草平肝息风。二诊时，患者头晕轻瘥，故去夏枯草。纵观何师处方，桃红四物汤与天王补心丹合用，攻邪而不伤正，滋补而不留邪，攻补兼施，故获良效。

（黄硕 整理）

二十一、头痛案

案例一：

孙某，男，39岁。2015年10月8日初诊。

主诉：头部隐痛1年余。现患者头部隐痛，以右侧为甚，眩晕，思虑，疲乏无力，情绪焦虑，夜寐不安，纳便常，舌下纹略黯，苔薄，脉弦。

诊断：头痛，肝阳上扰证。

治法：平肝潜阳，缓急止痛。

处方：天麻9g，钩藤12g（后下），焦山栀子10g，黄芩12g，夜交藤30g，淡豆豉12g，大枣30g，炙甘草10g，淮小麦40g，葛根30g，蔓荆子15g，川芎20g，石楠叶15g，白蒺藜15g，泽泻12g，白术12g，白芷15g。7剂，每日1剂，每剂2煎，每煎200mL，分上下午2次温服。

2015年10月15日二诊：药后患者头痛缓解，情绪转佳，仍有口咽干燥，头顶易发疹疖。上方加徐长卿30g、玄参12g，7剂，煎服法同前。

2015年11月12日三诊：头痛完全缓解，头顶疹疖未作，诸症悉平。

按：偏头痛是一类发作性的搏动性头痛，多见于工作压力大的人群。本病属于中医学"头痛"范畴。肝阳偏亢，风阳上扰，故头痛眩晕；肝气郁结，化热扰心，则多思难寐。四诊合参，患者证属肝阳上扰，治宜平肝潜阳，缓急止痛，方用天麻钩藤饮、栀子豉汤、甘麦大枣汤。方中天麻、钩藤平肝息风，辅以黄芩清热，夜交藤养心安神；栀子味苦性寒，泄热除烦，香豉体轻气寒，升散调中，二药相合，共奏清热除烦之功；淮小麦养心阴，益心气，安心神，除烦热，甘草补益心气，和中缓急，大枣甘平质润，益气和中，润燥缓急，三药相合，甘以缓解，养心安神。二诊患者头痛缓解，情绪转佳，仍有口咽干燥，头顶易发疹疖，加用玄参滋阴利咽解毒，徐长卿祛风除湿。三诊患者头痛完全缓解，头顶疹疖未作，诸症瘥解。

（吴黛黛 整理）

案例二：

郑某，女，30岁。2017年12月19日初诊。

主诉：头痛为时已久。患者平素头痛，服用布洛芬等药物曾有缓解，但难以痊愈。现头痛头晕，痛时以颠顶痛甚，痛处固定不移，月事后头痛更甚，胃脘欠舒，舌苔薄，脉弦。

诊断：头痛，浊阴上扰证。

治法：暖肝蠲痛，和胃降浊。

处方：吴茱萸 6g，党参 30g，生姜 10g，红枣 15g，姜半夏 9g，天麻 9g，炒白术 12g，泽泻 12g，女贞子 18g，石楠叶 12g，川芎 15g，白芷 12g，葛根 30g，炒白芍 20g，丹参 24g，沉香曲 9g。14 剂，每日 1 剂，每剂 2 煎，每煎 200mL，分上下午 2 次温服。

2018 年 2 月 6 日因感邪咳嗽而到何师处就诊，自述头痛已瘥。

按：本例患者，四诊合参，辨证为浊阴上扰证。女子以血为本，肝藏血，月事过后，血海空虚。足厥阴肝经挟胃上行，与督脉会于颠顶。《冷庐医话·头痛》曰："厥阴之脉，会于颠顶，故头痛在颠顶。"肝经虚寒，循经上扰，而致头痛，且以颠顶最为痛甚；虚寒内生，阳失温煦，脾阳不足，脾运不健，内生痰浊，浊阴上扰清阳，则头晕目眩。肝寒宜温，胃虚宜补，故选吴茱萸汤温中补虚，肝肾胃三经同治；天麻平肝潜阳息风；女贞子补益肝肾，滋水涵木；半夏燥湿化痰，降逆和胃；泽泻汤补脾治水；葛根、石楠叶、白芷解表祛风；川芎为"诸经头痛之要药"，善于祛风活血蠲痛；炒白芍柔肝养血；丹参养血活血；沉香曲和胃行气。全方标本兼顾，肝脾肾同治，温中降逆以蠲痛。

（韩诗筠　整理）

案例三：

鲁某，女，56 岁。2017 年 8 月 22 日初诊。

主诉：头晕头痛为时久。现头晕头痛，夜寐不安，大便偏溏，面色欠华，苔白，脉细。

诊断：头痛，气血亏虚证。

治法：益气养血，活络蠲痛。

处方：黄芪 24g，太子参 15g，柴胡 9g，炒白术 15g，茯苓 15g，薏苡仁 30g，炙甘草 10g，当归 10g，炒白芍 15g，川芎 15g，赤芍 12g，葛根 30g，丹参 20g，石楠叶 12g，炒鸡内金 15g。14 剂，每日 1 剂，每剂 2 煎，每煎 200mL，分上下午 2 次温服。

2017 年 9 月 7 日二诊：药后头痛解，胃脘胀满，上方去石楠叶，加沉香曲 6g，14 剂。

按：本例患者，四诊合参，中医辨为气血亏虚证。脾气散精，上归于肺，通调水道，下输膀胱，水精四布，五经并行。水谷精微的布散离不开脾肺两脏的升清疏布，肺脾相安，则清阳可升，清窍得养，否则清窍失养，易感邪气。《素问·阴阳应象大论》曰："清阳出上窍，浊阴出下窍；清阳发腠理，浊阴走五脏；清阳实四肢，浊阴归六腑。"脾气亏虚，则升清降浊功能失司，易致便溏；中焦气虚，中气不足，清阳不升，脑失所养，故而头痛时作；脾气亏虚，气血生化乏源，而见面色欠华；病程日久，入于血络。故以八珍汤合补中益气汤加减，健脾养血，益气升清，佐以通络止痛。黄芪、太子参相须为用，补益脾肺；薏苡仁、白术、茯苓健脾利水渗湿；白芍、当归养血；葛根、柴胡引诸药上行头目；鸡内金消食健脾；稍加赤芍、丹参活血通络止痛；石楠叶祛风止痛。复诊时，患者头痛解，胃脘胀满，则去石楠叶，加沉香曲以调和脾胃之气。

（韩诗筠　整理）

二十二、眩晕案

案例：

王某，女，74岁。2014年8月25日初诊。

主诉：头晕头胀伴双下肢麻木多年。夙有高血压病史，血脂、血糖、总胆红素偏高。刻诊：头晕头胀，双腿麻木，嗜卧，纳可，大便数日一行，舌苔白，脉弦。

诊断：眩晕，阴虚阳亢兼夹痰浊证。

治法：益肝肾，平肝阳，化痰浊。

处方：夏枯草12g，丹参30g，天麻6g，钩藤10g（后下），茯苓20g，决明子20g，菊花12g，桑寄生12g，川芎12g，女贞子18g，泽泻12g，白术12g，姜半夏9g，益母草20g，川续断12g，炙龟甲20g（先煎），六神曲12g，瓜蒌仁30g。14剂，每日1剂，每剂2煎，每煎200mL，分上下午2次温服。

2014年9月8日二诊：头晕、头胀、腿麻均有改善，大便隔日行。上方去益母草，加玄参12g，续服7剂。经调治半年后，诸症悉平。

按：本案患者年过古稀，肝肾渐衰，阴血渐亏，无以制约肝阳，肝阳上扰清窍，故见头晕头胀；肝肾阴亏，经脉失养，故见双腿麻木，正如《灵枢·海论》记载："髓海不足，则脑转耳鸣，胫酸眩冒。"患者年事已高，脏腑亏虚，脾气不足，脾失健运，痰浊内生，故见嗜卧、苔白及血脂、血糖、总胆红素偏高。四诊合参，辨属肝肾阴虚、肝阳上亢兼夹痰浊证，故治以益肝肾、平肝阳、化痰浊，选天麻钩藤饮合半夏白术天麻汤加减。方中桑寄生、女贞子、川续断、炙龟甲补肝肾；夏枯草、天麻、钩藤、菊花入肝经，平肝息风，其中钩藤、决明子、夏枯草、菊花兼具清肝火之效；丹参、川芎、益母草理气活血；茯苓、泽泻、白术、姜半夏化痰降浊；六神曲消食助运；瓜蒌仁、决明子润肠通腑。二诊时，患者诸症较解，惟大便隔日行，故加玄参滋养阴血，以助通腑。辨证准确，方证相应，灵活合方，故能药到病除。

（黄硕　整理）　　177

二十三、癫狂案

案例：

伍某，女，32岁。2014年5月5日初诊。

主诉：双相情感障碍多年。患者曾于外院诊为双相情感障碍，目前服用西药丙戊酸镁、奥氮平、氯硝安定片等西药。现烦恚易怒，忧思，时有幻觉，夜寐不安，口舌干燥，大便干结，数日而解，末次月经2014年4月10日，经量极少，舌苔白，舌下纹黯，脉弦。

诊断：癫狂，气滞血瘀、热郁伤阴证。

治法：理气活血，清热养阴。

处方：柴胡12g，大腹皮15g，赤芍15，桑白皮15g，紫苏子15g，炙甘草12g，桃仁9g，郁金15g，丹参30g，焦山栀子10g，淡豆豉12g，淮小麦40g，红枣30g，百合30g，生地黄10g。14剂，每日1剂，每剂2煎，每煎200mL，分上下午2次温服。

2014年5月19日二诊：药后夜寐较安，仍有幻觉，舌苔薄，舌下纹黯，脉弦，原旨出入，上方加川芎15g，改桃仁10g，14剂，煎服法同前。经治疗1年后，患者精神症状未发作。

按：王清任在《医林改错》指出："癫狂一症，哭笑不休，詈骂歌唱，不避亲疏，许多恶态，乃气血凝滞脑气，与脏腑气不接，如同做梦一样。"何师认为，双相情感障碍可归属于"癫狂症"范畴，临证善于化裁癫狂梦醒汤而治疗本病。此患者忧思、脉弦，系由情志不舒，肝气郁结所致；病程日久，入于血络，故见舌下纹黯；气郁化热，耗伤阴液，故见烦恚易怒、口干舌燥、大便干结；舌苔白亦为痰浊之象。四诊合参，乃由气、痰、瘀三者作祟，兼夹热郁伤阴之象，故用癫狂梦醒汤、栀子豉汤、百合地黄汤、甘麦大枣汤，四方合用，理气活血，清热养阴。方中柴胡、郁金疏肝理气解郁；桃仁、丹参、赤芍活血化瘀；大腹皮消气散滞，苏子、桑白皮降气宽中，使气行则痰自消；栀子豉汤清热除烦；甘麦大枣汤甘以缓急，养心安神；百合病系由心肺阴虚内热而出现一系列精神症状的疾病，且百合地黄汤为百合病之常用方，故何师加此方清热养阴。善用时方，不忘经方，合方增效，切中病机，故病情缓解。

（黄硕 整理）

二十四、耳鸣案

案例：

王某，男，30岁。2013年3月5日初诊。

主诉：反复耳鸣数年。近年来时有耳鸣，左侧为甚，安静时耳鸣尤甚，时感疲乏腰酸，素易腹泻、感冒，胃纳一般，舌质淡，苔薄，脉细弦。

诊断：耳鸣，脾肾两虚证。

治法：健脾益肾。方选补中益气汤合耳聋左慈丸加减。

处方：党参20g，黄芪30g，白术12g，陈皮10g，柴胡12g，升麻6g，炙甘草10g，生地黄10g，怀山药15g，山茱萸9g，牡丹皮10g，灵磁石20g（先煎），干姜9g，防风10g，五味子10g，石菖蒲10g，川芎12g，丹参30g。7剂，每日1剂，每剂2煎，每煎200mL，分上下午2次温服。

2013年3月12日二诊：服药7剂后，耳鸣好转，乏力改善。上方改白术15g、川芎15g，14剂，煎服法同前。

2013年4月16日三诊：药后诸症好转，大便偏溏，舌脉如前。上方改党参30g、怀山药20g，再服14剂而愈。

按：耳鸣指自觉耳中有声。临床分虚实两类，实证多因风热、肝火、痰饮所致，耳内鸣响如蛙叫、潮声，暴鸣而声大；虚证多由肾精亏损、中气下陷所致，响声如蝉鸣、箫声，常鸣而声细。肾藏精而主骨生髓，上通于脑，开窍于耳，肾气充沛，髓海得濡，则听力敏锐；若过劳致肾精伤耗，髓海空虚，则发本病。另脾胃虚弱，脾气不健，气血生化乏源，经脉空虚，不能上奉于耳；或脾阳不振，清气不升，亦可导致耳鸣耳聋。该患系青年教师，平时工作劳累，耳鸣日久，常感腰酸乏力，素易感冒腹泻，舌苔薄脉细弦，均为脾肾两虚之象。故方选补中益气汤合耳聋左慈丸加减。方中以党参、黄芪、白术健脾益气；生地黄、山茱萸、怀山药益肾填精；升麻、柴胡、石菖蒲之类轻清之品，升提清阳之气，以开清窍；佐以灵磁石安神潜阳纳气；五味子养心安神；陈皮理气健脾；丹参、川芎活血通络；加防风，与黄芪、白术合用，则取玉屏风散之意，益气固表，预防感冒；加干姜，与炙甘草、党参、白术合用，取理中丸之意，温中健脾止泻。复诊时，随症调整，若大便偏溏，则增加党参、山药剂量，以增健脾止泻之功。

（傅丹旦 整理）

二十五、中风案

案例：

乔某，女，77 岁。2015 年 2 月 14 日初诊。

主诉：右侧肢体无力伴流涎 3 天。既往有高血脂、高血压病史，患者 3 天前因疲乏致右侧肢体无力，头晕明显，流涎，大便 4～5 日一行，舌苔白，舌下纹略黯，脉弦。

诊断：中风，肝风内动、瘀血阻络证。

治法：平肝息风，活血祛瘀。

处方：天麻 6g，钩藤 10g（后下），茯神 20g，菊花 10g，桑寄生 12g，杜仲 10g，黄芪 20g，赤芍 15g，川芎 15g，当归 10g，地龙 10g，丹参 30g，桃仁 8g，红花 6g，瓜蒌仁 20g，焦六曲 12g。7 剂，每日 1 剂，每剂 2 煎，每煎 200mL，分上下午 2 次温服。

2015 年 2 月 21 日二诊：家人代诉，患者药后诸症改善，惟行走无力，大便偏干，遂在原方基础上加怀牛膝 15g、火麻仁 20g，14 剂，煎服法同前。后调治月余，诸症明显改善，体力恢复。

按：中风病有出血、缺血之分，然其有共同的病理基础——瘀血。注意瘀血的同时尚需留意中风者多有气虚，王清任有云"元气既虚，必不能达于血管，血管无气，必停留而瘀"。患者年事已高，肝肾亏虚，肝阳上扰，故见头晕、高血压；年老体衰，正气亏虚，不能行血，以致脉络瘀阻，筋脉肌肉失养，故见右侧肢体无力；气虚失于固涩，故见流涎。四诊合参，乃肝肾阴虚、肝阳上扰、气虚血瘀所致，方选天麻钩藤饮合补阳还五汤加减。方中取天麻钩藤饮中桑寄生、杜仲滋养肾阴，以涵养肝木；天麻、钩藤、菊花清肝；黄芪补益元气，使气旺而血行；赤芍、川芎、当归、丹参、桃仁、红花养血活血祛瘀；地龙通经活络；瓜蒌仁润肠通便。复诊时，患者行走无力，故加牛膝强腰膝，引血下行，火麻仁润肠通便。诸药相合，主次得当，标本兼顾，达益肝肾、息肝风、补元气、化瘀血之功。

（骆丽娜　整理）

二十六、胃痛案

案例一：

程某，男，46 岁。2015 年 7 月 2 日初诊。

主诉：反复胃脘疼痛月余。2015 年 5 月 24 日他院查胃镜示：①慢性萎缩性胃炎伴增生；②食管炎；③十二指肠球炎。现饮食生冷或辛辣则胃脘至右胁疼痛明显，时有嗳气反酸，嗳气后略舒，舌下脉络紫黯，苔白，脉弦。

诊断：胃痛，肝气犯胃证。

治法：理气和胃蠲痛。

处方：延胡索30g，炒白芍20g，炒川楝子10g，炙甘草10g，乌药9g，蒲公英20g，海螵蛸15g，制香附12g，炒刺猬皮10g，沉香曲6g。7剂，每日1剂，每剂2煎，每煎200mL，分上下午2次温服。

2015年7月9日二诊：药后胃脘疼痛减轻，原方改沉香曲10g，加九香虫6g，14剂，煎服法同前。服药2周后，胃脘疼痛基本瘥解，效不更方，继以上方加减调治月余，诸症悉平。

按：《素问·六元正纪大论》记载："木郁之发……故民病胃脘当心而痛，上支两胁，鬲咽不通，食饮不下。"患者工作压力大，肝气郁结，横逆犯胃，胃失和降，故见胃脘疼痛，累及胁肋；胃失和降，其气上逆，故见嗳气反酸；舌下脉络紫黯，考虑入于血络，兼夹瘀血。四诊合参，辨证为肝气犯胃证，故以理气和胃蠲痛治之，方选何氏脘腹蠲痛汤加减。方中延胡索、炒川楝子行气活血止痛；香附、乌药疏肝理气；白芍、甘草酸甘化阴，养阴柔肝，缓急止痛；沉香曲理气和脾胃；海螵蛸制酸止痛；蒲公英养阴清热；气滞日久，波及血分，则气滞血瘀，加刺猬皮收行气活血止痛之功。二诊时，患者胃脘疼痛较解，加用九香虫，助刺猬皮行气止痛，使气机得通，胃气得降，疼痛瘥解。

（骆丽娜　整理）

案例二：

沈某，女，55岁。2018年8月4日初诊。

主诉：胃脘隐痛数年。现胃脘隐痛，喜按，纳呆，头晕欲呕，疲乏无力，夜寐欠安，舌质略黯，苔白腻，脉细。

诊断：胃痛，脾胃气虚证。

治法：健脾益气止痛。

处方：太子参30g，炒白术12g，茯苓20g，炙甘草10g，陈皮10g，姜半夏10g，广木香6g，砂仁4g（后下），沉香曲9g，天麻9g，泽泻12g，夏枯草12g。7剂，每日1剂，每剂2煎，每煎200mL，分上下午2次温服。

2018年8月11日二诊：药后胃脘隐痛好转，头晕减轻。上方加佛手10g，14剂，煎服法同前。

2018年9月1日三诊：药后胃隐痛已解，头晕已瘥，带下色黄。上方去天麻，加黄芪30g、忍冬藤30g、红藤30g、木槿花30g、凤尾草30g，清热利湿止带，再进 14 剂。

按：《景岳全书·心腹痛》云："痛有虚实……辨之之法，但当察其可按者为虚，拒按者为实；久痛者多虚，暴痛者多实；得食稍可者为虚，胀满畏食者为实；痛徐而缓，莫得其处者多虚，痛剧而坚，一定不移者为实。"患者胃脘隐痛多年，且喜按，此乃脾胃气虚、湿邪内生、气机阻滞所致。《灵枢·玉版》云"胃者，水谷气血之海也"，故脾胃气虚则气血化生无源，难以充养四肢，则疲乏无力；清阳之气不升则头晕；湿浊之气不降则欲吐；气血亏虚，心神无所依附，故夜寐欠安。何师以健脾益气为本，兼以化湿理气止痛，投以香砂六君子汤健脾理气；夏枯草、天麻、泽泻平肝利水止眩；沉香曲理气和胃。复诊时，随症加减，若出现带下色黄，则加忍冬藤、红藤、木槿花、凤尾草清热利湿止带。

（林志豪　整理）

案例三：

周某，女，50 岁。2017 年 1 月 23 日初诊。

主诉：反复胃脘胀痛 2 月余。他院胃镜检查示：慢性轻 - 中度浅表性胃炎。刻诊：胃脘胀痛，时有加重，夜寐不安，舌苔白，脉弦。

诊断：胃痛，肝气犯胃证。

治法：理气和胃蠲痛，佐以安寐。

处方：延胡索 20g，炒白芍 20g，炒川楝子 9g，乌药 9g，蒲公英 30g，海螵蛸 12g，佛手 12g，炙甘草 10g，沉香曲 9g，酸枣仁 20g，首乌藤 30g，丹参 20g。14 剂，每日 1 剂，每剂 2 煎，每煎 200mL，分上下午 2 次温服。

2017 年 2 月 6 日二诊：患者胃脘胀痛告愈，惟夜寐仍欠安，继予原方 14 剂，以期巩固。

按：患者系慢性浅表性胃炎，中医学诊断为"胃痛病"，胃脘胀痛，时有加重，舌苔白脉弦，乃肝木乘土所致，辨为肝气犯胃证，治宜理气和胃，拟何氏脘腹蠲痛汤加减。《素问·至真要大论》云"厥阴司天，风淫所胜……民病胃脘当心而痛"，指出肝气犯胃乃是胃脘痛的一个重要致病因素。何氏脘腹蠲痛汤方中以延胡索、炒川楝子为君，疏肝理气止痛；臣以白芍、炙甘草缓急止痛；佐以沉香曲、乌药、香附疏肝理气消食，蒲公英清热和胃，海螵蛸制酸护胃和中。以上诸药共奏理气和胃止痛之效。本例患者以胃脘胀痛为主诉，无嗳气呃逆，故易香附为佛手以加强疏肝理气和胃之效。丹参清心安神，祛瘀生新，与酸枣仁、首乌藤相伍可滋肝血、宁心神。全方用药严谨，不局限于理气止痛，更融入甘缓、温散、消导等法，故效如桴鼓。

（李振兴　整理）

二十七、胃痞案

案例：

刘某，女，37岁。2013年5月13日初诊。

主诉：胃脘胀滞为时已久。近日胃镜病理示：（胃窦小弯）慢性轻度浅表性胃炎伴淋巴组织增生。刻诊：心下脘胀，矢气频多，烦恚急躁，胃纳欠佳，大便日行，舌淡红，苔白，脉弦。

诊断：胃痞，肝脾不和证。

治法：理气和胃消痞。

处方：太子参30g，姜半夏12g，干姜9g，黄芩10g，黄连6g，厚朴15g，蒲公英30g，炒白芍20g，炙甘草10g，佛手15g，红枣15g，沉香曲6g，玫瑰花10g，绿梅花10g。7剂，每日1剂，每剂2煎，浓煎，每煎120mL，分上下午2次温服。

2013年5月20日二诊：药后脘胀减轻，进甜食易泛酸，多食则脘稍胀，舌质稍红，苔薄白，脉弦。拟原方加海螵蛸15g、炒鸡内金15g，14剂，煎服法同前。

2013年5月27日三诊：告知胃脘已舒，脘胀已瘥。

按：慢性胃炎，以脘胀为主症，当属中医学"痞满"，证属"肝脾不和"。《诸病源候论》云："痞者，心下满也。"患者素体脾胃虚寒，又肝气郁结，郁而化热，寒热互结于心下胃脘为痞证，使脾失升清，胃失和降。治疗当以辛开苦降，理气和胃，方选《金匮要略》之半夏泻心汤加减。原方为治疗小柴胡证误下伤脾，邪陷于内而成的中焦痞证。此患者肝气郁滞，脾失健运，肝脾不和，同属该证。方中以半夏为君，合干姜之辛温，温中散寒消痞结；臣以黄芩、黄连苦寒泻降，清热和胃泻其满；佐太子参、炙甘草、大枣甘温调补，补脾胃之虚以复升降之职；同时配伍厚朴理大肠之气，行气通滞；沉香曲理气除满和胃；佛手、玫瑰花、绿梅花疏理肝气，抑肝扶脾，健运脾胃；辅以芍药甘草汤，调和肝脾，柔肝止痛。此外，蒲公英一味清热解毒，现代药理研究表明，该药亦含有消灭幽门螺杆菌的作用。复诊时，反酸则加海螵蛸制酸止痛；多食则脘胀，加炒鸡内金消食助运。

（傅丹旦　整理）

二十八、胁痛案

案例一：

周某，男，48岁。2016年7月18日初诊。

主诉：右胁胀滞隐痛半年余。B超示：肝内回声结节，胆囊炎，胆囊壁上隆起性病变，考虑胆囊息肉。刻诊：右胁胀滞，隐痛不舒，进油腻或饮酒则腹

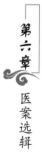

泻易作，大便偏溏，苔薄，脉弦。

诊断：胁痛，肝气郁结、湿蕴胆腑证。

治法：疏肝利胆。

处方：柴胡12g，炒白芍20g，炒枳壳12g，陈皮10g，香附12g，川芎10g，炙甘草10g，金钱草30g，海金沙30g（包煎），郁金15g，炒鸡内金15g，炒川楝子9g，延胡索20g，沉香曲10g，夏枯草12g。14剂，每日1剂，每剂2煎，每煎200mL，分上下午2次温服，同时嘱其清淡饮食、慎饮酒水。

2016年8月15日二诊：药后右胁舒如，大便成形，饮食节制，腹泻未作，原旨续进。上方加蒲公英30g，14剂，煎服法同前。

按：《古今医鉴·胁痛》曰："胁痛者……若因暴怒伤触，悲哀气结，饮食过度，冷热失调，颠仆伤形，或痰积流注于血，与血相搏，皆能为痛，此内因也；若伤寒少阳，耳聋胁痛，风寒所袭而为胁痛者，此外因也。"其指出风寒外袭、情志不舒、饮食失节、跌仆损伤均可致胁痛。该患者之胁痛系由肝气不舒、气机失调、胆腑湿热所致，故拟柴胡疏肝散合五金散以疏肝利胆。方中柴胡、香附疏肝解郁，理气止痛；川芎、芍药甘草汤养血柔肝，缓急止痛；陈皮、枳壳、沉香曲理气和胃。五金散（金钱草、海金沙、郁金、鸡内金、金铃子）为国医大师何任教授之经验方，常用于治疗热灼胆汁而成之胆结石患者。其中，金铃子苦寒，疏肝泄热，行气止痛；金钱草、海金沙、鸡内金清热利湿，通淋化石；郁金苦寒清泄，疏泄兼施。柴胡疏肝散与五金散两者相合，疏肝而气畅，利胆而湿化，复肝胆疏泄之功，则胁痛止矣。

（黄硕 整理）

案例二：

朱某，男，42岁。2018年5月15日初诊。

主诉：胁肋胀痛1周。患者有慢性乙肝病史廿年余，肝功能指标时有异常，2018年5月7日查乙肝DNA $4.32×10^6$IU/mL，乙肝表面抗原＞2500，ALT 79IU/mL，AST 50IU/mL。胃镜示：（胃窦）活动性炎症伴糜烂，HP（＋）。现右胁胀痛，偶有胃痛脘胀，纳可，大便日行，舌苔白，脉弦。

诊断：胁痛，肝胃不和证。

治法：疏肝柔肝，理气和胃。

处方：太子参30g，姜半夏10g，黄芩12g，黄连5g，炙甘草10g，干姜9g，炒白芍20g，厚朴15g，蒲公英30g，茵陈30g，青蒿12g，生地黄10g，枸杞子18g，麦冬10g，炒川楝子10g，糯稻根30g，沉香曲9g，五味子9g。14剂，每日1剂，每剂2煎，每煎200mL，分上下午2次温服。

2018年6月19日二诊：6月13日查乙肝DNA 1.77×10⁶IU/mL，ALT 88IU/mL，AST 82IU/mL，甘油三酯高。药后胃痛未作，大便改善，苔白，脉弦。上方加虎杖根12g，14剂，煎服法同前。

2018年7月17日三诊：7月14日查乙肝DNA 7.48×10⁵IU/mL，ALT 543IU/mL，AST 537IU/mL。患者肝功能指标明显升高，追寻病由，患者道出"常服隔夜汤药"之缘由。现右胁不适好转，惟感乏力，纳可，大便日行2次，舌苔白，脉弦。治法：疏肝利胆、清热化湿。处方：太子参15g，蒲公英30g，茵陈30g，枸杞子18g，青蒿15g，五味子9g，糯稻根30g，沉香曲9g，虎杖15g，滑石15g（包煎），生甘草10g，金钱草30g，垂盆草30g，黄毛耳草30g，淡竹叶15g，贯众15g，矮地茶18g。14剂，煎服法同前。

2018年8月18日四诊：8月13日查乙肝DNA < 5.0×10²IU/mL，ALT 42IU/mL，AST 61IU/mL。乏力好转，纳可，大便日2行，舌苔白脉弦，继续原方，巩固善后。

按：患者为慢性乙肝急性发作，右胁欠舒，胃脘胀痛。《张氏医通·胁痛》曰："肝主阴血而属于左胁，脾主阳气而隶于右胁，左胁多怒伤或留血作痛，右胁多痰积或气郁作痛。"故右胁、脘胀皆属中焦饮停而成痞。患者本因湿热阻滞中焦，耗气伤阴，肝阴不足，又脾胃虚弱，若予清热化湿之品，恐寒凉伤脾，使脾更虚；若予疏肝利胆之剂，恐耗竭肝阴，肝阴更亏。故何师认为，惟有辛开苦降、和胃消痞，再予清热理气养阴之剂缓图，以理气和胃柔肝为法，方选半夏泻心汤合一贯煎化裁。半夏泻心汤理气和胃，一贯煎滋阴柔肝，茵陈、糯稻根、五味子清肝养肝，护肝降酶。二诊，痞消痛止，加虎杖清利湿热，疏肝利胆。三诊，患者因服药不当，致病情恶化，转氨酶升高，究其缘由，乃饮食之故，湿热之邪阻滞肝经，肝气不舒，肝络失和所致，故改以疏肝利胆、清热利湿为法。方中茵陈、垂盆草、黄毛耳草、青蒿、虎杖、金钱草清肝胆湿热，蒲公英、贯众清热解毒，滑石、生甘草、淡竹叶利湿通淋，枸杞子、糯稻根、五味子养肝益阴。诸药相合，清湿热而不伤阴。四诊时，湿热渐清，相关指标已基本复常，湿去毒清则康复。

（傅丹旦　整理）

二十九、淋证案

案例一：

汪某，女，42岁。2016年10月17日初诊。

主诉：尿频、尿急、尿痛近2月。刻诊：尿频、尿急、尿痛，尿检可见白细胞，夜尿频多，腰酸，舌苔腻，脉细数。

诊断：淋证，肾虚兼湿热证。

治法：益肾清热利湿。

处方：生地黄12g，怀山药12g，山茱萸10g，牡丹皮10g，茯苓20g，泽泻12g，炙龟甲24g（先煎），杜仲15g，槲寄生15g，金钱草30g，冬葵子12g，黄芪30g，益智仁30g，芡实30g，蒲公英30g。14剂，每日1剂，每剂2煎，每煎200mL，分上下午2次温服。

2016年11月15日二诊：药后尿频、尿急、尿痛已瘥，夜尿仅1次，舌苔薄，脉弦，原方再进14剂，以期巩固。

2016年12月13日，患者因备孕就诊，诉尿频、尿急、尿痛未作，夜尿仅1次左右。

按：患者尿频尿急尿痛、尿检可见白细胞，病属中医淋证。《诸病源候论·淋病诸候》对本病的病机已做详细论述，认为"诸淋者，由肾虚膀胱热故也……肾虚则小便数，膀胱热则水下涩，淋沥不宣，故谓之为淋"。可见淋证系由湿热下注与肾虚失于固涩两者相合而致。该患者尿频尿急尿痛、尿检欠常、苔腻，责之于湿热；夜尿频多、腰酸、脉细数，责之于肾虚；且病程日久易耗伤正气。四诊合参，中医辨证属肾虚兼夹湿热证，虚实夹杂，攻补兼施，拟以清益处之。方中生地黄、怀山药、山茱萸、杜仲、槲寄生、益智仁、芡实益肾；黄芪益气；茯苓、泽泻淡渗利湿；金钱草、冬葵子、蒲公英清热利湿。寓补于泻，使热清湿化，则尿频急痛、夜尿频多等症均能瘥解。

（黄硕　整理）

案例二：

邱某，女，71岁。2016年9月26日初诊。

主诉：反复尿频尿急数月。患者尿频尿急反复发作，于当地用抗生素治疗，疗效不佳。刻诊：尿频尿急，腹胀纳呆，面色㿠白，倦怠，大便一日3～4行，稀溏，舌苔白滑，脉细数。

诊断：淋证，脾肾亏虚证。

治法：健脾益肾。

处方：太子参30g，白术12g，茯苓20g，炙甘草10g，陈皮10g，姜半夏10g，砂仁5g，木香8g，白扁豆30g，山药20g，炒鸡内金15g，莲子肉18g，薏苡仁20g，芡实20g，金樱子12g。3剂，每日1剂，每剂2煎，每煎200mL，分上下午2次温服。

2016年9月29日二诊：药后腹胀减轻，大便次数减少，日2行，舌苔转薄。上方去薏苡仁，14剂，煎服法同前。

后随访，患者于当地自行转方调理2月，纳渐展，尿频尿急已解，大便日行一次，且成形。

按：患者系尿道综合征，具有尿频尿急的症状，经正规的抗生素治疗，效果不明显。根据其临床症状，该病属于中医学"劳淋"范畴。《古今名医汇粹·二便门》指出："劳淋，有脾劳、肾劳之分。多思多虑，负重远行，应酬纷忧，劳于脾也……"《冯氏锦囊秘录》指出："劳淋者，所因有二：若因劳倦而作者，属于脾虚也。"肾藏精，为先天之本，与膀胱相表里，主气化而司开阖；脾为后天之本，运化水谷，化生元气，充养先天，助肾发挥正常生理功能。患者尿频尿急已久，并兼倦怠便溏，辨为脾肾亏虚，中气下陷。故治以健脾益肾，以参苓白术散健脾渗湿止泻，水陆二仙丹益肾滋阴、收敛固摄。两方合用，使中气健运，肾气得固，则劳淋得愈。

（刘清源　整理）

三十、郁证案

案例一：

高某，女，64岁。2017年10月9日初诊。

主诉：烦恚急躁寐劣数年。患者曾行胆囊摘除术，现烦恚急躁，寐劣，悲伤欲哭，操持疲乏，心悸心慌，四肢不温，易腹泻，舌苔白，脉细弦。

诊断：郁证，肝气郁结、心血亏虚证。

治法：疏肝健脾，养血安神。

处方：柴胡12g，枳实12g，炒白芍20g，炙甘草10g，淮小麦40g，大枣30g，生地黄10g，百合30g，丹参30g，酸枣仁30g，五味子10g，炒鸡内金15g，怀山药18g，首乌藤30g。14剂，每日1剂，每剂2煎，每煎200mL，分上下午2次温服。

2017年10月23日二诊：药后情绪略有转佳，然夜寐欠佳，大便日行1～2次，舌苔白，脉细弦。上方加琥珀粉3g（睡前吞服）、川芎15g，28剂。并嘱睡前30分钟用中药吞服琥珀粉，同时对其进行心理疏导。

2017年12月4日三诊：药后悲伤欲哭诸症缓解，眼干，舌苔白，脉弦。上方去琥珀粉，加茯神12g，枸杞子12g，14剂。药后患者情绪稳定，胃纳改善，夜寐转安，续以上方调治月余，巩固疗效。

按：本案患者平素思虑过多，思则气结，脾胃运化失常，则气血生化乏源。心藏神，肝藏魂，均赖阴血的滋养，然血虚无以滋养心神，则神魂不安，出现失眠、心悸心慌；营血亏虚，四肢失于濡养，则四肢不温；肝体阴而用阳，肝血不足，肝体失用，疏泄失常，而烦恚急躁。故法当疏肝健脾，养血安神。拟四逆散疏肝解郁，甘麦大枣汤甘以缓急、养心安神，百合地黄汤滋阴养血，且助肝用而复条达，加怀山药、鸡内金健脾益气和胃，丹参清心活血，首乌藤、酸枣仁、五味子养心肝之血而安神。二诊时，患者夜寐仍欠安，故加琥珀粉，入血分，消瘀血、安神定魄，川芎行气活血解郁。然琥珀质重沉降，口感欠佳，久服碍胃，故三诊时，见病情好转则去之，改甘淡之品茯神以宁心安神，枸杞子滋阴养肝明目。

（叶璐　整理）

案例二：

徐某，男，29岁。2017年2月27日初诊。

主诉：焦虑心烦为时已久。患者多思焦虑，烦恚急躁，心悸心慌，疲乏无力，纳尚可，大便日行偏溏，舌苔白，脉弦。

诊断：郁证，肝郁脾虚证。

治法：疏肝健脾解郁。

处方：当归12g，炒白芍20g，柴胡12g，茯苓20g，白术12g，干姜9g，炙甘草10g，牡丹皮10g，焦山栀子10g，淡豆豉15g，川芎15g，苍术12g，香附12g，焦六曲12g，淮小麦40g，大枣30g。7剂，每日1剂，每剂2煎，每煎200mL，分上下午2次温服。

2017年3月7日二诊：情绪好转，纳寐转常，上方改川芎为18g，续服14剂。

2017年3月21日三诊：患者诉急躁、焦虑、心悸诸症改善，惟大便偏溏，遂上方改白术18g、苍术15g，加炒鸡内金15g、怀山药18g，再服14剂，以巩固疗效。

按：《杂病源流犀烛·诸郁源流》云："诸郁，脏气病也，其源本由思虑过深，更兼脏气弱，故六郁之病生焉。"患者平素多思，七情郁结，肝失疏泄，气郁化火，则焦虑、烦恚急躁；肝旺克土，脾土失运，气血生化无源，而见疲乏无力、心慌心悸等症。四诊合参，辨属肝郁脾虚火旺证，宜疏肝健脾、清火解郁。方以丹栀逍遥散加淡豆豉，疏肝解郁，健脾助运，泻火除烦；甘麦大枣汤养心安神；越鞠丸行气而解六郁。二诊时，患者诸症改善，加大川芎用量，增活血行气开郁之效。三诊时，患者大便偏溏，加怀山药健脾益气。全方以疏肝理气解郁为主，配合健脾益气，泻火除烦，虚实兼顾，故使历时多年的郁证得以缓解。

（孙丹璐　整理）

三十一、汗证案

案例一：

王某，男，23岁。2015年2月5日初诊。

主诉：动辄汗出5月余。平素体质较差，易感冒，现动则汗出不止，畏寒，肌肤瘙痒，舌苔白，脉略数。

诊断：自汗，肺卫不固、营卫不和证。

治法：益气固表，调和营卫。

处方：黄芪30g，白术15g，防风9g，炙桂枝8g，生白芍20g，炙甘草10g，红枣15g，生姜6g，徐长卿30g（后下），蝉衣8g，荆芥9g，白鲜皮15g。14剂，每日1剂，每剂2煎，每煎200mL，分上下午2次温服。

2015年2月20日二诊：患者药后自汗解，惟肌肤瘙痒偶作，遂上方加地肤子15g，14剂，煎服法同前，以期巩固。

按：患者素体气虚，卫气不固，营阴易泄，故动则汗出不止；气虚表弱，腠理疏松，易感外邪，故素易感冒，正如《素问·评热病论》记载"邪之所凑，其气必虚"；营卫不和，则见畏寒，肌肤瘙痒。四诊合参，辨属肺卫不固、营卫不和证。故予玉屏风散益气固表，桂枝汤调和营卫，佐以徐长卿、蝉衣、荆芥、白鲜皮祛风止痒，正所谓"无风不作痒"。三方共用，则达益气固表、调和营卫、祛风止痒之功。

（骆丽娜　整理）

案例二：

傅某，女，43岁。2010年6月5日初诊。

主诉：夜间盗汗为时已久。患者夜间盗汗，平素易受风邪，腹泻时作，入暮足肿，夜寐不安，苔薄，脉细。

诊断：盗汗，肺脾气虚证。

治法：补益肺脾，固表敛汗。

处方：黄芪40g，白术15g，防风10g，糯稻根30g，浮小麦30g，稽豆衣30g，乌毛豆30g，炙甘草10g，白芍20g，当归10g，怀山药15g，芡实15g，夜交藤30g，五味子10g。7剂，每日1剂，每剂2煎，每煎200mL，分上下午2次温服。

2010年6月12日二诊：药后盗汗已解，足肿渐消，进食欠慎，则易腹泻。上方改白术20g，加炒鸡内金15g，7剂，煎服法同前。

按：《明医指掌·自汗盗汗心汗证》言："夫自汗者，朝夕汗自出也。盗汗者，睡而出，觉而收，如寇盗然，故以名之。"患者平素易受风邪，乃肺卫不固所致。肺卫不固，开合失司，营阴不得内守，外泄而为汗出。腹泻时作，乃脾气亏虚所致。故治以补益肺脾，固表敛汗，方拟玉屏风散加味。黄芪益肺气，实卫气，固表止汗；防风走表，以增黄芪益气固表之功，正如李东垣所言"防风能制黄芪，黄芪得防风其功愈大，乃相畏而相使也"。白术、怀山药、芡实三药相合，补益脾气，收敛止泻。糯稻根、浮小麦、稽豆衣三药轻浮走表，固表敛汗。补益肺气，固表敛汗，健脾益气，收敛止泻，肺脾同治，故收良效。

（黄硕 整理）

三十二、虚劳案

案例一：

曹某，女，42 岁。2017 年 3 月 28 日初诊。

主诉：疲乏无力 2 月。患者 2 月前因"子宫内膜异位症"行子宫及双侧输卵管切除术，后感疲乏无力，体倦，寐时多梦，受凉则易腹泻，舌苔薄，脉弱。

诊断：虚劳，脾肾两虚证。

治法：健脾益肾。

处方：太子参 30g，白术 12g，茯苓 20g，炙甘草 10g，陈皮 10g，姜半夏 9g，生地黄 10g，怀山药 15g，山茱萸 10g，牡丹皮 10g，泽泻 10g，淮小麦 30g，大枣 15g，丹参 30g，青皮 9g，酸枣仁 20g，五味子 9g，炒鸡内金 15g。14 剂，每日 1 剂，每剂 2 煎，每煎 200mL，分上下午 2 次温服。

2017 年 4 月 11 日二诊：药后腹泻未作，寐仍欠安，下腹隐痛。上方去丹参、青皮，加肉桂 4g、鹿角片 15g（先煎），续服 14 剂。

2017 年 4 月 27 日三诊：药后下腹痛亦解，夜寐好转。上方去酸枣仁、五味子、肉桂、鹿角片，再服 14 剂，以期巩固。

按：患者子宫及双侧输卵管切除术后，耗伤元气，脾气亏虚，水谷运化无力，则气血生化乏源，故易腹泻、疲乏无力、体倦；气血不足，心失所养，故见寐时多梦；切除子宫及双侧输卵管，亦损伤先天肾气。故何师从脾肾而治，共补先后天，选六君子汤健脾益气，使气血生化有源；六味地黄丸益肝肾，培补先天之本；甘麦大枣汤、酸枣仁、丹参、五味子，滋养心血安神。二诊时自述腹泻未作，寐仍欠安，故加肉桂、鹿角片补火助阳，且鹿角片兼具行血消肿之功，而消下腹部之隐痛。三诊时，患者诸症好转，故去肉桂、鹿角片辛温之物，予平和之剂巩固疗效。经中药调治，患者正气渐复，脾气健运，肾气充足，心神得养，虚劳诸症逐渐改善。

（孙丹璐　整理）

案例二：

胡某，男，56岁。2016年11月15日初诊。

主诉：手足发热1月余。患者自述因熬夜，出现手足心发热，烘热阵作，午后为甚，头晕耳鸣，腰酸乏力，胃纳尚可，舌质红，苔薄，脉弦细。

诊断：虚劳，阴虚火旺证。

治法：滋阴清热。

处方：生地黄15g，怀山药12g，山茱萸10g，牡丹皮10g，茯苓20g，泽泻12g，知母12g，黄柏12g，炙龟甲24g（先煎），制黄精30g，地骨皮10g，青蒿12g，杜仲12g，续断15g，槲寄生15g，枸杞子20g，白术15g。14剂，每日1剂，每剂2煎，每煎200mL，分上下午2次温服。

2016年12月19日二诊：药后头晕、腰酸、乏力改善，手足心发热、潮热阵作仍有，原方加减，再进14剂，以期巩固。

按：本例患者颇似"男性更年期综合征"，男性更年期综合征的概念最早出现于19世纪，在现代医学和公众当中所受关注甚少，目前将其视为激素缺乏类疾病，使用睾酮疗法治疗，但研究表明，此法有增加前列腺增生的风险。中医学按"虚劳"论治，调整气血阴阳，以平为期，在获得良效的同时，避免使用睾酮疗法产生的副作用。本例患者以手足心热、烘热阵作为主要表现，舌质红苔薄，脉弦细，四诊合参，属阴虚火旺证。《素问·调经论》云："阳虚则外寒，阴虚则内热。"患者因生活过劳而致肾阴渐衰，阴虚则热，故出现潮热、手足心热等症状，耳鸣、腰酸皆因肾阴亏虚所致，予知柏地黄丸加减。方中生地黄、山药、山茱萸、枸杞子等滋养肾阴；知母、黄柏、青蒿、地骨皮等清退虚热；茯苓、泽泻、牡丹皮等"三泻"制约诸补益药，以求补泻兼施。诸药合用，共奏滋阴清热、补肾填精之功效。

（李振兴　整理）

三十三、月经先期案

案例：

郭某，女，14岁。2010年7月19日初诊。

主诉：反复月经提前3月余。现月经一月两行，经行量少，色红质稠，末次月经2010年7月7日，舌红苔薄，脉细。

诊断：月经先期，肾阴亏虚证。

治法：滋肾养阴。

处方：黄芩12g，黄芪30g，川续断12g，生地黄15g，怀山药12g，山茱萸10g，牡丹皮10g，茯苓20g，泽泻10g，炙龟甲20g（先煎），地骨皮10g，女贞子15g，旱莲草15g，红枣20g。7剂，每日1剂，每剂2煎，每煎200mL，分上下午2次温服。

2010年7月26日二诊：药后无何不适，凤有鼻炎病史，惟鼻塞喷嚏，原旨续进，佐以通窍。上方加辛夷12g、白芷10g，14剂，煎服法同前。

2010年8月9日三诊：药后8月4日经行，经量尚可，仍有鼻塞喷嚏。上方加防风9g、桑叶15g，再进7剂，以期巩固。后门诊随访3月，月事均为每月一行。

按：该患者系月经先期，一般月经周期提前7天以上，或20天左右一行，连续发生2个周期或以上者，称为月经先期。清·傅山在《傅青主女科》中指出："有先期经来只一二点者，人以为血热之极也，谁知肾中火旺而阴水亏乎！夫同是先期之来，何以分虚实之异……先期而来多者，火热而水有余也；先期而来少者，火热而水不足也。"本案患者属于"先期而来少者，火热而水不足"，故投六味地黄丸合二至丸以滋肾水，降相火。方中生地黄、怀山药、山茱萸、川续断补肝脾肾，三阴并补，滋育肾水；泽泻、茯苓存其清，降其浊，牡丹皮、黄芩、地骨皮清泻相火，上药相合，此五味泻浊清火，合二至丸滋泻同施，两者兼顾。上诸药相合，补泻并用，滋补肾精而清泻相火，方证相应，切中病机，效如桴鼓。

（黄硕　整理）

三十四、月经后期案

案例一：

符某，女，19岁。2015年1月4日初诊。

主诉：月事不行4月。患者初潮至今月事常数月不行，近期因升学压力较大，月事已四月未行，纳差，舌下纹略黯，舌苔薄，脉弦。

诊断：月经后期，肝郁肾虚证。

治法：补肾疏肝，养血调经。

处方：柴胡10g，当归12g，生地黄15g，炒白芍20g，炒荆芥10g，茯苓15g，炙龟甲20g（先煎），菟丝子30g，怀山药20g，香附12g，生山楂30g，川芎15g，丹参15g，益母草30g，泽兰12g，红花5g，牡丹皮10g，六神曲

15g。14剂，每日1剂，每剂2煎，每煎200mL，分上下午2次温服，嘱其均衡饮食营养，勿刻意减肥。

2015年1月20日二诊：患者诉末次月经时间为1月13日，4日净，量少色黯。遂上方减丹参、益母草、泽兰、红花、牡丹皮，改菟丝子12g，加续断12g，7剂，煎服法同前。

2015年1月28日三诊：患者诉纳可，夜寐安，二便调。拟上方加紫河车粉10g（冲服），14剂，煎服法同前。

2015年2月15日四诊：患者诉末次月经时间为2015年2月12日，5日净，量可色红。患者先后服药6月余，每月经行，周期均准。

按：该患者为青少年女性，初潮后，肾气未充，天癸不盈，精血不足，血海本不能按时满溢。女子以血为用，阴常不足，且因升学压力较大致肝气不舒，所以肝郁血虚为本案病机本质。肝气不疏，郁而不达，血为气滞，冲任不畅，月经后期。故以定经汤加减。定经汤补肾疏肝，养血调经。方中以生地黄代熟地黄，加强滋阴之功，防熟地黄黏滞；当归配生地黄滋阴补血，当归配白芍养血柔肝，补血活血；菟丝子、怀山药、生地黄肝肾同治，补益肝肾；柴胡、荆芥、香附疏肝解郁，畅肝之瘀；配以益母草、泽兰、丹参等活血之辈，使气血调畅。全方疏肝补肾，养血活血，冲任调和，经水自有定期矣。二诊，经净血海相对空虚，冲任不足，胞宫以期修复，故去丹参、益母草等活血之品，加用续断滋补肝肾填精血，使精血有源。三诊，月经氤氲之时，补肾为要，取紫河车温补肾精、益气养血为用。后根据月经周期进行加减变化，收获良效。

（骆丽娜　整理）

案例二：

宋某，女，21岁。2018年3月1日初诊。

主诉：月经延期1月余。患者末次月经为2018年1月6日，经行腹痛，无性生活史，曾B超提示：双卵巢多囊改变，子宫外形偏小，乳腺增生。平素忧思郁怒，胃纳尚可，大便日行，舌质淡，苔薄，脉弦。

诊断：月经后期，气滞血瘀证。

治法：疏肝理气，活血调经。

处方：当归15g，炒白术12g，炒白芍20g，柴胡10g，茯苓20g，干姜9g，炙甘草10g，牡丹皮10g，益母草30g，泽兰12g，香附12g，生山楂20g，王不留行15g，玫瑰花10g，梅花10g，菟丝子30g。14剂，每日1剂，每剂2煎，每煎200mL，分上下午2次温服。

2018年3月26日二诊：药后3月16日经行，经量先少后多，然至今淋漓未净，腹不痛，舌质淡，苔薄，脉弦。处方：黑蒲黄12g（包煎），熟地黄15g，白芍20g，炒当归6g，牡丹皮10g，陈棕炭30g，炒荆芥12g，阿胶珠10g，血余炭30g，地榆炭30g，制香附12g，焦六曲12g。7剂，煎服法同前。

2018年4月2日三诊：服药2剂，淋漓已止，续以疏调为法。处方：当归12g，炒白术12g，炒白芍20g，柴胡10g，茯苓20g，干姜9g，炙甘草10g，牡丹皮10g，生地黄12g，川芎12g，益母草20g，泽兰12g，香附12g，怀山药18g，炒鸡内金15g，鸡血藤24g，生山楂20g，玫瑰花10g。7剂，煎服法同前。前后调治3月余，周期准，经量可，无痛经。

按：叶天士在《临证指南医案》中指出"女子以肝为先天"。肝藏血，与冲任二脉紧密联系；肝主疏泄，喜条达而恶抑郁，患者平素情志不畅，忧思郁怒，肝气郁滞，气滞血结，胞脉阻塞，冲任不得通盛，血海不得满溢，故经行腹痛、月事不能如期而至。故以疏肝理气、活血调经为法，方选逍遥散加减。全方柴胡疏肝理气解郁为君；当归、白芍养血和血，养阴柔肝；牡丹皮助柴胡理气活血；白术、茯苓、炙甘草健脾益气；加玫瑰花、绿梅花、香附增疏肝理气之功；益母草、泽兰、生山楂、王不留行活血祛瘀调经；菟丝子温补肾气。诸药合用，肝脾并治，气血同调。二诊，患者经行10日未净，乃冲任受损，方选黑蒲黄散养血止血，使瘀血去，新血生，气顺血和，则漏下自止。三诊，患者经净，续予疏调为法，方选逍遥散合四物汤加减。纵观整个治疗过程，何师根据月经周期、血海盈亏之变调整处方，疗效显著。

（骆丽娜　整理）

案例三：

阳某，女，35岁。2014年9月13日初诊。

主诉：反复月经推迟近1年。患者近1年来反复出现月经推迟，甚至2～3月一行，经量减少，于他院行性激素类检查确诊为卵巢早衰（FSH、LH均升高），患者拒绝激素替代疗法，故求治于中医。患者末次月经为2014年9月6日，经量少，少腹胀痛，舌苔薄，脉弦。

诊断：月经后期，肝郁肾虚证。

治法：疏肝补肾调经。

处方：柴胡12g，当归12g，生地黄10g，炒白芍20g，牡丹皮9g，茯苓30g，菟丝子30g，怀山药15g，枳壳15g，益母草30g，泽兰15g，香附12g，仙茅12g，仙灵脾12g，炙龟甲20g（先煎），玫瑰花6g。7剂，每日1剂，每剂2煎，每煎200mL，分上下午2次温服。

2014年9月23日二诊：患者脘腹胀滞，大便稀薄，舌苔略白，上方减益母草、泽兰，加黄连5g、木香6g、沉香曲6g，7剂，煎服法同前。

2014年9月30日三诊：大便转常，上方去黄连、木香，加绿梅花6g。药后患者于10月10日经行，前后坚持服药4月余，月经均如期而至。

按：此患者系由卵巢早衰所致的月经后期。随着社会环境的变化、工作生活压力增大等因素的影响，本病发病率呈逐年上升趋势，且发病年龄逐年下降，对女性生活质量或生育问题都造成极大的困扰。此患者四诊合参，中医辨属肝郁肾虚证。一方面，肾主生殖，肾虚则精血不足，胞脉失养，经血无以化生；另一方面，情志不畅，肝失疏泄，气滞血瘀，则月经溢泻失常，故月经后期、少腹胀痛。肝郁宜疏，肾虚宜补，故以疏肝益肾为法，方选定经汤合二仙汤加减，加益母草、泽兰、香附增疏肝理气活血之功。二诊时，患者大便质稀，脘腹胀滞，予木香、黄连清热利湿、行气止痛，沉香曲理气和胃。三诊时，考虑患者月事将至，故加绿梅花增疏肝理气之功。纵观医案，以疏肝益肾为主，不忘固护脾胃，先后天得固，肝气得疏，故月经按时来潮。

（骆丽娜　整理）

三十五、经期延长案

案例一：

陈某，女，34岁。2016年10月24日初诊。

主诉：反复经期延长1年余。患者曾于2015年12月及2016年8月先后两次因"稽留流产"行"清宫术"，后时有月事淋漓10余日不净。刻诊：经前乳胀明显，月事时有提前，经行量少，腰骶酸痛，末次月经10月20日，舌质淡，苔薄白，脉细弦。

诊断：经期延长，肝肾不足、奇经虚损证。

治法：补肝肾，益奇经。

处方：生地黄12g，怀山药12g，山茱萸10g，牡丹皮10g，茯苓20g，泽泻12g，炙龟甲24g（先煎），黄芩12g，黄芪30g，续断12g，女贞子18g，旱莲草18g，紫石英20g（先煎），补骨脂20g，沉香曲10g。7剂，每日1剂，每剂2煎，每煎200mL，分上下午2次温服。

2016年11月22日二诊：月事正行，仍有腰酸，加杜仲15g，7剂，煎服法同前。

2016年11月29日三诊：药后症状明显改善，末次月经时间为11月18日，经行6日干净，周期常，乳胀腰酸较前减轻。在原方基础上去墨旱莲、紫石英、补骨脂，改续断 15g、加槲寄生 15g、菟丝子 15g，7 剂，煎服法同前。随访半年，患者经期延长未再出现，已愈。

按：本案患者在 1 年内先后行 2 次清宫术，肾气耗伤，奇经气血失调，致经期延长，淋漓难净。患者经前乳胀，腰骶酸痛，月事淋漓不尽，舌质淡，苔薄白，脉细，为肝肾不足、奇经虚损之证。法随证立，故治宜补肝肾调经为先，方以六味地黄丸合二至丸加减。方中生地黄、山茱萸、怀山药"三阴并补"；牡丹皮、茯苓、泽泻泄湿浊而降相火，泄浊有利于生精，降火有助于养阴；加二至丸滋阴凉血，补益肝肾；续断、黄芪、紫石英、补骨脂补肝肾，益奇经，调阴阳；沉香曲行气化滞，疏肝和胃。该方阴阳并补，补泻共施，加以行气和胃，使得补而不滞。二诊，仍有腰酸，加杜仲补肝肾、强筋骨。三诊时，患者淋漓已止，周期复常，去墨旱莲、紫石英、补骨脂，加用槲寄生、菟丝子补益肝肾、养精血、固冲任。在辨证基础上，对症施治，故收效甚佳。

（张依静 整理）

案例二：

周某，女，46 岁。2017 年 10 月 19 日初诊。

主诉：月事淋漓半月余。患者平素经行 5 日后，经量减少，然此次淋漓半月余方净，经色黯，月经周期正常，曾查妇科 B 超亦未见异常。现少腹胀滞，乳房胀痛，腰部酸胀，本届月事将行，胃纳可，大便日行，舌质红，苔薄白，脉弦。

诊断：经期延长，气滞血瘀证。

治法：疏肝理气，活血逐瘀。

处方：当归 15g，白术 12g，炒白芍 20g，柴胡 10g，茯苓 20g，干姜 9g，炙甘草 10g，牡丹皮 10g，香附 12g，玫瑰花 10g，梅花 10g，益母草 30g，泽兰 12g，王不留行 15g，桃仁 6g，红花 6g，生山楂 30g。7 剂，每日 1 剂，每剂 2 煎，每煎 200mL，分上下午 2 次温服。

2017 年 10 月 26 日二诊：患者于 2017 年 10 月 19 日夜间月事来潮，今已干净，乳胀、腹胀缓解，唯咳嗽咳痰，舌脉同前。上方去益母草、泽兰、王不留行、桃仁、香附、红花、生山楂，加熟地黄 12g、川芎 9g、大枣 15g、炙紫菀 12g、炙款冬花 12g、炙百部 20g，14 剂，煎服法同前。

2017 年 11 月 9 日三诊：药后咳嗽已愈，本届月经将至，自觉乳胀。上方去炙紫菀、炙款冬花、炙百部，加香附 12g、益母草 20g、泽兰 12g，10 剂。后患者按期复诊，月事基本于 7 日左右干净。

按：《诸病源候论》指出："妇人月水不断者，由损伤经血，冲脉、任脉虚损故也。"经期延长多与冲任气血虚损、固摄失常有关，然亦有瘀血阻滞冲任胞脉，致经脉气机失调所致。何师指出，临床上患者多存在因虚致实、因实致虚的情况，所属证候多虚实夹杂，治疗时应详审病因，分清主次。本例患者初诊时因月事将至，伴有乳胀痛、腰腹酸胀，结合患者既往月经淋漓、色黯等情况，此时主要矛盾为瘀血阻络，气机郁滞，当以理气活血逐瘀为先。故以逍遥散加味疏肝理气，桃仁、红花、王不留行等活血逐瘀，再加香附理气行血，使瘀血得去，脉道通利，新血循经而行，故月事7天即止，淋漓未作。二诊时，患者月事已净，然咳嗽作，故减益母草、泽兰、桃仁、香附、红花等活血化瘀之品，加炙紫菀、炙款冬花、炙百部化痰止咳；经后冲任血海亏虚，故加熟地黄、川芎、大枣等养血之品。后分别根据患者月经周期调整，经期理气活血化瘀，经后养血补冲任，故能使病全解。

（骆丽娜　整理）

三十六、崩漏案

案例一：

方某，女，43岁。2013年10月8日初诊。

主诉：反复月经淋沥不净两年余，再发半月。患者两年余前出现月经淋沥不净，服止血药效果欠佳，后行刮宫术方才血止。之后月经周期欠常，时有提前或推后，淋漓不净反复，服用止血药后出血量减少。2013年9月22日经行淋漓半月有余，出血量多，色红，伴腰酸，无腹痛头晕，自服"致康胶囊"效果不理想，舌苔薄，脉细弦。妇科B超示：子宫正常大，双侧附件未见明显异常。

诊断：崩漏，冲任失调证。

治法：益冲任，调奇经。

处方：炒当归10g，鹿角霜6g（先煎），沙苑蒺藜12g，小茴香6g，党参30g，淡苁蓉15g，阿胶珠10g，炙龟甲20g（先煎），紫石英15g（先煎），枸杞子30g，补骨脂15g，地榆炭30g，血余炭30g，陈棕炭30g。7剂，每日1剂，每剂2煎，每煎200mL，分上下午两次温服。

2013年10月22日二诊：服药3天血止，现无何不适，惟带下色黄，舌脉如前，治宜疏调，方拟丹栀逍遥散加减。处方：当归12g，白芍20g，柴胡12g，茯苓20g，白术15g，炙甘草10g，干姜9g，牡丹皮10g，焦山栀子10g，生地黄12g，川芎15g，丹参30g，益母草30g，泽兰15g，制香附12g，玫瑰花10g，凤尾草30g，苍术12g。14剂，煎服法同前。

2013 年 11 月 12 日三诊：患者诉服上方后，末次月经时间为 2013 年 10 月 26 日，经行 4 天即净，淋漓已瘥，带下减少，舌质红，苔薄，脉弦。上方去益母草、泽兰，加黄柏 10g、川牛膝 12g，续服 7 剂，以期巩固。

按：崩漏指妇女非行经期而阴道大量出血，或持续淋漓不止。《诸病源候论·崩中漏下候》云："崩中之病，是伤损冲任之脉。"该患者六七之年，肝肾渐亏，月事淋漓反复发作两年余，气血消耗，正经病久，延及奇经，致奇经冲任受损。何师治疗崩漏按照"急则治其标，缓则治其本"的原则，采取塞流、澄源、复旧之法，其中又尤重补奇经。方选通补奇经丸加减。方中以鹿角霜、紫石英温通督脉；阿胶珠、炙龟甲血肉有情之品，大补冲任之精血，且阿胶珠兼具补血止血之效；沙苑子、苁蓉、补骨脂温补肝肾；枸杞子滋育肝肾；小茴香温经散寒；当归养血补血；党参益气摄血；酌加炒地榆、血余炭、陈棕炭加强收敛止血之功。全方共奏温补奇经、固冲止血之功，煎服 3 剂即见疗效。血止之后再行澄源、复旧之法，以丹栀逍遥散合四物汤加减，养血疏肝调经而告愈，因兼见带下色黄，考虑湿热下注，故予三妙丸加凤尾草清热利湿止带。

（叶璐 整理）

案例二：

陈某，女，17 岁。2013 年 1 月 29 日初诊。

主诉：月经淋漓不净半年，加重 2 月余。患者 12 岁初潮，月经曾一月两行。去岁 8 月至今月经失调，多处药治罔效，末次月经时间为 2012 年 11 月 20 日，前 3 天经行量多，且有血块，后月事淋漓至今未净，胃纳可，大便日行，舌苔薄，脉细。

诊断：崩漏，冲任失调、血虚瘀阻证。

治法：调补冲任，养血摄血。

处方：黑蒲黄 18g（包煎），生地黄 12g，炒白芍 20g，炒当归 9g，川芎 6g，牡丹皮 10g，陈棕炭 30g，炒荆芥 12g，阿胶珠 9g，血余炭 30g，制香附 9g，地榆炭 30g，紫石英 20g（先煎），枸杞子 20g，补骨脂 15g。7 剂，每日 1 剂，每剂 2 煎，每煎 200mL，分上下午 2 次温服。

2013 年 2 月 5 日二诊：服前方 2 剂后淋漓已止，大便日行，舌苔薄，脉细，原旨出入。上方去黑蒲黄、血余炭、陈棕炭、地榆炭，加炙龟甲 20g（先煎）、女贞子 18g、旱莲草 15g，7 剂，煎服法同前。

2013 年 2 月 21 日三诊：患者末次月经时间为 2 月 16 日，尚未干净，舌苔薄，脉细弦，治宜益理为先。处方：生地黄 20g，怀山药 12g，山茱萸 9g，牡丹皮 10g，茯苓 20g，泽泻 12g，炙龟甲 18g（先煎），紫石英 15g（先煎），黄芪 30g，黄芩 12g，川续断 12g，女贞子 18g，旱莲草 15g，补骨脂 15g，地榆炭 30g。7 剂，煎服法同前。

2013 年 2 月 28 日四诊：药后淋漓止，加减调理 2 月后，月事遂调。

按：患者为青春期功能失调性子宫出血，中医学属于"崩漏"，证属冲任失调。《素问·上古天真论》曰："任脉通，太冲脉盛，月事以时下。"患者先天之肾气不足，冲任不固，无以制约经水，经水非时而下，淋漓不净。急则治其标，法当塞其流。南宋·陈素庵有言："妇人血崩，当辨虚实。实者清热凉血，兼补血药，虚者升阳补阴，兼凉血药。"故方选清热凉血、升阳补阴之黑蒲黄散。方中以黑蒲黄为君，炒黑以加强收敛止血之功；牡丹皮清血分热；地榆炭、血余炭、陈棕炭、阿胶珠分别从凉血、化瘀、收敛、补血以止血；炒荆芥引血归经；四物汤养血补血。然二七之年，奇经初盛，冲任二脉尚未充盈，肾精未实，当调补奇经以充八脉之虚，治其本也。配伍紫石英补冲脉，枸杞子、补骨脂补冲督之虚。标本兼顾，出血自止。二诊血已止，故去收敛之品，加入二至丸、炙龟甲等滋养肾阴药以固其本。三诊时，为缓则治其本，方选六味地黄丸合二至丸加减，遵《傅青主女科》之旨"必须于补阴之中行止崩之法"，以培本复旧。

（傅丹旦　整理）

案例三：

洪某，女，29 岁。2016 年 12 月 5 日初诊。

主诉：月事淋漓不净近 20 日。平素月经周期欠规律，妇科 B 超示：子宫内膜息肉，盆腔积液。刻诊：末次月经时间为 11 月 17 日，至今月事淋漓不净，少腹隐痛，带下色黄，腰酸，舌苔薄脉弦。

诊断：崩漏，血瘀兼湿热证。

治法：养血活血止血，佐以清热利湿，以求塞流。

处方：黑蒲黄 12g（包煎），阿胶珠 9g，当归 12g，生地黄 12g，炒白芍 12g，川芎 12g，牡丹皮 9g，炒荆芥 15g，香附 9g，地榆炭 30g，棕榈炭 30g，血余炭 30g，忍冬藤 30g，大血藤 30g，凤尾草 30g。7 剂，每日 1 剂，每剂 2 煎，每煎 200mL，分上下午 2 次温服。

2016 年 12 月 15 日二诊：药后 1 剂则淋漓止，7 剂则少腹痛瘥解。本届月事将行，乳胀，大便偏干，属肝气郁滞证，治宜疏调为先，以求澄源。处方：当归 12g，炒白芍 20g，柴胡 12g，茯苓 20g，白术 12g，炙甘草 10g，干姜 9g，牡丹皮 10g，香附 12g，益母草 20g，泽兰 12g，梅花 9g，玫瑰花 10g，瓜蒌子

20g。7剂，煎服法同前。

2017年1月12日三诊：末次月经2016年12月21日，月事淋漓未作，7日干净，大便已畅。上方去瓜蒌子，改益母草15g，14剂，煎服法同前。

按：妇女非经期而阴道大量出血，或淋漓不止者，谓之崩漏。关于崩漏，《诸病源候论》言"忽然暴下，谓之崩中""非时而下，淋漓不断，谓之漏下"。何师治疗此病，常按塞流、澄源、复旧三法循序渐进。该患者月事淋漓不净近20日、少腹隐痛、腰酸、带下色黄、盆腔积液，属血瘀兼湿热证，治宜养血活血止血、清热利湿，拟黑蒲黄散加味以塞流。方中黑蒲黄活血止血；血余炭祛瘀止血；地榆炭凉血止血；棕榈炭、炒荆芥收敛止血；香附、牡丹皮、当归、川芎行气活血；当归、白芍、阿胶珠养血；忍冬藤、大血藤、凤尾草清热利湿。全方养血止血，取多味黑色中药，如徐灵胎所言"崩漏必用补血大剂，而兼黑色之药，大概轻剂不能中病"。药后1剂淋漓止，可见效如桴鼓。二诊，患者感乳胀、月事将行，以逍遥散加香附、梅花、玫瑰花疏肝理气，益母草、泽兰活血调经，全方疏肝理气调经以澄源。三诊，患者诉末次月经2016年12月21日，7日干净。后随访3月，月事已常，淋漓未作。

（黄硕　整理）

案例四：

杨某，女，18岁。2017年7月10日初诊。

主诉：反复月事淋漓不净近2年。患者月经13岁初潮，初始月经半年一行，近两年渐趋正常，惟月经时有推迟，经行淋漓不止时作。患者末次月经为4月15日，至今淋漓不净，已历3月，出血量少，腹不痛，腰不酸，脘欠舒，嗳气频，胃纳少，二便可，舌苔薄，脉弦。

诊断：崩漏，脾气亏虚证。

治法：益气健脾，补血调摄。

处方：太子参20g，白术12g，茯苓20g，炙甘草10g，陈皮10g，阿胶珠9g，黑蒲黄12g（包煎），牡丹皮10g，炒荆芥10g，香附10g，血余炭30g，陈棕炭20g，地榆炭30g。7剂，每日1剂，每剂2煎，每煎200mL，分上下午2次温服。

2017年7月17日二诊：服药5剂，月事淋漓已止，少腹略有欠舒，大便日2行，稀溏，舌苔白，脉弦，治宜健理。处方：太子参20g，白术12g，茯苓20g，炙甘草10g，陈皮10g，香附10g，木香6g，砂仁4g（后下），当归9g，炒白芍15g，生地黄10g，川芎9g，黄芪24g，焦六曲12g，红枣15g。14剂，煎服法同前。加减调理近1月后，8月8日月经如期而至，7日净。

按：室女初潮已过，月事本应至月而来，数日而净。然本案患者经行淋漓不止已有三月，究其原由，当属脾胃虚弱，气血亏虚，不能摄血归源，而今漏下不止也。《四圣心源·妇人解》认为崩漏之因"其原全由于土败。土者，血海之堤防也，堤防坚固，则澜安而波平，堤防溃败，故泛滥而倾注"。土之不固，中气不足，无力摄血，则血不归经。何师指出，脾胃虚弱者，首当补养脾胃为先。《兰室秘藏·妇人门》云："以大补气血之药，举养脾胃，微加镇坠心火之药，治其心，补阴泻阳，经自止矣。"故治以益气健脾为法，方选异功散加味。太子参、白术、茯苓、炙甘草益气健脾，陈皮理气燥湿健脾。久漏必瘀，予地榆炭、炒蒲黄、牡丹皮清热化瘀止血，阿胶珠养血止血，血余炭、陈棕炭收敛止血。全方在温运健脾的基础上加强止血之功，5剂即净，此当为辨证止血之妙也。二诊时，淋漓止，少腹略有欠舒，此乃气血亏虚所致，方选《济阴济阳纲目》的黄芪八珍汤，此方有气血双补之效，使得经血按时满溢，中气足而血自止也。

（傅丹旦　整理）

三十七、闭经案

案例：

王某，女，21岁。2016年12月20日初诊。

主诉：月经不行半年余。自诉曾减肥节食，月经不行，中西医治疗后2016年6月15日经行一次，然月经量少。现面色不华，疲乏无力，夜寐欠安，舌苔薄，脉细。

诊断：闭经，气血亏虚证。

治法：益气养血调经。

处方：当归15g，熟地黄15g，白芍20g，川芎10g，党参30g，白术20g，茯苓20g，炙甘草10g，柴胡12g，炙龟甲20g（先煎），怀山药15g，香附12g，菟丝子30g，益母草30g，泽兰12g，玫瑰花10g。7剂，每日1剂，每剂2煎，每煎200mL，分上下午2次温服。

2016年12月26日二诊：月事仍未行，原旨出入，上方改川芎为12g，续服7剂。

2017年1月9日三诊：服药两周后夜寐转安，上方加焦六曲15g，续服两周。后患者继续中药调治，于2017年1月15日及2017年2月11日经行，后月经周期已基本正常。

按：该患者月经周期已建立后又中断6个月，诊断为继发性闭经。究其原因为减肥节食，损伤脾胃，生化之源不足，血虚气弱，不能按时满溢。时日渐久，脏腑气血进一步损伤，血海空虚而月经停闭。《兰室秘藏》云："妇人脾胃久虚，或形羸气血俱衰而致经水断绝不行。"患者面色不华、疲乏无力、夜寐不安、苔薄、脉细均属于气血虚弱之证，病在心、肝、脾、肾。方以八珍汤益气补血，养血调经，加柴胡，合逍遥散之义，疏肝解郁、调和肝脾；加山药、菟丝子滋补脾肾，炙龟甲养阴益肾，益母草、泽兰活血调经，香附、玫瑰花疏肝理气。二诊时，加大川芎用量，增强活血行气之效。三诊时，加一味神曲，消食助运。全方疏肝理脾益肾，理气活血调经，气血调和，血海按时蓄满，则经水自能定期而至。

（孙丹璐　整理）

三十八、痛经案

案例一：

周某，女，15岁。2016年7月18日初诊。

主诉：经行腹痛5年。患者经行腹痛为时已久，10岁初潮，末次月经时间为7月14日，经行腹痛，月经周期尚准，经量少，经色黯，经行腹泻，少腹怕冷，喜食冷饮，冬日手足不温，纳可，舌苔薄，脉弦。

诊断：痛经，寒凝胞宫证。

治法：温经暖宫，化瘀止痛。

处方：制吴茱萸6g，川芎15g，炙桂枝9g，炒白芍20g，当归12g，牡丹皮10g，姜半夏10g，麦冬9g，党参20g，炙甘草10g，阿胶珠9g，干姜9g，熟地黄12g，香附12g，益母草20g，沉香曲9g。7剂，每日1剂，每剂2煎，每煎200mL，分上下午2次温服。

2016年7月25日二诊：药后少腹痛及怕冷有所缓解，大便日行，续以原方7剂调治，煎服法同前。

2016年8月12日三诊：汛将至，原方去熟地黄，改益母草30g，加泽兰12g，7剂，煎服法同前。

2016年8月19日四诊：患者于8月13日经行，经量增加，腹痛减轻，腹泻未作，遂予原法调理，巩固疗效。

按：《诸病源候论·妇人杂病诸候》有云："妇人月水来腹痛者，由劳伤血气，以致体虚，受风冷之气，客于胞络，损冲任之脉。"本例患者正值青春期，天癸初至而肾气未充，有气血不足之内因；加之素喜冷饮，寒客冲任，气血运行不畅，不通则痛，则痛经发作；寒客冲任，血为寒凝，则经量少，色黯；血不利则为水，故见经行腹泻；寒邪伤阳，阳虚失于温煦，则手足不温。故属寒凝胞宫证，治当温通为主。以温经汤温经散寒，养血祛瘀；加香附疏肝理气止痛，助祛瘀之功；合益母草、泽兰活血利水；沉香曲健理脾胃，消内生之寒饮；加熟地黄滋育肾气，培补先天。诸药合用，胞宫得温，瘀血得祛，则少腹痛减轻。待月经将至，则去熟地黄滋腻之品，重用益母草、泽兰，加强活血利水以行经，通因通用，故疗效满意。

（刘清源　整理）

案例二：

谢某，女，40岁。2017年10月28日初诊。

主诉：经行腹痛数年。患者末次月经为10月27日，少腹疼痛较剧，坐卧不宁，感腰酸，经量少，色紫黯，大便日行，偏溏，肛门坠胀感，舌下纹及舌质黯，苔薄白，脉弦。

诊断：经行腹痛，血瘀证。

治法：理气活血，温经祛瘀蠲痛。

处方：延胡索24g，炒白芍20g，炒川楝子10g，制香附12g，沉香曲10g，生蒲黄12g（包煎），五灵脂12g（包煎），当归12g，干姜9g，小茴香4g，没药5g，川芎12g，肉桂4.5g，佛手12g，红枣15g，炙甘草10g。6剂，每日1剂，每剂2煎，每煎200mL，分上下午2次温服。

2017年11月4日二诊：腰部酸痛稍缓解，余无不适，上方去生蒲黄、五灵脂，改肉桂为桂枝9g，加茯苓30g、牡丹皮9g、赤芍12g、桃仁6g，续予14剂。

2017年11月18日三诊：偶有胃脘不适，上方去小茴香、没药，加丹参20g，续服7剂。药后患者于11月30日来潮，经行腹痛未作。

按：《诸病源候论》有云："血瘕之聚，令人腰痛，不可以俯仰……小腹里急苦痛，背膂疼，深达腰腹下挛。"本例患者经行腹痛，历时数年，且伴肛门下坠感，正合巢元方所谓"腰痛不可俯仰""小腹里急苦痛"，结合患者经色紫黯、舌质黯、脉弦等症，当为血瘀所致。《四圣心源》中提及经行腹痛缘于"水土湿寒，乙木抑遏，血脉凝涩不畅"。欲活血行瘀，必达木扶阳，以少腹逐瘀汤加减。方中金铃子散合芍药甘草汤补肝体而助肝用；四物汤、失笑散、香附、没药养血行血，活血行瘀；干姜、肉桂、小茴香、沉香温燥水土，扶阳通经；大枣培补中气。二诊时，患者瘀血日久，久病必虚，故去失笑散，加桂枝茯苓丸缓消瘀血。如此加减运用，服药月余，则经调瘀去痛解。

（刘清源　整理）　203

三十九、经行头痛案

案例一：

黄某，女，45岁。2017年6月11日初诊。

主诉：反复经前头痛呕泛半年余。现月事提前，经前头痛呕泛，乳胀，苔白润，脉弦。

诊断：经行头痛，肝郁气滞，寒饮冲逆证。

治法：疏肝理气，温饮降逆。

处方：当归10g，炒白芍20g，柴胡12g，茯苓20g，炒白术12g，炙甘草10g，吴茱萸6g，党参30g，生姜9g，红枣15g，沉香曲6g，川芎15g。14剂，每日1剂，每剂2煎，每煎200mL，分上下午2次温服。

2017年6月25日二诊：药后乳胀减轻，月事将行，再宗原旨，上方改吴茱萸5g，14剂，煎服法同前。

2017年7月11日三诊：末次月经2017年7月10日，药后乳胀、头痛明显缓解，偶有乳胀，上方加玫瑰花10g、橘叶30g，续进14剂，以期巩固。

按：凡行经前后以及经期头痛、头晕、烦躁失眠、胸胁作胀、乳房胀痛、发热身痛等症候群，有周期性，称为经前期综合征。此患者系属经行头痛，本病之发生，多与肝郁气滞、血虚肝旺、脾肾亏虚有关。肝藏血，主疏泄，肝气郁结，则乳房胀痛、月事紊乱；脾弱胃虚，水饮不化，冲逆于上则头痛呕泛；舌苔白润，脉弦，亦为肝郁气滞、寒饮冲逆之佐证。关于头痛呕泛，《伤寒论》第378条指出"干呕吐涎沫、头痛者，吴茱萸汤主之"。故拟以逍遥散合吴茱萸汤疏肝理气、降逆化饮。方中柴胡疏肝理气消胀，当归、白芍养血柔肝，三药相合，补肝体而助肝用。吴茱萸辛温，《神农本草经》谓"温中下气、止痛、除湿血痹"，伍以茯苓、白术、党参、生姜、大枣健脾补虚止呕。《本草汇言》曰："川芎，上行头目，下调经水，中开郁结，血中气药。"一味川芎，引经报使，以止头痛。精确辨证，方证相合，效如桴鼓。

（黄硕 整理）

案例二：

王某，女，35岁。2012年12月18日初诊。

主诉：反复经行头痛近1年。患者近1年来月经量少，经行头痛明显，以巅顶隐痛为主，月经略有提前，末次月经时间为12月1日。腰酸头晕，急躁烦恚，胃纳可，大便偏稀，舌稍红，苔白，脉弦。既往生产2次，人流多次。

诊断：经行头痛，血虚肝郁证。

治法：疏肝调经蠲痛。

处方：当归 12g，白芍 20g，柴胡 12g，茯苓 20g，白术 12g，炙甘草 10g，干姜 9g，牡丹皮 10g，赤芍 12g，生地黄 15g，川芎 18g，吴茱萸 6g，党参 30g，红枣 30g，白蒺藜 15g，白芷 15g，益母草 30g，制香附 12g。7 剂，每日 1 剂，每剂 2 煎，每煎 200mL，分上下午 2 次温服。

2012 年 12 月 31 日二诊：药后经量较前略增，头痛明显改善，急躁烦恚等诸症有所好转，原方去益母草，继续调理善后。患者坚持服药 2 月余，头痛遂除。

按：本病当属中医学"经行头痛"，证属血虚肝郁。素来女子阴血相对不足，经期阴血盈于下而亏于上，加之患者生产人流多次，耗伤气血，又脾虚化源不足，终致气血亏虚，经脉失养，虚而不荣于脑，不荣则痛。然肝藏血，血虚肝失濡养，肝郁气滞。《傅青主女科》云"经欲行而肝不应，则抑拂其气而痛生"，故头痛作矣。当以疏肝养血为治，方选逍遥散合四物汤加减。《灵枢·经脉》谓："厥阴之脉……挟胃属肝……与督脉会于颠。"患者素体脾胃虚寒，经期中阳不足，浊阴循肝经上扰头目，亦可颠顶作痛，予吴茱萸汤温中降逆。上三方合用，肝气疏，气血调，浊阴降，头痛可解。同时配伍白蒺藜平肝解郁、祛风明目，白芷祛风燥湿止痛，两药配伍，上行入颠顶，祛风止痛，遵汪昂"颠顶之上，惟风药可到"之旨。重用川芎一味，血中之气药，引药上行，加强止痛之功。益母草活血利水，引经水下行，瘀去气血和，头痛无犯。二诊时月事已止，遂去之。

（傅丹旦　整理）

案例三：

茹某，女，39 岁。2017 年 6 月 8 日初诊。

主诉：反复经行头痛 5 年余，加重近 1 年。患者 5 年来，每次经行，感头晕头痛，近 1 年来有加重趋势，甚则"昏倒"。末次月经时间为 5 月 27 日，经行头晕头痛，经色淡红，经量少，3 天即净，面色欠华，胃纳尚可，舌质淡红，苔薄白，脉细弱。

诊断：经行头痛，气血虚弱证。

治法：益气养血。

处方：太子参 30g，白术 12g，茯苓 20g，炙甘草 10g，当归 12g，炒白芍 12g，熟地黄 10g，川芎 9g，黄芪 30g，天麻 9g，制黄精 30g，制首乌 15g，香附 12g，益母草 20g，大枣 15g，沉香曲 6g。14 剂，每日 1 剂，每剂 2 煎，每煎 200mL，分上下午 2 次温服。

2017年6月22日二诊：食后脘腹胀滞，带下量稍多，色白。上方去制首乌，加凤尾草 30g、八月札 10g，14 剂，煎服法同前。

2017年7月6日三诊：患者述月经于 6 月 26 日来潮，头晕头痛未作，经量略增，5 日干净，惟仍有带下，舌质转红，再予前方，续服 14 剂。

按：本例患者经行头昏头痛为时已久，面色欠华，属气血亏虚证。《灵枢·五音五味》有云："今妇人之生有余于气，不足于血，以其数脱血也。"妇人本不足于血，况气血本虚之人，于经行前气血下注于冲任，清窍之阴血不足更甚，清窍失养，而见头痛头昏；气虚血少，胞宫不充，则经行量少、色淡；舌质淡红、苔薄白、脉细弱皆气血不足之象。何师临证予气血双补之八珍汤加减。四君子汤加黄芪、大枣补气和中，益生化之源；四物汤合制黄精、制首乌养血活血，滋先天之本；加调理气机、行气活血之香附、益母草、沉香曲，能除"眼黑头眩，风虚内作"之天麻。二诊时，患者感脘腹胀滞，且有带下，考虑到制黄精、首乌皆为滋腻之品，碍胃助湿，故去首乌，加凤尾草、八月札疏肝清热利湿。服药 28 剂，患者气血渐充，冲任得调，经行头痛头晕未作，经量增加。何师治疗本病在益气血的基础上，兼顾先后天，使气血生化有源，血充神旺，则经行头昏之症自除。

（刘清源　整理）

四十、绝经前后诸证案

案例一：

赵某，女，52 岁。2016 年 12 月 26 日初诊。

主诉：月事未行 1 年。刻诊：时感烘热汗出，时有畏寒，胸闷，夜寐多梦，烦恚紧张，大便略干，舌苔薄，脉弦。

诊断：绝经前后诸证，阴阳两虚证。

治法：益肾平补阴阳。

处方：生地黄 12g，怀山药 12g，山萸肉 10g，牡丹皮 10g，茯苓 20g，泽泻 12g，炙龟甲 20g（先煎），仙茅 15g，仙灵脾 15g，知母 12g，黄柏 12g，当归 12g，巴戟天 12g，淮小麦 30g，炙甘草 10g，大枣 30g，酸枣仁 20g，五味子 9g。7 剂，每日 1 剂，每剂 2 煎，每煎 200mL，分上下午 2 次温服。

2017年1月3日二诊：药后烘热汗出、寐时多梦、烦恚紧张诸症均有减轻，胃脘略感欠舒。上方去黄柏、当归、五味子，加沉香曲 6g，14 剂，煎服法同前。

2017年1月17日三诊：药后烘热汗出、夜寐多梦、烦恚紧张诸症悉平，上方续进 7 剂，以期巩固，煎服法同前。

按：绝经前后诸证多见于妇女七七之年前后，此时妇女常出现月经闭绝。本病多为阴血亏耗，阴损及阳，阴阳失衡。结合患者时感烘热汗出、时有畏寒、烦恚紧张等症状，属肾阴阳两虚证，故采用益肾平补阴阳之法。方以六味地黄丸合二仙汤合甘麦大枣汤加味处之。方中六味地黄丸滋肾阴；炙龟甲滋阴潜阳；黄柏、知母泻肾火、滋肾阴；仙茅、仙灵脾、巴戟天温肾阳、补肾精；当归温润养血；酸枣仁、五味子宁心安神；甘麦大枣汤滋脏气而止其躁，以求平调阴阳。正如《素问·生气通天论》所言"阴平阳秘，精神乃治"。二诊患者药后诸症减轻，仅感胃脘欠舒，故去当归、五味子及苦寒之黄柏，加用沉香曲理气和胃。三诊患者药后诸症悉平。故谨守病机，精确辨证，随证立法，依法遣方，良效可期。

（黄硕 整理）

案例二：

李某，女，50 岁。2016 年 10 月 25 日初诊。

主诉：月经周期不规律 3 年余。刻诊：现月经已 3 月未行，时有烘热汗出，烦恚急躁，悲伤欲哭，夜寐不安，记忆力下降，舌苔薄，脉细弦。

诊断：绝经前后诸证，阴虚火旺证。

治法：滋肾阴，清虚热。

处方：生地黄 12g，怀山药 12g，山茱萸 10g，牡丹皮 10g，茯苓 20g，泽泻 12g，炙龟甲 24g（先煎），百合 30g，酸枣仁 30g，五味子 10g，丹参 30，仙茅 15g，仙灵脾 15g，知母 12g，黄柏 12g，当归 12g，巴戟天 15g，淮小麦 30g，炙甘草 10g，大枣 30g。14 剂，每日 1 剂，每剂 2 煎，每煎 200mL，分下午及晚上临睡前 1 小时温服。

2016 年 11 月 10 日二诊：患者服药后情绪平稳，夜寐转安，诸症皆有所好转，末次月经时间为 2016 年 11 月 9 日，经量常，苔薄，脉细弦，效不更方，再予原方 14 剂，煎服法同前。嘱调畅情志，适时进补。

按：患者系现代医学之绝经综合征，在古代医籍中，散见于"脏躁""郁证"等病。《素问·上古天真论》云："七七，任脉虚，太冲脉衰少，天癸竭，地道不通，故形坏而无子也。"指出肾气渐衰、真阴亏损是本病的根本原因。何师治疗此疾多选用六味地黄汤化裁。本例患者肾阴不足，阴血无以滋养，故月事紊乱，甚至延期不行；阴虚阳亢，相火妄动，故烘热汗出、夜寐不安；肝气郁结则烦恚急躁；心神失养则悲伤欲哭、记忆力下降。舌脉为肝郁肾虚之象。本案以六味地黄汤补益肾阴，补而不滞；以二仙汤温补元阳，温而不燥，两方合用，更是体现了"阴中求阳"与"阳中求阴"之法，再加甘麦大枣汤以缓肝急。诸方合用，切中病机，疗效显著。

（李振兴　整理）

四十一、带下案

案例一：

仇某，女，52岁。2012年12月16日初诊。

主诉：带下增多1月余。患者1月余前行宫颈息肉摘除术，术后病理示：宫颈息肉伴灶区鳞化，宫颈管小区鳞化间质炎性细胞浸润，（宫颈3、6、9、12点活检）黏膜慢性炎伴小区鳞化。实验室检查示宫颈HPV感染。刻诊：带下量多色黄，偶有腥味，月事欠规律，时有淋漓不净，胃纳一般，进冷食易腹泻，舌淡红，苔白，脉弦。

诊断：带下过多，脾虚湿热证。

治法：健脾益气，清热利湿止带。

处方：黄芪20g，白术15g，陈皮10g，党参30g，柴胡12g，升麻6g，炙甘草10g，当归10g，怀山药30g，炒鸡内金15g，忍冬藤30g，佛手15g，凤尾草30g，生谷芽30g，生麦芽30g，红枣15g。7剂，每日1剂，每剂2煎，每煎200mL，分上下午2次温服。

2012年12月23日二诊：药后带下量明显减少，色黄变浅，胃纳略增，大便日行，原旨出入，原方改白术20g，14剂，煎服法同前，巩固善后。

按：宫颈息肉为宫颈慢性炎症的一种，患者出现阴道分泌物增多，中医学当属于"带下过多"范畴，本证属脾虚证。脾胃为后天之本，气血生化之源。患者素体中焦脾胃虚弱，食冷易腹泻，加之术后气血失调，元气损伤。李杲在《脾胃论》中指出："火与元气不两立，一胜则一负。"中阳不足，脾胃气虚，阴火乘土位，则下焦相火偏亢，脾虚生湿，湿郁化热，与相火相合，则愈演愈热，故带下色黄，月事淋漓。但其病本为气虚，故当以升阳益气立法，方选东垣之补中益气汤健脾益气。方中黄芪、党参、白术、山药大补脾胃之气，当归养血和血，陈皮理气化痰，柴胡升发少阳之清气，升麻引脾胃之气上升。另配伍忍冬藤、凤尾草，清泄下焦湿热。全方以甘温之剂，补其中而升其阳，甘寒以泻其火。何师指出，HPV阳性等由病毒感染引起的病变大都为自身免疫力低下时的机会感染，予中药调理致阴阳平和，免疫功能增强，足以抵御邪毒侵犯，是为正胜邪去病自安。

（傅丹旦　整理）

案例二：

施某，女，27 岁。2015 年 9 月 12 日初诊。

主诉：带下频多两月。宫颈活检示：子宫颈黏膜慢性炎，鳞化（6 点）区湿疣样改变。实验室检查：HPV 阳性。刻诊：带下频多，黄白相兼，阴痒，现月经量少，偶有少腹隐痛，溲热赤，舌质红，苔薄，脉略数。

诊断：带下过多，肝经湿热证。

治法：清热利湿止带。

处方：龙胆草 9g，焦山栀子 9g，黄芩 10g，柴胡 10g，生地黄 12g，泽泻 12g，车前子 15g（包煎），滑石 12g（包煎），当归 12g，红藤 30g，忍冬藤 30g，白槿花 30g，凤尾草 30g，败酱草 30g，沉香曲 8g，红枣 15g。7 剂，每日 1 剂，每剂 2 煎，每煎 200mL，分上下午 2 次温服。

2015 年 9 月 19 日二诊：患者诸症同前，原旨出入，续方 7 剂，煎服法同前。

2015 年 9 月 26 日三诊：患者带下减少，末次月经 2015 年 10 月 6 日，经量略增，现已干净，原旨出入。上方加炒马齿苋 30g，7 剂，煎服法同前。调治年余，2017 年 1 月 16 日复查 HPV 已转阴性。

按：HPV 感染中医临床多参照"带下病"对其进行辨证论治，多因早婚、乱交、房事不洁等致正气亏虚，七情内伤，复感湿热淫毒，蕴结于胞宫子门而成。何师认为属本虚标实，正虚为本，湿邪、热毒、血瘀为标，其中湿邪为主要病理因素。该患者带下频多、黄白相兼、阴痒，为肝经湿热下注之象，宜清热化湿，方用龙胆泻肝汤加减。方中龙胆草清肝泻火燥湿解毒；黄芩、栀子助其功；柴胡疏肝理气归肝经；滑石、车前子利湿清热，使邪有出路；当归、生地黄养肝血，恐苦寒伤阴。治疗 HPV 感染，何师喜用以下药对：白槿花、凤尾草清热解毒、燥湿止带；败酱草、红藤合用清热解毒、活血祛瘀止痛，治疗瘀热偏重之盆腔炎腹痛、带下频多患者；二妙丸清热燥湿止带，治湿热下注之带下、下腹胀、腰腿酸等症。方中多为苦寒之品，故用沉香曲和胃护胃。诸药合用，切中病机，故奏良效。

（叶娜妮　整理）

案例三：

周某，女，43 岁。2015 年 5 月 16 日初诊。

主诉：带下量多半年。患者自述半年来带下量多且频，需长时间使用护垫，影响日常生活和工作，曾行妇科 B 超提示盆腔积液。现带下量多，色黄白相间，质稀薄，无异味，大便稀溏，舌苔白，脉细。

诊断：带下过多，脾虚夹湿证。

治法：健脾益气，除湿止带。

处方：生白术30g，苍术12g，党参30g，陈皮10g，白芍20g，炙甘草10g，车前子15g（包煎），柴胡10g，炒荆芥10g，怀山药30g，木槿花30g，凤尾草30g，败酱草30g，黄柏10g，焦六曲10g。21剂，每日1剂，每剂2煎，每煎200mL，分上下午2次温服。

2015年6月6日二诊：药后带下减少，余无所苦，续予上方加减，再进28剂。调治3月余，带下瘥，未再复发。

按：此例患者之带下乃脾虚湿盛、肝郁气弱所致。傅山言："脾土受伤，湿土之气下陷，是以脾精不守，不能化荣血以为经水，反变成白滑之物，由阴门直下，欲自禁而不可得也。"故立法以大补脾胃为主，佐以疏肝。方中白术、山药、党参、炙甘草益气健脾；苍术燥湿止带；白芍柔肝；车前子清热利湿；陈皮理气燥湿，补而不滞；柴胡、荆芥升清阳，解肝郁；白槿花、凤尾草、败酱草清热利湿止带。诸药相合，脾气渐旺，肝气条达，清阳得升，湿浊得化，风木不闭塞于地中，地气自升腾于天，带下自止。

（张依静　整理）

四十二、胎漏案

案例：

徐某，女，30岁。2017年1月3日初诊。

主诉：妊娠50天，阴道出血10天。曾诊为"先兆流产"，已服"达芙通"10天，阴道仍有咖啡色分泌物，遂求助中医治疗。刻诊：倦怠乏力，纳少，无腰酸腰痛，大便2～3日一行，舌苔白，脉滑。

诊断：胎漏，气血虚弱证。

治法：益气健脾，养血安胎。

处方：党参15g，炒白术15g，炙甘草10g，炒白芍20g，黄芩12g，黄芪20g，阳春砂3g（后下），苎麻根15g，续断12g，大枣15g，糯米一盅（自备）。7剂，每日1剂，每剂2煎，每煎200mL，分上下午2次温服。

2017年1月10日二诊：药后患者阴道褐色分泌物已解，胃纳转佳，惟大便略偏干，原方加紫苏梗15g，7剂，煎服法同前，以期巩固疗效。患者共服药14剂，诸症瘥解。

按：患者系西医学之先兆流产，因其妊娠下血，而无腰酸痛的症状，故中医学诊断为"胎漏"。《景岳全书·妇人规》中有云："凡胎孕不固，无非气血损伤之病，盖气虚则提摄不固，血虚则灌溉不周。"冲主血海，任主胞胎，若中焦气血生化乏力，肾精亏虚，冲任失养，则冲任不固，而致"胎漏"。本患者胎漏伴倦怠乏力、纳少，辨为气血亏虚、冲任失统证，治以益气健脾、养血固冲安胎，选用泰山磐石散加减。泰山磐石散补养脾胃气血，兼以疏调、利湿，可有效改善先兆流产患者妊娠早期血 HCG、孕酮含量和临床症状。方中参、术、芪、草补中益气以固胎元；白芍、大枣、续断养阴血益肝肾，滋冲任以养胎元；糯米补益中焦之脾气，助气血之生化；砂仁调气安胎，并防补药之滋腻；加黄芩、苎麻根清热凉血、止血安胎。诸药合用，使气血调和，冲任得固，血热得清，胎孕乃安。

（刘清源　整理）

四十三、胎动不安案

案例：

张某，女，23岁。2013年7月13日初诊。

主诉：妊娠2月，腰酸伴阴道出血1周。患者既往有复发性流产病史，2012年因"难免流产"于2012年9月3日行人流术。患者末次月经5月16日，7月5日B超提示宫内早孕、宫腔积液。1周前开始下部时有褐色物排出，伴有腰酸乏力，无腹痛，偶有泛呕，胃纳欠佳，大便日行，舌质淡，苔薄，脉滑。

诊断：胎动不安，脾肾不足证。

治法：健脾益肾安胎。

处方：黄芩10g，黄芪20g，党参20g，炒白术12g，炙甘草10g，生地黄12g，白芍20g，当归6g，砂仁6g（后下），川续断15g，苎麻根15g，桑寄生12g，焦六曲12g，红枣15g，糯米1盅（自备）。7剂，每日1剂，每剂2煎，每煎200mL，分上下午2次温服，若呕吐明显可多次少量频服。

2013年7月20日二诊：药后下部褐色物已解，稍感头晕，以原方加紫苏梗15g，7剂调理善后。次年2月告知喜得一子。

按：《傅青主女科》曰："气乃血之卫，血赖气以固，气虚则血无凭依，无凭依必躁急。"躁急生热，血不循经而出，故下血。治以益肾安胎，所谓益肾，补肾气之不足，泄肾中虚火之有余，则血止胎安。方选明·徐春甫《古今医统大全》所载的泰山磐石散，气血双补，养血安胎。方中白术、党参、黄芪益气健脾固胎元，当归、白芍养血和血养胎元，两者气血双补以安胎。在调补气血的基础上用黄芩、苎麻根泄阴火，易原方熟地黄为生地黄清热凉血。火泻则血不热而无欲动之机，气旺则血有依而无可漏之窍，气血调和，血自归经。砂仁理气安胎，防滋腻碍胃；川续断、桑寄生补肾安胎；糯米一盅，固护胃气以防呕逆格拒，补养脾胃，以助安胎。因药证相合，故获良效。

（傅丹旦　整理）

四十四、产后身痛案

案例一：

柳某，女，47岁。2015年8月13日初诊。

主诉：四肢麻木酸痛伴周身汗出15年。患者自诉15年前坐月子时空调房受风寒起病，后多方诊治，效不明显。现四肢麻木酸痛，畏寒怕冷，着厚衣装，忧思，舌苔白，脉沉紧。

诊断：产后身痛，气血亏虚、营卫失和证。

治法：益气养血，调和营卫。

处方：炙桂枝10g，炒白芍20g，生姜9g，炙甘草10g，红枣30g，太子参20g，白术15g，防风10g，黄芪30g，茯苓15g，陈皮10g，姜半夏9g，淮小麦30g，平地木18g，糯稻根30g，郁金12g，合欢皮15g。14剂，每日1剂，每剂2煎，每煎200mL，分上下午2次温服。

服药2周后，患者电话告知诸症明显减轻，心情转佳。因其家住外地，就医不便，遂按上方于当地配药继续服用。

按：此案例属中医学"血痹""产后身痛"范畴。多由妇人产后机体虚弱，脏腑功能低下，气血未复，卫阳不足，睡卧吹风，外邪乘虚，致营卫失和，而发为本病。《素问·逆调论》有云："荣气虚则不仁，卫气虚则不用，荣卫俱虚则不仁且不用。"加之情绪不佳，肝气郁结，而见忧思。因此，在治疗上，应注重益气温阳、调和营卫。方选桂枝汤合玉屏风散、甘麦大枣汤加减。桂枝汤温经散寒，调和营卫；玉屏风散益气固表止汗，两方合用，营卫同治。甘麦大枣汤养心解郁安神，郁金、合欢皮疏理气机。全方温中寓补，补中寓通，使阴血充，经脉通，阳气振，风寒除，标本兼治，故收奇效。

（骆丽娜　整理）

案例二：

朱某，女，66岁。2017年8月22日初诊。

主诉：周身疼痛30余年。患者自述30余年前因月子期间冒受风寒，至今畏风怕冷，周身肌肤刺痛，右手臂活动欠利，纳便尚常，舌苔白，脉略缓。

诊断：产后身痛，营卫不和、瘀血阻络证。

治法：调和营卫，活血通络。

处方：桂枝 9g，炒白芍 20g，生姜 9g，红枣 15g，炙甘草 10g，豨莶草 30g，桑枝 15g，葛根 30g，荆芥 10g，土茯苓 15g，络石藤 30g，木瓜 12g。7 剂，每日 1 剂，每剂 2 煎，每煎 200mL，分上下午 2 次温服。

2017 年 8 月 29 日二诊：药后怕冷身痛略有好转，心前隐痛，心电图提示 ST-T 段改变，舌脉同前。上方加淮小麦 30g、丹参 20g、红景天 15g，7 剂，煎服法同前。

2017 年 9 月 5 日三诊：药后畏风怕冷、肌肤刺痛及心前隐痛诸症明显减轻，上方再作增减，巩固善后。

按：患者虽年届六旬，然其起病乃为产后冒受风寒所致，出现畏寒怕冷、周身刺痛等症，故仍按产后身痛论治。产后百脉空虚，若失于调摄，风寒之邪乘虚而入，营卫失和，则畏风怕冷；太阳经气不利，津液不布，经脉失养则周身疼痛、手臂活动不利；病程日久，入于血分，酿生瘀血，故疼痛表现为刺痛。方拟桂枝加葛根汤调和营卫、生津舒筋；荆芥配桂枝疏风散寒；豨莶草配桑枝祛风湿，利关节；佐络石藤、土茯苓祛湿通络止痛；木瓜舒筋活络。二诊时，患者诉心前区疼痛，乃寒邪凝滞，心脉瘀阻，心失所养，加淮小麦，与红枣、炙甘草合成甘麦大枣汤益心肝之阴，且缓急和中，加丹参活血化瘀、红景天益气活血通脉。全方药证相应，故诸症好转。

（叶璐 整理）

案例三：

卢某，女，35 岁。2017 年 3 月 7 日初诊。

主诉：腰背酸痛两月余。患者剖宫产二胎后 2 月余，自觉腰脊背部酸痛不已，纳便常，舌苔薄，脉细。

诊断：产后身痛，肝肾亏虚证。

治法：补肾固腰，舒筋通络。

处方：生地黄 12g，怀山药 12g，山茱萸 10g，牡丹皮 10g，茯苓 20g，泽泻 12g，炙龟甲 20g（先煎），怀牛膝 12g，豨莶草 30g，木瓜 10g，杜仲 15g，川续断 15g，络石藤 20g，生白芍 20g，炙甘草 10g，丹参 20g，沉香曲 9g。14 剂，每日 1 剂，每剂 2 煎，每煎 200mL，分上下午 2 次温服。

药后患者腰脊背部酸痛明显好转，原方续服 14 剂，煎服法同前，病情告愈。

按：患者产后肾气不足，百脉空虚，腰为肾府，风寒湿邪乘虚侵入，经脉痹阻，不通则痛，正如《妇人大全良方》所云："产后腰痛者，为女人肾位系于胞，产则劳伤肾气，损动胞络；虚未平复而风冷客之，冷气乘腰，故令腰痛也。"《景岳全书》亦云："腰痛之虚证十居八九。"因此，本病患者之腰

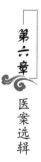

痛，乃产后肾气亏虚所致。予六味地黄丸滋阴益肾；加炙龟甲血肉有情之品滋肾阴；配杜仲、川续断阴阳双补；怀牛膝补益肝肾，强腰膝；豨莶草、木瓜、络石藤祛风湿，活血通络；丹参活血行血；芍药甘草汤缓急止痛；沉香曲理气和胃。全方阴阳双补，攻补结合，共奏补益肝肾、舒经活络、缓急止痛之功。

（叶璐 整理）

四十五、产后恶露不绝案

案例一：

方某，女，32岁。2016年12月19日初诊。

主诉：剖宫产后阴道下血19天。患者曾因"不孕症"行"右侧输卵管粘连分离＋左附件修复整形术＋子宫肌瘤剔除术＋通液＋宫腔镜下纵膈电切术"，有支原体感染病史，在何师处中药治疗及西医治疗配合下，第四次"试管婴儿"成功。刻诊：剖宫产后19天，恶露淋漓不净，色黯红，夹血块，少腹刺痛，大便难，5～6日一行，舌苔白，脉弦。

诊断：产后恶露不绝，血瘀证。

治法：活血化瘀止血。

处方：当归12g，川芎6g，桃仁10g，炙甘草10g，炮姜6g，生地黄15g，玄参15g，麦冬12g，瓜蒌仁30g。5剂，每日1剂，每剂2煎，每煎200mL，分上下午2次温服。

2016年12月26日二诊：药后恶露已净，少腹痛解，大便亦通。治宜健脾益气养血。处方：党参20g，白术15g，茯苓20g，炙甘草10g，生白芍20g，当归12g，川芎6g，生地黄15g，玄参15g，麦冬12g，瓜蒌仁30g，佛手10g，红枣15g，焦六曲15g。14剂，煎服法同前，以善后调理。

按：产后恶露不绝是指产后血性恶露持续10天以上，仍淋漓不尽者。相当于西医学晚期产后出血等。《胎产心法》有云："产后恶露不止……由于产时伤其经血，虚损不足，不能收摄，或恶血不尽，则好血难安，相并而下，日久不止。"患者恶露色黯淋漓，伴少腹刺痛，且有输卵管粘连、子宫肌瘤病史，当辨为瘀血阻滞胞宫之证。瘀血内阻，气机不畅，加之产时失血伤津，血虚肠燥，大肠传导不利，则大便难。然瘀血不去，新血不生，故宜通因通用，治以"祛瘀"为先。方选生化汤温经行血，祛瘀生新；合增液汤益水行舟，润肠通便；加瓜蒌仁理气宽肠，助大肠传导。诸药合用，瘀血得祛，冲任通畅，血循经而行，恶露得止。瘀血祛除，血海空虚，且产后哺乳，故二诊恶露止后治宜健脾益气养血，予八珍汤合增液汤加减，益气阴，养气血；合佛手散祛瘀生新，使血有所归，则血海充盈，而达痊愈之效。

（刘清源　整理）

案例二：

唐某，女，30岁。2016年3月26日初诊。

主诉：剖宫产术后阴道出血1月余。患者1月前行剖宫产术，术后恶露淋漓未净，伴嗳气，脘腹胀滞，烦恚急躁，大便日行艰下，舌苔白，脉弦。

诊断：产后恶露不绝，血瘀兼肝胃气滞证。

治法：活血祛瘀，理气和胃。

处方：当归12g，川芎10g，桃仁10g，炙甘草10g，炮姜9g，炒枳壳15g，佛手15g，沉香曲12g，香橼15g，瓜蒌仁24g，淮小麦30g，大枣20g。7剂，每日1剂，每剂2煎，每煎200mL，分上下午2次温服。

2016年4月2日二诊：药后恶露减少，脘腹胀滞减轻，大便日行，仍偏干，舌苔白，脉弦。上方改当归15g、瓜蒌仁30g，续服7剂，煎服法同前。

2016年4月9日三诊：诸症瘥解，惟大便日行欠畅，效不更方，酌加柏子仁15g，润肠通便，再服7剂，煎服法同前。

2016年4月30日复诊：告知恶露尽，腹胀消，大便润行。

按：妇人产后具有"多虚多瘀"的病机特点，是产后病发生的基础和内因。患者初诊时已是产后1月，恶露仍未干净，诊为"产后恶露不绝"，结合患者脘腹胀滞，嗳气，矢气少，烦恚急躁，辨为瘀血阻滞、肝胃不和之证。因此，治疗时选用活血祛瘀、理气和胃之法。方用生化汤活血祛瘀，温经止痛；甘麦大枣汤养心安神，和中缓急；兼加枳壳、佛手、香橼疏肝理气，行滞消痞；沉香曲调和肠胃；瓜蒌仁润肠通便。二诊时，患者诸症均有改善，惟排便不畅，此系产后阴血耗伤所致，血虚则肠道失荣，阴亏则大肠干涩，故增加当归与瓜蒌仁剂量，助养阴血，润肠通便。何师选方精简得当，用药严谨周全。既考虑到产后妇人易亡血伤津、元气受损、瘀血内阻的病机特点，又不拘泥于此，结合临床进行辨证，遵循补虚不留邪、攻邪不伤正的原则，时时顾护脾胃，使脏腑功能恢复，气血调和，诸症自去。

（孙丹璐　整理）

四十六、缺乳案

案例：

陈某，女，33岁。2015年12月26日初诊。

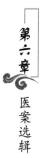

主诉：乳汁不畅2周。患者初产妇，足月自然分娩，产后2周，乳汁较少不畅，情绪不佳，乏力气短，舌苔白，脉弦。

诊断：产后缺乳，血虚肝郁证。

治法：疏肝理气，养血通乳。

处方：柴胡12g，炒白芍20g，茯苓20g，白术10g，炙甘草10g，当归12g，党参20g，黄芪15g，鹿角片15g（先煎）。7剂，每日1剂，每剂2煎，每煎200mL，分上下午2次温服，另鹿角粉适量醋调外敷乳房。

2016年1月2日二诊：服药后患者乳汁略有增加，效不更方，再进7剂，煎服法同前。

2016年1月9日三诊：药后患者乳汁通畅，诸症尚稳。

按：产后缺乳是指产妇在哺乳时乳汁甚少或全无，不足够甚至不能喂养婴儿者。本案患者产时动气耗血，气虚血少，无以化生乳汁，故见乳汁量少、乏力气短；情绪波动较大，肝气郁结，疏调不利，故见乳汁不畅、脉弦。四诊合参，证属血虚肝郁，治宜疏肝理气、养血通乳。方以逍遥散为主。方中当归、炒白芍养血柔肝；党参、黄芪、茯苓、白术、炙甘草培补脾土，使气血生化有源，而化生乳汁；柴胡疏肝理气解郁，而疏调气机；鹿角片行血消肿散结，而助通乳。诸药合用，使肝郁得解，血虚得养，脾虚得健，而使乳汁化生源源不绝。

（吴黛黛　整理）

四十七、胞衣不下案

案例：

涂某，女，40岁。2014年12月23日初诊。

主诉：剖宫取胎术后宫腔异常回声3月余。患者孕16周，因诊断为"低置胎盘（中央型）"行"剖宫取胎术"，至今3月余。术后多次B超检查提示宫腔内不均质回声。今查B超示：宫腔内不均质回声（1.1cm×1.4cm×1.1cm）。末次月经时间为12月17日，尚未干净，腰酸明显，舌质淡，舌苔薄，脉细弦。

诊断：胞衣不下，气虚血瘀证。

治法：益气养血祛瘀。

处方：太子参30g，白术15g，茯苓15g，炙甘草10g，陈皮10g，姜半夏9g，当归10g，炒白芍20g，川芎18g，生地黄12g，黄芪20g，炒鸡内金12g，炒山楂15g，杜仲12g，续断12g，青皮10g，莪术10g。14剂，每日1剂，每剂 2 煎，每煎 200mL，分上下午 2 次温服。

2015 年 1 月 19 日二诊：药后于 2015 年 1 月 16 日复查 B 超示：子宫正常大，宫腔内不均回声未及。以益理之法调补气血，处方：黄芪 30g，黄芩 12g，续断 12g，生地黄 12g，怀山药 15g，山茱萸 12g，牡丹皮 10g，茯苓 20g，炙龟甲 20g（先煎），女贞子 18g，墨旱莲 18g，制黄精 30g，制首乌 12g，焦六曲 12g，佛手 15g，炒白芍 20g，当归 12g，川芎 10g。14 剂，煎服法同前。

患者月经于 2 月 1 日来潮，至 2 月 5 日干净，未见淋漓。

按：现代医学之胎盘残留是流产、引产及产后的常见并发症，临床常见不规则阴道流血、腹痛等症状，中医学当属"胞衣不下"范畴。《医学心悟》有云："胞衣不下，或因气力疲惫，不能努力。"患者术后气血虚弱，无力推送胞衣外出，导致瘀血壅塞，阻滞气机，产道不畅，胞衣不下。恰逢患者月经适行，故治以补气调血、活血化瘀之法，因势利导。以六君子汤合圣愈汤健脾胃、益气血，杜仲、续断补肾培元、强腰膝，诸药合用，气血充盛，以逐内停之瘀。炒鸡内金、炒山楂和胃消食，青皮、莪术理气活血，令气通而不滞，血活而不瘀。全方补益不滞血，祛瘀不伤正。待残留物随经血排出后，血海空虚，遂以六味地黄丸合炙龟甲、二至丸、四物汤加减，益肾精、补气血，以恢复正气。

（刘清源　整理）

四十八、癥瘕案

案例一：

陈某，女，25 岁。2016 年 10 月 22 日初诊。

主诉：体检发现盆腔包块 10 余日。2016 年 10 月 9 日子宫附件 B 超示：左侧卵巢囊肿（大小约 6.4cm×4.8cm×5.2cm）。刻诊：少腹时感胀滞，以月经中期为甚，经前乳胀，末次月经时间为 10 月 1 日，胃纳可，大便 1 ～ 2 日一行，舌苔薄，脉弦。

诊断：癥瘕，气滞血瘀证。

治法：理气活血，消癥散结。

处方：炙桂枝 12g，茯苓 20g，牡丹皮 12g，赤芍 12g，桃仁 12g，藤梨根 40g，浙贝母 12g，炙鳖甲 24g（先煎），莪术 12g，海藻 20g，玄参 10g，生牡蛎 20g（先煎），八月札 12g，夏枯草 12g，皂角刺 12g，沉香曲 9g。14 剂，每日 1 剂，每剂 2 煎，每煎 200mL，分上下午 2 次温服。

2016 年 11 月 5 日二诊：服药 2 周后，无何不适，本届月汛未行（避孕），上方改生牡蛎 30g（先煎），14 剂，煎服法同前。

2016 年 11 月 19 日三诊：药后少腹胀滞轻瘥，余无所苦，末次月经时间为 11 月 11 日。上方改桃仁 9g，加小青皮 10g、丹参 30g，14 剂，煎服法同前。后经上方加减，续予调治 4 周，2016 年 12 月 15 日子宫附件 B 超示：双侧卵巢大小正常。

按：卵巢囊肿属于中医学"癥瘕"范畴。《景岳全书·妇人规》曰："瘀血留滞作癥，惟妇人有之。其证则或由经期，或由产后，凡内伤生冷或外受风寒，或恚怒伤肝，气逆而血留，或忧思伤脾，气虚而血滞……总由血动之时，余血未净，而一有所逆，则留滞日积，而渐以成癥矣"。患者情志不舒，忧思郁结，肝气郁滞，而见少腹胀滞、经前乳胀、脉弦，气郁日久，血行不畅，酿生瘀血，聚而成癥，而见卵巢囊肿。四诊合参，结合辅检，辨为气滞血瘀证，治宜理气活血、消癥散结为先，方用桂枝茯苓丸加味。方中桂枝茯苓丸活血消癥；莪术破血行气；八月札疏肝理气；生牡蛎、炙鳖甲、海藻软坚散结；夏枯草、皂角刺、藤梨根、浙贝母、玄参等助散结之功。全方配伍得当，共奏理气活血、化瘀消癥之效，加减调治近 2 月，左侧卵巢囊肿消失，病情告愈。

（黄硕　整理）

案例二：

王某，女，44 岁。2018 年 5 月 7 日初诊。

主诉：体检发现左下腹包块半月余。2018 年 4 月 14 日子宫附件 B 超示：宫腔少量积液，子宫肌层回声欠均，左附件囊性块（11.1cm×7.7cm）。患者三年前曾腹腔镜下行"子宫肌瘤剔除术＋畸胎瘤剥离术"。2018 年 3 月 26 日肺部增强 CT 示：两肺上叶磨玻璃结节；两肺小肺气囊；左侧胸膜稍增厚。刻诊：经行怕冷，少腹时有胀滞不舒，纳可，大便干，带下色黄，舌下纹黯苔薄，脉弦。

诊断：癥瘕，气滞血瘀证。

治法：理气活血，消癥散结。

处方：牡丹皮 10g，茯苓 30g，蜜桂枝 9g，赤芍 12g，桃仁 8g，莪术 15g，沉香曲 9g，藤梨根 40g，大血藤 30g，忍冬藤 30g，瓜蒌子 24g，决明子 30g，白花蛇舌草 30g，蒲公英 30g，金荞麦 30g，制首乌 15g，夏枯草 12g，浙贝母 12g，生牡蛎 30g（先煎），炙鳖甲 20g（先煎）。14 剂，每日 1 剂，每剂 2 煎，每煎 200mL，分上下午 2 次温服。予上方加减调治 5 月。

2018 年 10 月 18 日复诊：2018 年 10 月 12 日 B 超示：①宫腔少量积液；②宫腔内高回声团（息肉？）；③左附件囊性暗区（4.7cm×3.0cm）。经行色黯，大便偏干，舌下纹黯苔薄脉弦，原旨出入。上方改赤芍 15g，桃仁 10g，瓜蒌子 30g，去制首乌。续予上方加减调治一年余。

2019 年 12 月 23 日复诊：2019 年 11 月 5 日 B 超示：左附件囊性暗区（4.7cm×2.6cm）。自述行经时量较多，纳可，大便日行，舌苔薄脉弦，再宗原旨。上方改桃仁 6g、瓜蒌子 18g、浙贝母 10g、炙鳖甲 18g，加绞股蓝 20g。续予上方加减调治半年。

2020 年 6 月 1 日复诊：2020 年 5 月 17 日 B 超示：右侧卵巢未显示，左侧卵巢形态大小正常，左附件囊肿已消失。诸症好转，舌苔薄脉弦，原旨出入。上方改赤芍 12g、瓜蒌子 15g、蛇舌草 15g，加薏苡仁 30g。14 剂，煎服法同前。

按：卵巢囊肿属中医学"癥瘕"范畴。女子经期或产后胞脉空虚，外邪乘虚夹寒湿或湿热入侵胞脉，致使邪浊结聚于内；或因情志不舒，肝气郁结，气滞血瘀，滞留冲任，渐成癥积。何师认为治疗妇科癥瘕，当以活血祛瘀为主法，并根据临床证候，配以行气化痰、清热解毒、软坚散结之品。患者既往不但有子宫肌瘤、卵巢囊肿，肺部亦有磨玻璃结节，可知其凤为气滞血瘀之体质，从舌下络脉色黯亦可得知。何师以桂枝茯苓丸为主活血化瘀、消癥散结，方中桂枝温经通络，善治寒凝胞脉，针对患者经行怕冷之症；牡丹皮、赤芍、大血藤同入血分，活血化瘀、清热凉血；桃仁、莪术消癥祛瘀，与夏枯草、浙贝、生牡蛎、炙鳖甲等均具有软坚散结之效，可消散囊肿；患者带下色黄，可知邪浊化热积聚，则加金荞麦、忍冬藤、藤梨根、蒲公英、白花蛇舌草、茯苓等清热解毒，祛湿止带；少腹胀滞不舒，则以沉香曲理气和胃；瓜蒌子、决明子润肠涤痰浊，使邪从便解。2018 年复诊显示左卵巢囊肿明显缩小，效不更方，予赤芍、桃仁、瓜蒌子加量，继续消癥。2019 年复诊由于经量较多，且用散结药日久，为顾护正气，适当减少活血消瘀之药。2020 年 5 月 B 超复查卵巢囊肿消失，此时当需中病即止，进一步减少活血、清热之品，但需防止病情复发，故再进半月以期巩固。如此卵巢囊肿乃消，癥瘕乃愈。

（徐艳琳　整理）

四十九、妇人腹痛案

案例：

王某，女，40 岁。2014 年 9 月 20 日初诊。

主诉：少腹疼痛半年余。B 超示：盆腔积液。刻诊：少腹疼痛，伴腰部酸痛、下坠感，带下量多，色偏黄，舌苔白，舌下纹黯，脉弦。

诊断：妇人腹痛，气滞血瘀证。

治法：理气活血，祛瘀蠲痛。

处方：生蒲黄 12g（包煎），五灵脂 12g（包煎），当归 12g，干姜 9g，小茴香 6g，延胡索 30g，乳香 6g，没药 6g，赤芍 10g，肉桂 6g，香附 12g，炒鸡内金 12g，炒川楝子 10g，沉香曲 10g，丹参 30g，青皮 10g，红藤 30g，忍冬藤 30g。7 剂，每日 1 剂，每剂 2 煎，每煎 200mL，分上下午 2 次温服。

2014 年 9 月 27 日二诊：药后患者少腹痛、腰酸明显减轻，带下减少，色白。遂以原方续服 14 剂，煎服法同前。后随访，腹痛、腰酸及下坠感均瘥解。

按：盆腔炎性疾病后遗症，既往称"慢性盆腔炎"，发病多因经期、产后摄生不慎，感受寒湿热毒，病情迁延，余邪留恋于冲任、胞宫、胞脉而发病。可归属于中医学"妇人腹痛"范畴。妇人以血为本，气血不利，血行瘀阻，冲任阻滞，不通则痛，则有少腹疼痛；气血瘀滞，津失布散，水湿内停，则为带下；湿性重浊、趋下，则有腰酸下坠之症。本病发生与"湿""瘀"有关，然总责之于"瘀"，治宜理气活血祛瘀为主。《素问·调经论》曰："血气者，喜温而恶寒，寒则泣而不能流，温则消而去之。"故何师临床上注重温通，以温经祛瘀止痛之少腹逐瘀汤治疗。方中当归行气活血散瘀；蒲黄、五灵脂、赤芍、延胡索、乳香、没药活血理气止痛；小茴香、肉桂、干姜辛温以通血脉。诸药合用，共奏温通逐瘀之功。久病入络，则加香附、炒川楝子、青皮、丹参加强行气活血之功。气血阻滞，水湿内停，郁久化热，湿热内生，则加炒鸡内金、沉香曲健理脾胃以化痰湿，加忍冬藤、红藤清郁热。则瘀血得去，痰湿得消，郁热得清，气机畅达，而腹痛瘥解。

（刘清源　整理）

五十、不孕案

案例一：

邵某，女，29 岁。2011 年 1 月 23 日初诊。

主诉：婚后不孕 3 年余。患者婚后未避孕，然 3 年未孕，曾检查提示有多囊卵巢综合征倾向。刻诊：体型丰腴，近期体重增加，平素怕冷，月事时有延后，甚则 2～3 月一行，末次月经时间为 2011 年 1 月 11 日，经量少，经行腹痛，大便隔日行，舌淡红，苔薄，脉弦细。

诊断：不孕症，寒凝胞宫证。

治法：温经暖宫助孕，方拟温经汤加减。

处方：炙桂枝 10g，吴茱萸 6g，川芎 15g，当归 12g，炒白芍 20g，牡丹皮 10g，姜半夏 12g，麦冬 12g，党参 30g，炙甘草 10g，阿胶珠 9g，干姜 9g，桑寄生 15g，赤芍 15g，川续断 15g，生山楂 30g。7 剂，每日 1 剂，每剂 2 煎，每煎200mL，分上下午两次温服。

2011年2月13日二诊：药后无明显不适，月经尚未来潮，舌脉同前。原方加菟丝子30g、仙茅15g、仙灵脾15g，14剂，煎服法同前。

2011年2月27日三诊：患者胃脘部胀滞不适，舌淡红，苔略白，脉弦细。上方加沉香曲12g，理气和胃、消食化滞，续服28剂。

2011年4月3日四诊：患者诉4月2日经行，腹痛甚，经量少。上方减吴茱萸、麦冬、阿胶珠、干姜、沉香曲，加益母草30g、制香附12g、泽兰15g、生蒲黄9g、五灵脂9g，14剂，煎服法同前。

2011年4月17日五诊：诉药后月事5日净，腹痛减，腹胀基本瘥解，惟体重增加。上方减制香附、泽兰、生蒲黄、五灵脂，加荷叶18g、郁金15g，7剂，煎服法同前。

2011年5月22日六诊：患者月经周期已准，5月5日经行，腹痛减轻，乳腺B超示双乳小叶增生。上方加绿梅花10g，14剂，煎服法同前。

此后以此为基本方调治近1年余，患者月经周期逐渐趋于正常，基本一月一行，并于2013年成功怀孕。

按：中医古籍中称不孕症为"无子""绝产"，导致不孕原因多种多样。本案患者平素月经周期紊乱，婚后3年不曾受孕，平素怕冷，此乃阴寒内盛所致。《圣济总录·妇人血气门》云："论曰妇人所以无子者，冲任不足，肾气虚寒也。"阴盛则阳衰，温煦功能减弱，故平素怕冷；寒邪凝滞胞宫，寒性收引，气血运行不畅，冲任不足，故月经推迟，经量减少；寒凝血瘀，不通则痛，故见经行腹痛。因此，辨证属寒凝胞宫，方选温经汤加减。方中吴茱萸、桂枝温经散寒为君；当归、川芎、赤芍养血祛瘀，调理冲任，牡丹皮味苦性微寒，活血祛瘀，同为臣药；白芍、阿胶珠养血滋肾阴，麦冬养阴清热，又制萸、桂之温燥，党参、甘草健脾助生化之源，姜半夏、干姜温化痰饮，桑寄生、川续断补益肝肾，上九味为佐药；重用生山楂活血祛瘀、健脾消食。诸药相合，共奏温经散寒、养血祛瘀、调补冲任之效。

（叶璐 整理）

案例二：

陆某，女，29岁。2015年7月12日初诊。

主诉：婚后未孕3年。2015年2月12日输卵管造影示：两侧输卵管炎症，通而不畅。2015年5月7日妇科B超提示：鞍形子宫，双侧卵巢多囊改变（无优势卵泡），右卵巢内液稠暗区（内异囊肿待排）。患者末次月经时间为6月2日，经量少，经前乳胀，带下色黄，舌苔薄，脉弦。

诊断：不孕症，肝气郁结证。

治法：疏肝理气，调经助孕。

处方：乌药 9g，制香附 12g，枳实 12g，橘叶 30g，炒白术 15g，娑罗子 15g，路路通 12g，郁金 12g，合欢皮 15g，忍冬藤 30g，红藤 30g，木槿花 24g，沉香曲 10g，当归 10g。14 剂，每日 1 剂，每剂 2 煎，每煎 200mL，分上下午 2 次温服。

2015 年 8 月 9 日二诊：末次月经时间为 7 月 26 日，经量常，1 周干净，药后带下减少。原方去木槿花，14 剂，煎服法同前。

后随证加减，服药数月后，告知受孕乃成，2015 年 11 月 20 日妇科 B 超示：宫内早孕活胎。

按：本案患者有双侧输卵管炎及多囊卵巢的表现，三年未孕，归属于"不孕症"，证属肝气郁结。患者经前乳胀，经量少，脉弦，为一派肝郁气滞之象。女子以肝为先天，肝经气滞，则诸经络皆郁，冲任气血失调。气行则津行，气滞则湿聚，结于下焦，郁而化热，湿热下注，而见带下色黄。傅青主认为："其郁而不能成胎者，以肝木不舒，必下克脾土而致塞……腰脐之气必不利，必不能通任脉而达带脉，则胞胎之门闭，治法必解四经之郁，以开胞胎之门。"故治宜疏肝理气、调畅气机，方选国医大师何任教授之"乳胀散"加减。方中乌药、娑罗子温通下焦之气、行气降逆，枳实理脾胃之气、破气除痞，香附、橘叶疏肝之气，白术健脾益气，路路通、郁金、合欢皮通经活血利水，当归补血。全方旨在疏通经络之气以利经水。配伍忍冬藤、红藤、木槿花，清热利湿祛邪浊，使湿有去处，气行得畅，诸郁得解，故而有子。

（傅丹旦　整理）

案例三：

王某，女，32 岁。2014 年 1 月 13 日初诊。

主诉：婚后未孕 2 年。2013 年 12 月 31 日输卵管造影示：双侧输卵管炎症，左侧壶腹部堵塞，右侧尚通。刻诊：经行乳胀，末次月经时间为 2013 年 12 月 19 日，经色紫黯，舌苔白，脉弦。

诊断：不孕症，肝气郁滞证。

治法：理气疏肝，调经助孕。

处方：乌药 9g，制香附 12g，枳实 12g，青橘叶 30g，炒白术 15g，娑罗子 15g，路路通 15g，郁金 15g，合欢皮 15g，忍冬藤 30g，大血藤 30g，败酱草 30g，焦六曲 12g，沉香曲 6g，玫瑰花 10g。7 剂，每日 1 剂，每剂 2 煎，每煎 200mL，分上下午 2 次温服。

2014年1月20日二诊：2014年1月15日经行，药后乳胀未作，偶有头晕，进食较杂，胃脘胀滞。上方加延胡索30g、炒川楝子10g、炒鸡内金15g，7剂，煎服法同前。

2014年1月28日三诊：药后胃脘已舒，苔薄，脉弦。上方去炒鸡内金，14剂，煎服法同前。

2014年2月11日四诊：汛将行，上方去忍冬藤、败酱草、炒鸡内金，加乳香6g、没药6g、炒白芍20g、炙甘草10g，14剂，煎服法同前。守方服药3月，停药2月后怀孕，后产一女。

按：本案患者双侧输卵管炎症伴左侧输卵管阻塞，婚后2年未孕，诊断为不孕症，中医可参考"全不产""断绪""绝产"等病。患者2年余未孕，盼子心切，思则气结，故经前乳胀，气滞日久，则血瘀痰凝、冲任不调，见乳癖及胞宫阻滞之象，故宜先疏肝理气，方用国医大师何任教授"乳胀散"加减。全方理气解郁消乳胀，祛痰化瘀调冲任，且药又各有侧重：青橘叶、娑罗子入气分，合欢皮、郁金偏走血分，乌药散寒邪，枳实除痰痞，香附能利三焦，解六郁，路路通活血利水，白术为补气健脾第一要药，气、血、痰、水、寒、脾虚等皆在其列，与丹溪"越鞠丸"有异曲同工之妙，但专攻妇女之怫郁诸证。另输卵管炎症、阻塞并伴有湿热瘀阻之征象，故加忍冬藤、败酱草、大血藤等活血化瘀，清热排脓通络；"饮食多而善化，气血充而能任"，故用焦六曲、沉香曲等，固护脾胃补后天之本。复诊时，随症加减：若胃脘胀滞，则加金铃子散疏肝理气止痛，鸡内金消食健脾；若经行腹痛用芍药甘草汤柔肝缓急，乳香、没药活血止痛。《景岳全书·妇人规子嗣》言："产育由于血气，血气由于情怀，情怀不畅则冲任不充，冲任不充则胎孕不受。"故虽以平平之剂，而使胞门自开，胎孕受成。

（叶娜妮　整理）

案例四：

沈某，女，26岁。2020年4月17日初诊。

主诉：婚后年余，未避孕而迄今未孕。2020年4月14日B超示：右卵巢旁见4.9cm×3.1cm×3.0cm不整形囊性块，壁厚，内液清，考虑输卵管积水。痛经，月经周期尚规则，经量少，色淡，经行夹有血块，少腹胀痛，乳胀，略消瘦，带下色白，偶有脘腹疼痛，纳便常，舌质紫黯苔薄，脉弦。

诊断：不孕症，输卵管积水。气滞血瘀证。

治法：行气活血，调经助孕。

处方：柴胡10g，当归15g，生白芍15g，茯苓20g，炙甘草10g，生地黄

15g，川芎 12g，郁金 15g，制香附 12g，益母草 24g，沉香曲 10g，乌药 9g，炒枳壳 15g，橘叶 30g，娑罗子 15g，路路通 15g，合欢皮 15g，大血藤 30g，忍冬藤 30g，败酱草 30g。14 剂，每日 1 剂，每剂 2 煎，每煎 200mL，分上下午 2 次温服。

2020 年 5 月 6 日二诊：末次月经时间为 4 月 27 日，经行腹痛减轻，量常，6 日净。经前仍有乳胀，偶有脘腹疼痛，舌苔薄脉弦，原旨出入。上方去炒枳壳、橘叶、败酱草，加延胡索 15g、川楝子 10g、木槿花 30g。14 剂，煎服法同前。

2020 年 6 月 1 日三诊：末次月经时间为 5 月 23 日，今日 B 超示：输卵管积水已消失。自述乳胀、经行腹痛痊愈，带下缓解，上方加减，再进 14 剂。

按：输卵管积水系盆腔炎性疾病的后遗症，其主要病机为正气不足，余邪未尽，外邪入侵，迁延日久，气机不畅，瘀血阻滞，津失布散，瘀水蕴结胞宫、胞脉所致。何师临床治疗此病，常从肝论治。因肝藏血，且足厥阴肝环阴器，抵小腹。若肝失调达，气行不畅，则气滞血瘀易阻滞冲任胞宫，气血不行，水湿阻滞，不通则痛，故输卵管积水，少腹胀痛；经期气血变化剧烈，故经行疼痛更甚；肝脉不舒，气机不利，则乳房胀痛；舌脉为肝气郁滞、气滞血瘀之象。选用逍遥散为底方，疏肝健脾，理气活血。此患者面容消瘦，经量较少，可见其气血不足，故以四物汤补血活血。经前乳胀，故以橘叶、郁金、香附等加强解郁行气活血之功。脘腹胀痛，故加沉香曲、乌药、炒枳壳行气止痛。输卵管积水，故以益母草、娑罗子、路路通、合欢皮、大血藤、败酱草、忍冬藤等活血通经，利水消肿。药证相符，故服药后妇科 B 超检查输卵管积水消失，疗效立竿见影。

（韩诗筠 整理）

五十一、阴痒案

案例：

汪某，女，38 岁。2013 年 4 月 8 日初诊。

主诉：反复下部瘙痒半年余，再发 4 天。患者宫颈环切术后半年余伴反复下部瘙痒，查高危型人乳头状瘤病毒阳性。刻诊：近 4 天来下部瘙痒明显，胃纳尚可，二便调，夜寐安，舌质红，苔白，脉滑数。

诊断：阴痒，湿热下注证。

治法：清热燥湿止痒。

处方：金银花 30g，菊花 30g，蛇床子 40g，苦参 30g，川椒 6g，枯矾

4.5g。4剂，每日1剂，每剂1煎，外洗坐浴。

按：女性外阴及阴道瘙痒，甚则痒痛难忍，坐卧不宁，或伴有带下增多等，称为"阴痒"，西医学"外阴瘙痒症""外阴炎""阴道炎""慢性宫颈炎"等出现阴痒症状可参照治疗。大多育龄期患者可伴有带下异常，表现为带下量多，色黄如脓，或夹血丝，有秽臭气，舌红、苔黄或黄腻，脉滑数或弦数。西医对该病多采用病因治疗，可在短期内起效，但病情易反复。中医辨证多属湿热下注型，中药外洗是有效方法之一。何师临床以清热解毒、祛湿止痒为基本治法，自拟"何氏妇科外洗方"治疗。方中金银花、菊花清热解毒；蛇床子、苦参、枯矾燥湿杀虫止痒；川椒虽为辛温之药，在此取其杀虫解毒、除湿止痒之效。诸药合用，共奏燥湿止痒之功。

（傅丹旦　整理）

五十二、乳痈案

案例一：

陈某，女，44岁。2008年3月30日初诊。

主诉：右乳红肿触痛20天。他院诊为右乳腺炎，已口服头孢类及甲硝唑片半月余，右乳仍有红肿、触痛、热灼感，无发热，纳可，大便日行，舌苔白，脉弦。

诊断：乳痈，肝郁气滞、热毒内壅证。

治法：疏肝理气，解毒消痈。

处方：当归12g，柴胡12g，蒲公英30g，炮甲片15g（先煎），皂角刺20g，王不留行18g，通草3g，路路通15g，金银花30g，连翘20g，川芎15g，丹参30g，生甘草10g，鹿角片15g（先煎）。7剂，每日1剂，每剂2煎，每煎200mL，分上下午2次温服，另鹿角粉适量醋调外敷患处。

2008年4月6日二诊：服前方及外敷后，诸症减轻，舌苔白，脉弦。上方去王不留行、通草，改蒲公英40g，加瓜蒌皮15g、瓜蒌仁15g、浙贝母12g、小青皮10g、乳香8g、没药8g，7剂，煎服法同前。

2008年5月6日三诊：右乳红肿热痛完全缓解，触之柔软，无疼痛。乳腺B超示：右乳小叶增生，右乳低回声区，考虑炎性病变。再宗原旨出入，上方去路路通，加玄参15g、沉香曲9g、赤芍15g、延胡索30g，5剂，煎服法同前。

按：急性乳腺炎是乳腺的急性化脓性疾病，多见于初产后哺乳期妇女。本病属于中医外科"乳痈"范畴，因女子乳头属足厥阴肝经，乳房属足阳明胃经，故多由情志不舒、肝郁胃热所致。本案患者平素情志抑郁，肝气不舒，加之产后摄生不当，热毒之邪侵犯乳络，故出现局部红、肿、热、痛，故以疏肝理气、清热解毒、消肿散痈为法，方选仙方活命饮加减。患者红肿痛甚，热毒偏重，故重用清热解毒之金银花、连翘、蒲公英，炮甲片、皂角刺通经活络、溃坚决痈，柴胡疏肝理气通络，王不留行、通草、路路通等活血消痈、通经下乳，当归、川芎、丹参、鹿角片等活血消肿，甘草清热解毒，调和诸药。二三诊时，患者红肿触痛消减，然肿块不散，故加浙贝母、乳香、没药、赤芍、延胡索、瓜蒌等行气通络、活血散瘀、消肿止痛。何师根据疾病的变化，处方的侧重点亦有所区别。首诊着重清热解毒，二三诊则注重行气活血，故首诊暂未用仙方活命饮中的乳香、没药等，以防宾夺主位，热毒不能尽消。由于辨证准确，药证相符，故获良效。

（黄硕 整理）

案例二：

钱某，女，32岁。2020年5月12日初诊。

主诉：发热、双乳红肿刺痛10日。剖腹产双胎后27天（2020年4月15日分娩），10日前傍晚出现发热、双乳疼痛，体温38.5～41℃（口温）。2020年5月6日在某医院查血常规提示白细胞$5×10^9$/L，超敏C反应蛋白50mg/L，胸部CT未见异常（核酸等检测均呈阴性）。诊断为感染性发热、急性乳腺炎，静脉滴注头孢美唑钠针、阿奇霉素针及口服奥司他韦未获效。现体温38.6℃，发热恶寒，双乳红肿灼热、疼痛难忍，难以触碰及哺乳，纳略少，大便日行畅，舌质红苔薄，脉弦数。

诊断：乳痈，气滞热壅证。

治法：疏风清热，通乳消肿。

处方：金银花15g，黄芩12g，蒲公英30g，连翘15g，滑石12g，荆芥10g，防风9g，通草3g，丝瓜络15g，生牡蛎24g（先煎），鹿角片15g（先煎），玄参15g，皂角刺12g。4剂，每日1剂，每剂2煎，每煎200mL，分上下午2次温服，另嘱每日以适量醋调鹿角粉10g外敷患处。

2020年5月16日二诊：自述初诊当日下午服中药一碗后，傍晚即热退身安，未再使用退烧药、抗菌素。刻下双乳红肿热痛轻瘥，左乳内块状物已消散，右乳内仍有块状物，按之疼痛。汗多，纳可，大便日行，舌质红苔薄脉弦。上方去滑石、荆芥、通草，加当归12g、赤芍12g、浙贝母12g、白芷12g、乳香4g、没药4g、夏枯草12g、鹿角粉6g（吞服）。7剂，煎服法及外用药同前。

2020年5月23日三诊：服前方和配合局部外敷后双乳红肿基本缓解，右乳肿块亦触之柔软。然进食荤菜后即感乳胀。5月19日恢复哺乳（中药治疗第

12天）。多汗已解，现纳可，大便日2～3行，舌苔薄脉弦。上方去皂角刺、乳香、没药，加橘叶30g，郁金10g，改金银花12g、黄芩9g、当归9g、白芷9g、鹿角片12g。7剂，煎服法同前，停用外用药。

2020年5月30日四诊：双乳疼痛基本已瘥，偶有压痛，乳汁充足。纳便常，舌苔薄脉弦。上方去郁金，加陈皮10g，改连翘12g、赤芍10g、浙贝母10g。7剂，煎服法同前。

按：急性乳腺炎是乳腺的急性化脓性感染，主要发生于哺乳期妇女，属中医学"乳痈"范畴。该病的发生往往由于乳汁淤积导管后没有及时疏通，经络阻塞，郁而不通，不通则痛；气血阻滞，日久酿生热毒，则高烧不退。患者初诊为高热、乳痛所苦，故何师急则治其标，以金银花、连翘辛凉解表，清热解毒；以滑石、通草、黄芩、蒲公英泻火解毒，滑石、通草亦可使热毒导下而出；以荆芥、防风解表达邪；以丝瓜络、生牡蛎、玄参、皂角刺软坚散结通乳；以鹿角片温通行血消肿。全方寒热并用，以泄热通络为主，故患者服药后热退身安，效果立竿见影，何师用药之精准可见一斑。二诊以行气活血、通络止痛为主，故加当归、赤芍、乳香、没药等药物，防止患者再次因为乳汁淤积不通而发热。三诊考虑到患者已恢复母乳喂养，故减去方药中不利于哺乳的药物，同时注意顾护脾胃，使乳汁化生有源。何师治疗急性乳腺炎以清、疏、养三法为主，值得学习和借鉴。

（韩诗筠　整理）

五十三、瘾疹案

案例一：

傅某，女，50岁。2015年12月28日初诊。

主诉：唇周及额部红疹瘙痒、灼热1周。患者素易感冒，1周前在进食鱼、虾后出现红疹灼热，瘙痒难忍，纳可，大便日行，舌苔白，脉弦。

诊断：瘾疹，卫表不固、湿热内袭证。

治法：益气固表，清热除湿。

处方：黄芪30g，防风8g，炒白术12g，荆芥10g，蝉衣8g，僵蚕15g，赤小豆30g，薏苡仁20g，苍术12g，白鲜皮30g，徐长卿30g，黑芝麻30g。7剂，每日1剂，每剂2煎，每煎200mL，分上下午2次温服。

2016年1月4日二诊：药后皮疹渐消，烘热阵作，舌苔薄，脉弦，原旨出入。上方加青蒿15g、地骨皮15g，5剂，煎服法同前。

2016年1月9日三诊：皮肤红疹瘙痒诸症基本瘥解，烘热缓解。效不更方，续进 7 剂，以巩固疗效。

按：过敏性皮炎是一种接触过敏性抗原后引起皮肤过敏反应的炎症性皮肤病。患者在进食鱼虾后出现诸症，首先考虑本病，可按中医学"瘾疹"辨治。患者体虚，肺卫不固，外邪易侵，故素易感冒；饮食不当，进食鱼虾等物，内生湿热之邪，与风邪交结，转于肌表，而见皮肤红疹灼热、瘙痒难忍等症。四诊合参，肺卫不固，兼夹湿热，治当攻补兼施，故予玉屏风散益气固表，其中防风合荆芥、蝉衣祛风止痒，僵蚕引诸祛风药入络，而兼具祛风之功；赤小豆、薏苡仁、苍术清热化湿，徐长卿、白鲜皮祛风除湿。诸药相合，肺卫得固，风邪得解，湿热得清，故而使病告愈。复诊时，患者出现烘热，故加青蒿、地骨皮清虚热，对症施治。

（吴黛黛　整理）

案例二：

应某，女，37 岁。2013 年 4 月 7 日初诊。

主诉：荨麻疹反复发作 1 年余。患者荨麻疹反复发作 1 年余，前于他处服药年余未果。刻诊：皮疹鲜红，遍发全身，瘙痒剧烈，末次月经时间为 2013 年 3 月 4 日，经行乳胀，舌质淡红，苔薄，脉弦。

诊断：瘾疹，肝郁血热化风证。

治法：疏肝调经，凉血透疹。

处方：当归 10g，柴胡 12g，茯苓 20g，炒白芍 20g，炙甘草 10g，牡丹皮 12g，生地黄 12g，赤芍 15g，川芎 15g，益母草 30g，泽兰 15g，香附 12g，王不留行 10g，徐长卿 30g，蝉衣 6g，地龙 15g，菟丝子 30g。7 剂，每日 1 剂，每剂 2 煎，每煎 200mL，分上下午 2 次温服。自行转方，共服药 28 剂，荨麻疹较瘥。

2013 年 5 月 12 日二诊：皮疹瘙痒均明显缓解，末次月经 2013 年 5 月 6 日，遂去益母草、泽兰、王不留行等活血调经药，加白鲜皮 30g、紫草 18g、白蒺藜 12g，7 剂，煎服法同前。

守方续药 1 月后，2013 年 6 月 16 日来诊诉荨麻疹已告瘥，末次月经 2013 年 6 月 6 日，周期已规律。续服中药 28 剂，以期巩固，年余顽疾就此痊愈，后 4 年未再发。

2017 年 4 月 30 日复诊：患者因操持疲乏致荨麻疹复发，服抗过敏西药后皮疹好转，但减量则皮疹复发。刻诊：皮疹周身遍发，瘙痒剧烈，午后加重，夜间尤甚，自述严重时需吹风机吹风止痒，月经量少，大便日行，舌质淡，苔白，脉略数。属血虚风燥证，治宜养血祛风、透疹止痒。处方：生地黄 10，炒白芍 20g，当归 10g，川芎 10g，赤小豆 30g，制首乌 10g，徐长卿 30g，白鲜皮 15g，紫草 15g，蝉蜕 8g，地龙 15g，赤芍 15g，防风 6g，荆芥 12g。14 剂，煎服法同前。药后荨麻疹基本缓解，西药减量，再加减调治月余，停服抗过敏西药，荨麻疹未再发作。

按：荨麻疹，中医学病名瘾疹，多从风热、湿热、营卫失调、血虚生风等论治。患者初诊除荨麻疹外，还存在月经推迟、乳胀，考虑肝郁血热化风证。肝经循乳房，故肝气郁滞则乳胀；肝经郁热，血热化风，风邪郁于肌表，故泛发皮疹色鲜红，正如孙一奎所撰《赤水玄珠》记载："妇人赤白游风，属肝经郁火，血燥生风；或脾经郁结，血虚生热；或腠理不密，风邪外袭。"故主方以丹栀逍遥散疏肝凉血，益母草、王不留行、泽兰等活血通经以期经行，四物汤养血活血治瘾疹，取"治风先治血，血行风自灭"之意，兼可养血调经。前人有"痒自风来，止痒必先疏风"之说，故予徐长卿、地龙、蝉衣等诸风药以疏风止痒。全方标本兼顾，疏清结合，故经调治 2 月，荨麻疹痊愈。4 年后患者因操持疲劳致荨麻疹复发，未诉月经失调、乳胀等情况，暂无肝郁之征象，主要考虑操持过度致阴血耗伤，血虚生风，故入暮加重，夜间尤甚。故主方当归饮子养血润燥，祛风透疹，调治月余，诸症悉平。

（叶娜妮　整理）

五十四、白疕案

案例：

黄某，男，46 岁。2016 年 9 月 26 日初诊。

主诉：患牛皮癣 20 余年。长期服多种西药、中药，未见明显好转。刻诊：皮疹散在分布全身，胸胁部皮疹融合约巴掌面积大，感疲乏，记忆力下降，嗜睡，手心发热，胸口疼痛，纳可，大便欠畅，情绪欠佳，舌下纹黯，舌苔白厚，脉弦。

诊断：白疕，痰瘀阻滞证。

治法：化痰祛瘀养血。

处方：生地黄 12g，桃仁 9g，红花 6g，当归 10g，炙甘草 10g，枳壳 12g，赤芍 15g，柴胡 12g，川芎 15g，桔梗 6g，牛膝 12g，广藿香 10g，厚朴 15g，姜半夏 10g，茯苓 20g，丹参 30g，砂仁 5g（后下），沉香曲 10g。14 剂，每日 1 剂，每剂 2 煎，每煎 200mL，分上下午 2 次温服。后在当地转方配药。

2016 年 12 月 5 日二诊：主诉服 9 月 26 日方药后症状改善，原旨出入。原方加徐长卿 30g，改牛膝 15g，14 剂续服。

2017 年 1 月 5 日三诊：诸症减轻，舌下纹黯，苔白，脉弦，原旨出入。上方去广藿香、茯苓，加土茯苓 15g，14 剂，煎服法同前。断续服药 8 月诉病情控制，基本告愈。

按："牛皮癣"即西医学的"银屑病"，中医多从血论治，常考虑血虚、血瘀、血热等证。患者四处求医，效若罔然，查其方大抵为清热利湿、祛风透疹之品。何师考虑该患者病程长达 20 余年，属"久病入络、久病多瘀"，病久病情由浅及深，由气及血，当从瘀血论治。记忆力下降，嗜睡，手心发热，胸口疼痛，舌下纹黯等皆属瘀血阻滞，气机不畅，新血不荣之象。审证求因，处以血府逐瘀汤化浊祛瘀。方中用桃红四物汤养血活血；柴胡、桔梗、牛膝、枳壳调畅气机，以求气行血行；广藿香、厚朴、半夏、砂仁等燥湿化痰祛邪浊。徐长卿乃何师治疗皮肤病常用之品，能祛风止痒透疹，临床治疗湿疹、风疹块、顽癣等皮肤病效果显著。方中未多用祛风透疹之品，因取"治风先治血，血行风自灭"之意。辨证精准，直中病机，故能效如桴鼓。

（叶娜妮　整理）

附　录

心向岐黄　疗效为先
——我的中医之路
浙江中医药大学附属第三医院　主任医师　何若苹（2014年8月）

　　岁月无痕，转瞬之间，我也已年近花甲。屈指算来，我的从医生涯也已三十余年。1955年5月，我出生于杭州的一个中医世家，祖父何公旦（1876—1941）是民国时期杭州著名的中医，幼习儒，擅诗词，由儒通医，博采众长，医名远及湘、滇、蜀、粤、鲁等地，求诊者门庭若市；父亲何任（1921—2012）是我国现代著名的中医教育家、理论家、临床家，享有中国"金匮研究第一人"的盛誉，2009年5月被我国政府授予首届"国医大师"称号。正是因为家学的渊源，使得我填报了以治病救人为终身职业的中医临床专业。作为钱塘"清源何"中医第三代传人，自进大学校门到现在，我一路走来，始终坚持心向岐黄、疗效为先，始终坚持勤读经典、勤跟名师、勤做临床，把投身中医药事业作为自己的价值追求，把善待患者作为自己的现实目标，把提高临床疗效作为自己运用中医药防治疾病的第一要务，从学生到医生再成长为一名被患者、社会所肯定的医学专家，主要得益于我父亲何任教授的悉心教导和我自己长期以来在临床上坚持理论与实际相结合的实践。

一、学经典，熟读精思贵活用

　　经典是指在人类发展的历史长河中积淀下来的，具有典范性、权威性的著作。中医作为中华传统文化的一个有机组成部分，对经典的学习也要像对四书五经的学习那样，需要通过反反复复的诵读，来不断深入地感悟其中的真知灼见。中医的经典著作包括《黄帝内经》《伤寒论》《金匮要略》《温病条辨》，号称四大经典，也有人称《黄帝内经》《难经》《神农本草经》《伤寒杂病论》为

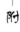

231

四大经典。

记得小时候，父亲勉励我们兄弟姐妹要勤奋学习时，常常讲述我爷爷何公旦的勤学故事，说的是我爷爷医名盛噪之后，依然"恒每晨必研读医书三小时"，直到生命的最后时刻。这种故事，虽然谈不上妙趣横生，但听的次数多了，自然也就入脑入心了，大概这也正是我至今仍能保持着每天必抽时间看会儿中医经典的原因所在。所谓"读书百遍，其义自见"，这样的经历也是我常常会遇上的情景，特别是对一些原来文意不太清晰或者根本没有读懂的句子，一旦豁然开朗之后，那可真让人无比快乐。

古人强调，读书要做到"心到、眼到、口到"三个到，并谓："心不在此，眼不看仔细，心眼既不专一，却只慢朗诵读，决不能记，记亦不能久也。三到之中，心到最急，心既到矣，眼口岂不到乎。"所以，读书不是唱歌看戏，不是玩耍游园，特别是对中医经典的学习，非得下一番苦功不可。否则，那么多的医理、经方，怎么能记得牢呢。宋代理学家朱熹写了一篇《朱子读书法》，其中有一条是"熟读精思"读书法，他说："遍数已足，而未成诵，必欲成诵；遍数未足，虽已成诵，必满遍数。但百遍时，自是强五十遍；二百遍时，自是强一百遍。"中医是救死扶伤的职业，只有把经典的条文记熟了，方剂的组成背熟了，才能达到"运用之妙，存乎一心"之化境。否则，轻则影响疗效，重则导致医源性疾病。所以，虽然我已经学医多年，四大经典读了多遍，但依然不敢妄自尊大，还是坚持老老实实学经典、下苦功夫学经典。为什么现在我仍然要求自己不断地温习这几本经典呢，因为《黄帝内经》中的《素问》一书，打造了整座中医学大厦完整系统的理论架构；《灵枢》一书，重于经络学说，对针灸的临床辨证处方具有很好的指导性。《伤寒论》和《金匮要略》是所有中医典籍中对临床辨证论治最具指导意义的经典，故不仅要全文记诵，还应烂熟于心。至于《温病条辨》，则别立新法，补《伤寒论》《金匮要略》之不足，临床运用较多，也当熟读熟记。温故而知新，熟练能生巧。正是由于我在经典上打下了比较牢固的基本功，所以，这些经典也对临床工作起到了很好的帮助作用。记得2008年10月间，有一次，根据病情，我给一位患者开了《温病条辨》的通补奇经丸一方，我的研究生虽经我讲解后仍不解其意，我就告诉她去查《温病条辨》的具体章节和条文。后来这位学生给我发来短信："嗯，是的，我刚才查了一下《温病条辨》，何老师您怎么都记得啊？我要哪年哪月才能有这水平啊？"说这个不是为了卖弄，无非想强调学习经典的重要性而已。

在学习经典的过程中，我从初涉医道就比较重视边学边思、学以致用。早

在二十世纪八十年代，我运用中医辨证论治和异病同治的理论，将《金匮要

略》中一张原用于治疗妇女绝经期后下利夹血的良方"温经汤"，治疗一位结婚4年不孕的妇女，不久即身怀六甲。后来，我把该方用于具有小腹寒冷、崩漏、月经量多或月经不调的不孕症患者，屡获良效，从而扩大了其适应范围，真正达到了继承与创新结合。

除了要反复学习四大经典之外，实际上，一些医德名篇和医案名著，也是应该反复学习的。比如，孙思邈所撰的《大医精诚》一文，实为医德之准绳，故自业医以来，我就经常温习《大医精诚》。这样可以提醒自己在临床上用心精微、严格自律、钻研业务、精勤不倦、仁心厚德、普救含灵，贵贱贫富、皆如至亲，详察形候、纤毫勿失，急病人之所急，想病人之所想。再比如，对一些中医医案的研读也十分重要。医案者何？明代名医孙一奎云："盖诊治有成效，剂有成法，固记之于册，俾人人可据而用之。"如是，足见医案价值之高。国学大师章太炎曾云："中医之成绩，医案最著。"我的父亲说过："医案是记载医家的学术思想、诊治方法的，它反映各个医家的经验、用方用药等特色。因而读'医案'也如随师临诊一样有益。学医案应学其医家对疾病的总体判断及处方用药，有些医案文字词藻优美，也兼有益于文法的学习；有些医案脉案简朴，但以药推证，亦往往可得十之七八。历代医案之用药，少则三五味，多则八九味、十三四味，二十味以上者绝少可见，其组方之精到，历历可证，学习医案之弥足珍贵者，就在于此。故学者对于医案，实不可掉以轻心。"在我的记忆中，父亲手边常放着《孙东宿医案》《饲鹤亭凌晓五医案》《徐批临证指南医案》等，受他的影响，我也会时常翻阅这些经典医案，这对临床辨证用药颇有好处。

二、跟名师，用心感悟承薪火

"文革"期间，中医药事业遭受了空前的浩劫，其中的一个严重后果是造成"文革"后中医人才的青黄不接。我正是在这样的背景下，通过高考于1978年进入当时浙江中医学院的省统招五年制中医学徒班学习的。

对于中医药界的状况，当时的一些党和国家领导人也是明察秋毫并心急如焚的。1980年初，彭真同志在给时任卫生部部长崔月梨同志的一封信中写道："中医是人类最丰富的宝藏之一，它可能是我国对世界有所贡献的方面之一。要使中医对世界医学有所贡献，首先要继承祖国医药学这份宝贵遗产，坚持和发扬中医特色。继承健在的老中医的学术经验是整个继承工作的重要部分，是目前中医工作的当务之急。因为继承工作的意义不仅仅是在于继承某个老师的学术经验，而是关系到为人类健康卫生事业做出巨大贡献的中医学能否在我们这一代继承下去的大问题。老中医年事已高，故继承抢救工作就更显得刻不容缓。"为此，1983年，我被浙江省卫生厅确认为何任教授的助手。我既独立应诊，也随师门诊，并且整理出版一些何任教授的医著。到了1991年，人事部、卫生部、国家中医药管理局联合下达了《关于采取紧急措施做好老中医药专家学术经验继承工作的决定》，经国家中医药管理局批准，我又被确定为何任教授学术经验的继承人，直到1994年经国家中医药管理局考核出师。所以，我除了数十年在家庭中长期得到父亲的熏陶之外，还有这么两次承担特殊使命的组织安排。这些人生的机缘，使得我拥有了比较高的中医起点。在担任何任教授的助手和徒弟期间，尽管我们是父女关系，日常生活中父亲也特别疼爱我，但一旦开展学术继承工作时，父亲约法三章，角色关系就从父女关系转变为师徒关系。作为他的助手或徒弟，他对我从来都是非常严格，有时甚至有些苛刻。但我已经非常适应这样的角色变换，并且分外珍惜这些机会，严格按照组织的要求完成各项继承任务。当然，作为他的女儿，同在屋檐下，他对我的知识传授与我对他的学术经验整理，30多年来从未间断。在父亲的影响下，使我深深地感悟到，一个优秀中医师的炼成，以下五个方面是缺一不可的。

一是重视经典。经典是铸就名医的基础。父亲年少之时，即由爷爷何公旦引导，诵读《汤头歌诀》《药性赋》《医学心悟》等医学入门著作，有些则要求出口成诵，以培养医学兴趣，夯实医学基础。进入医学院正规学习之后，父亲更是对此孜孜以求。对于《内经》、温病学，做到熟读细研，深有体会；对于《伤寒论》《金匮要略》，则是一一背诵，随用随取。父亲对自己的学生亦是要求必须过这一经典关不可，他曾不止一次地著文写道："一宜坚实基础。就是要对中医重要的文献著作（当然先是《灵枢》《素问》《难经》《伤寒论》《金匮要略》，再及各家）有较深刻的理解。"在他晚年，对现实社会中"传统文化气息日趋淡薄，传统思维能力日趋弱化"的情况，深以为忧，也特别强调古代经典的学习。他常跟我说，中医是成熟于古代传统文化之上的独特医学体系，要想理解它、发展它，就要有传统的思维，就要读好四书五经，掌握文字、音韵、训诂、校勘等知识，否则完全用西方医学思想去领会中医，那只会张冠李戴、南辕北辙。

二是开阔眼界。父亲常说，一位中医的眼界有多高，他的水平才会有多高，孤陋寡闻是成不了好医生的。他还常常举出我爷爷何公旦以及爷爷同时代好友陈无咎、裘吉生等名医大家的事例，来说明开阔眼界、广泛涉猎的重要性。父亲学识丰富，除了精于医道，他在书法、诗文上也多有研究。他与现代著名的书法家沙孟海等都有着深厚交情，他们甚至有时还会共同探讨医理、书法等多方面的内容，这大概是因为同属中华传统文化组成部分的中医、书法等学科，有着相通相似的基因吧。据父亲回忆，他从小涉猎甚广，除了研读中医书籍，也旁及四书及《史记》《古文观止》等经、史、文集著作，甚至还看了大量的章回小说、演义及《东方杂志》《旅游杂志》等消遣类图书，尤其对《水浒传》《红楼梦》《鲁滨孙漂流记》等作品，更是爱不释手。父亲修炼中医，至于高境，也正基于其通过广泛涉猎所打开的宽广视野和所积累广博知识，实乃厚积薄发。

三是关爱患者。有人套用顾客就是上帝的讲法，说什么患者也是上帝。父亲对此颇为反感，他认为，这种讲法太片面，太注重世俗功利了。他认为，患者是弱势群体，他们不仅忍受着肉体上的痛苦，而且还承受着精神上的压力，特别是那些经济条件差的患者，更是如此。所以，父亲总是要求我，对待患者，一定要悉心诊疗、格外关爱。父亲认为要做到真心诚意地关爱患者，一要在生活上淡泊名利，二要在医学上精益求精，三要在临诊时对患者如亲人。父亲经常教导我，做人要一身正气、两袖清风、淡泊名利，当医生尤其如此，千万不可财迷心窍。"捧着一颗心来，不带半根草去"，陶行知先生讲的这两句话意境深远，名利都是身外之物，对当医生的人来说，深刻领会其中的含义也是十分要紧的。他也经常勉励学生们："要做的工作还多，要多读书，不断充实新知，要多诊病，不断累积经验，为的是提高临床效果。我们要做到'上工十全其九'，意思是把百分之九十的病人治好。"我随父门诊多年，所见所闻很多，尤其是他在医德医风的所作所为，令我永远铭记、感佩至深。虽然父亲身体也不是很好，但对远道而来挂不上号的患者，也总是坚持把所有患者看完。他常对我说："一个好医生，仅仅有医术是不够的，更要有医德。"关爱患者这是医生应做的事，是医生起码的职业操守，所以，每次患者治愈送来锦旗，他最多挂一两天，就收起来放进橱柜中。

四是实践总结。中医是一门实践性很强的学科，离开了实践，再好的理论也就变成了空中楼阁。父亲强调：治学贵在实践。他告诉我，医生要注意留心观察、开动脑筋，把临床中遇到的疑惑或发现的问题，加以研究分析，及时加以总结提高。为此，父亲终身沿袭了我爷爷的一个习惯，那就是每次临诊回家之后，都会抽出时间仔细审阅自己所处的脉案，回忆每个患者的用药情况，以及患者前次服药后的效验结果。对其中发现的疑问，则是及时查考资料，并进一步加以提炼，促进疗效的提高。父亲是十分注重论文写作的，他一生发表的文字加起来有几百万之多，这与他的善于总结是分不开的。父亲认为，撰写论文的过程，其实是一次整理资料、提升认识的过程，是一次将别人经验间接转化为自身学识并使之系统化的过程，是一次最好的思维锻炼。为了把自己的学

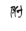

术思想与临床经验尽快地传授给高徒，父亲常常敦促我们多撰写论文，并亲自审阅，进行评点、修改，有时还会详细分析。父亲认为读书札记、经方时方运用、临床经验总结类的文章最有价值。因此，在跟师过程中，我也十分注重做好对父亲临床经验的总结继承，这些年来，光是这方面的文章，就发表了20多篇。平心而论，通过这样的学习继承工作，对提高自身的中医素养、临床能力、科研水平都起到了积极的作用。

五是坚定信念。坚定信念是攀登医学高峰的内在动力，观念决定人生，观念决定事业。虽说时代变了，就业观念变了，但不管社会如何变迁，若要达到中医学的顶峰，就必须做到持之以恒地不断学习、不断思考、不断实践、不断总结。父亲常常告诫他的学生们："作为名师之高徒，乃中医学术继承、发展之中坚力量，对中医的信念应坚定不移，因为信念是成就事业的基石。"我个人认为，眼下社会有些方面比较浮躁，加之中医自身也存在着成才周期偏长、道地药材减少等缺憾，因此有部分从业者浑浑噩噩、缺乏激情，有的甚至掉头改学西医或另谋他业，这是中医之殇、中医之痛。要改变这种现状，是一个牵涉面很广的系统工程，其中中医的教学改革势在必行，从始业教育到临床实习到职称评定等，都要努力营造出一个有利于中医药事业继往开来的良好人才环境。一般的同志，虽然从医的机缘没有我这么好、道路没有我这么顺，但我觉得搞中医的人，只要自己能够耐得住寂寞，持之以恒、坚定信念，多学多问、勤于思考，就一定可以成就一番业绩的。

三、多临诊，疗效为先重特色

"熟读王叔和，不如临证多"。中医学是一门实用医学，如果脱离实践，光有理论纸上谈兵，那么理论学得再精、再好，也只能是白搭。所以中医有三折肱成良医之说。自从大学毕业以来，我始终坚持临床，从不间断；坚持学以致用，学用结合；坚持在继承的基础上创新，在创新的过程中发展；坚持把患者当亲人，把提高临床疗效放在第一位，形成了自身的诊疗特色，得到了病友们的广泛信任。临床上我用扶正祛邪法治疗肿瘤，尤其对肿瘤术后或放化疗后的中医治疗积累了一些经验。此外，还擅长治疗胃病、急慢性肝胆疾病、肠炎、咳喘、冠心病、高脂血症、失眠等内科常见病和疑难病以及妇女月经不调、盆腔炎、崩漏、不孕、子宫肌瘤、卵巢囊肿、乳腺增生、更年期综合征等。

（一）在肿瘤治疗上的特色

　　在肿瘤的中医药防治中，我沿着父亲的足迹，在提出中医治疗肿瘤应根据肿瘤的不同部位、时期、主症进行随证论治的基础上，又提出扶正，不仅要益气健脾、温阳补肾，还可养阴生津；祛邪，不仅要清热解毒、活血化瘀，还可化痰散结、理气解郁；至于随证治之，更是变化纷呈。这些治癌理念的提出，是对父亲"不断扶正，适时祛邪，随证治之"十二字治癌原则的丰富和发展，在临床实践中由于抓住了治疗要领，从而提高了疗效，减轻了化疗、放疗等毒副作用，改善了患者的生存质量，延长了存活期。例如肝癌患者杨某手术后不愿化疗，医生已告诉患者家属，患者只能拖几个月。当年由他家人抬着非常绝望地找我治疗，经过我用扶正祛邪等方法进行悉心治疗，至今已整整过去了12个年头，患者依然健在。他经常对其他患者说："是何医师让我活了这么多年。"以下是我积累的根据肿瘤不同部位、时期、主症的药物选择经验。

1.不同部位肿瘤的药物选择。由于不同部位恶性肿瘤所居的脏腑经络不一，对药物的亲和度也有差别，只有选择合适的药物，才能使药物直达病所，发挥最佳的治疗效果。以肿瘤的不同部位而言，其随症用药宜有如下区别：腮腺癌可加入升麻、连翘解毒散结；甲状腺癌可加入玄参、夏枯草软坚散结；喉癌可加入桔梗、生甘草宣肺利咽；肺癌可加入鱼腥草、瓜蒌、浙贝母清肺化痰；乳腺癌可加入蒲公英、青橘叶疏肝散结；胆囊癌可加入金钱草、金铃子疏肝利胆；肝癌可加入柴胡、炙鳖甲疏肝软坚；肾癌可加入黄柏、半枝莲、积雪草利湿祛瘀；膀胱癌可加入淡竹叶、猪苓、薏苡仁清热渗湿；直肠癌可加入马齿苋、赤小豆、广木香清利湿热。

2.不同时期肿瘤的药物选择。以肿瘤所处的不同时期而言，因患者的整体情况会有明显差异，一般患病初期患者正气未衰，治当以祛邪为主，可多用些清热解毒、活血化瘀、软坚散结的药物，俾邪去正安；若处于晚期，正气已衰，治疗当以扶正为主，宜根据证候的不同，分别采用补气、养血、益阴、温阳的方法治疗，使正复邪退。若以肿瘤患者是否处于放疗或化疗期而言，加减用药也有区别，一般而言，处于放疗和化疗期应着重扶助正气，可加入党参、黄芪、当归、生地黄、枸杞子、鸡血藤等补气血、益肝肾，并能改善因放疗、化疗所导致的白细胞下降；接受放疗的患者多有乏力、口干、黏膜溃疡，可加入麦冬、生地黄、玄参等养阴生津；若患者不在放疗、化疗期，则可加强清热解毒、化痰散结、活血化瘀等祛邪的药力。

3.不同主症肿瘤的药物选择。在恶性肿瘤的中医治疗中，除了要坚持辨证施治的原则，更应抓住主症，急则治其标，尽快解决患者的痛苦。如肺癌患者有时会出现高热，此时可用千金苇茎汤合白虎汤加黄芩、鱼腥草清肺化痰；位于贲门或幽门部的胃癌患者往往会因梗阻而出现剧烈的呕吐，此时可用姜半

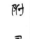

附录

夏、陈皮、茯苓、姜竹茹、刀豆子等药物治疗；肝癌患者最易出现肝区疼痛，可加入白英、鼠妇、金铃子、酒元胡治疗，若腹水明显，则可加入车前子、花槟榔、泽泻、大腹皮等药物；一些乳腺癌患者，虽经手术治疗、化疗，但往往精神负担很重，若伴有沉默少语、精神委顿、郁郁寡欢，则可用甘麦大枣汤益气缓中治疗；若乳腺癌患者伴有子宫肌瘤、卵巢囊肿，则应以桂枝茯苓丸加炙鳖甲、藤梨根消癥散结治疗。

（二）在内科治疗上的特色

内科是临床各科中病种最多、病情最复杂的临床学科。我个人认为，对于内科疾病的治疗，无论是常见病还是疑难病或是新病种，治疗上只要能够抓住辨证论治、顾护脾胃、调畅心理这三条原则，也就抓住了问题的关键和根本。

1. 重视辨证论治。社会在发展，科技在进步，环境在变化，人类的平均寿命在延长，疾病谱也出现了一些新变化，难治的内科病也在不断增多。比如，由于现代医学移植技术的发展，患者所出现的脏器移植后排异反应；再比如，由于新型细菌、病毒的产生，出现了获得性免疫缺陷综合征等疾病；还比如，现代竞技运动的发展，也相应地出现了运动员赛前紧张综合征等一些新病种。对于这些病证，我个人体会到只要辨证准确、论治恰当，都会获得满意疗效。2005年10月在南京举行第十届全运会前夕，有两位浙江的运动员出现吃饭不好、睡眠不好、脾气烦躁等明显的赛前紧张综合征表现。浙江省体育局的同志请我去治疗。我仔细询查后认为主要原因是心理过分紧张，压力过大，获奖欲望太强，病机在于"脾胃不和、肝气郁结"，所以我就采用了调和脾胃、疏肝解郁的方法进行治疗，结果两位健将赛前紧张综合征很快就得以改善，比赛时发挥也很好，还获了两块全运会金牌，非常高兴。

2. 重视顾护脾胃。脾胃是维持人体机能活动十分重要的器官，二者同居中焦，主管着人体饮食物的消化和吸收。人体出生以后，机体生命活动的持续和气血津液的生化，都有赖于对水谷之运化和精微物质之吸收、输布。因此中医学上把脾胃称为"后天之本""气血生化之源"。所以，对那些需要长期服药治疗的慢性病，用药时一定要十分重视对脾胃的顾护，如对脾胃影响较大的虫类药、寒凉药，都要尽量不用或少用。此外，应该加强对患者的健康教育，告诉他们在日常饮食中可以采取以下措施来保护脾胃。①饮食宜适量。提倡少吃多餐，反对暴饮暴食。②饮食要有节。饮食有节是指饮食要注意节律性，一日三餐，吃饭的时间要有规律。③饮食要卫生。如果进食不洁食物、餐具和手不干净、误食变质食物，均可损伤脾胃而发生胃肠疾病。④食物温度要适宜。进食过冷之物，可遏伤脾阳而发生腹痛腹泻诸疾；进食过热之物，会使肠胃积热。⑤少吃刺激性强的食品。辛辣醇酒之味均对脾胃有较强的刺激性，均宜少食。⑥饮食要细嚼慢咽。细嚼慢咽能促进消化液的分泌，有利于食物在胃肠内的消化和吸收。⑦进餐忌思怒。进餐时心情的好坏不仅影响食欲，还会影响脾胃的运化功能。⑧注意饮食习惯。古人所谓的"食不语，寝不食"，是有一定道理的。⑨饭后宜适当活动。俗语云"饭后百步走，活到九十九"，即为此意。⑩适当进食红枣、山药、扁豆、莲子肉、芡实等健脾胃食品。⑪宜进食容易消化且富有营养的食物，等等。正因为我在临床上注重对患者脾胃的保护，这么多年下来，凡在我这里治疗的患者，几乎没有人是因为脾胃功能不好而放弃治疗的。

3. 重视心理调畅。心理问题，也即中医的情志问题。中医认为七情（即喜、怒、忧、思、悲、恐、惊）所伤能够直接影响脏腑功能，使病情加重甚至迅速恶化。《素问·阴阳应象大论》有云"怒伤肝""喜伤心""思伤脾""忧伤肺""恐伤肾"。《素问·举痛论》有"怒则气上，喜则气缓，悲则气消，恐则气下……惊则气乱……思则气结"的记载。西医学认为，当人处于悲观、痛苦、忧郁、恐惧等心理状态时，会导致人体大脑皮层与支配内脏的自主神经功能紊乱，从而出现神经衰弱及消化吸收功能的减退。这样不仅会增加患者关节肌肉疼痛、周身不适的症状，还会影响患者的睡眠和营养吸收。对患者来说，保持乐观向上的心态很重要。有专家提出，人们所患的疾病大约有90%都与心理因素有关，都属于身心性疾病。因此，临床加强对患者的心理疏导显得尤为重要。《医学心悟》有云"病家误，苦忧思，忧思抑郁欲何之"，提出"常将不如己者比"是解除患者心理困苦的一种良好方法。当然，心病还要心药医，若要患者保持心情舒畅、情绪乐观，首先必须正视疾病，树立长期与疾病做斗争的信心和勇气；其次要性格开朗、心胸开阔，要在心理上蔑视疾病；第三要适当进行中药调理，处方中可以加入一些柴胡、枳壳、杭白芍等疏肝解郁药。

（三）在妇科治疗上的特色

中医妇科以其独特的优势、显著的疗效，广受妇女同胞信赖。我父亲早年就曾因在妇科方面的卓越疗效而声名远播，承父真传，兼以实践求索，我在妇女更年期综合征等妇科常见疾病和疑难病的防治上，也积累了一定的经验。

1. 更年期综合征。现在更年期综合征的患者特别多，临床以四五十岁的妇女多见，常出现多疑易怒、心悸胸闷、头痛头晕、月经异常等多种表现。西医学缺乏有效的治疗方法。我通过临床实践，发现更年期综合征患者一个突出的

附录

特点就是"肝（火）旺肾（阴）虚"，所以，我提出治疗更年期综合征的一个总的原则就是疏肝益肾，然后根据各自不同的症状表现，因人而异，以逍遥散合并六味地黄丸加减组方治疗，效果明显。

2. 急性乳腺炎。 急性乳腺炎是乳腺的急性化脓性病症，多见于初产妇的哺乳期。因为要给小孩喂奶，大多数产妇都不愿意用西药抗生素治疗，常常求治于中医。我发现，这种疾病多因情志不舒、肝郁胃热所致，临床运用仙方活命饮为主治疗往往会有可靠的疗效。如患者 A，女，44 岁，2008 年 3 月 30 日因"右乳红肿，触痛"初诊。外院诊为右乳腺炎，已服头孢类及甲硝唑片半月余，右乳仍有红肿、触痛、热灼感，无发热，纳可，大便日行，舌苔白厚，脉弦。我采用疏解清消治法，药用当归 12g，柴胡 12g，蒲公英 30g，炮甲片 10g，皂角刺 10g，留行籽 18g，通草 3g，路路通 15g，金银花 30g，连翘 20g，川芎 15g，丹参 30g，生甘草 10g，鹿角片 15g；1 天 1 剂，7 剂，水煎服。另鹿角粉醋调外敷患处。二诊：4 月 6 日，服前方及外敷后，症状明显减轻，舌苔白，脉弦。上方去留行籽、通草，改蒲公英 40g，加全瓜蒌 15g，浙贝母 12g，青皮 10g，乳香、没药各 6g；1 天 1 剂，7 剂，水煎服。三诊：5 月 6 日，右乳红肿热痛完全缓解，右乳已松软，无触痛。乳腺 B 超示：右乳小叶增生，右乳低回声区，考虑炎性病变。再宗原旨出入以巩固疗效，去路路通，加沉香曲 9g，玄参、赤芍各 15g，延胡索 30g；1 天 1 剂，5 剂，水煎服。药后痊愈。

3. 崩漏。 崩漏多由肾虚、血热、血瘀等原因造成冲任损伤，不能制约经血，导致月经非时而行。对于月经淋漓不尽的情况，我多按照月经周期分两个阶段治疗，一是在月经期采用疏肝理气、活血化瘀的方法，处方常用逍遥散、金铃子散、桃红四物汤化裁治疗，促使月经在较短的时间内畅行，为下一周期的治疗创造条件。二是待月经基本排净，但仍有少量淋漓不尽时，就用"何氏补益冲任汤"调冲任、益奇经治疗。这样按照月经周期疏肝健脾养血，调补肝肾奇经，标本兼治，则能促使月经恢复正常。例如患者 B，女，46 岁，2008 年 3 月 6 日初诊。月经时有提前，迁延淋漓至下一周期，经色黯红，多处治疗罔效，已历十余年（2003 年曾诊为子宫内膜增厚），时有头晕、烦躁，末次月经 2 月 9 日，本次月经适行。治宜理气活血、疏肝调经为先。药用干地黄 20g，白芍 20g，当归 10g，川芎 12g，制香附 12g，赤芍 15g，柴胡 12g，淮小麦 30g，炙甘草 10g，红枣 30g，桃仁 10g，丹参 30g；7 剂。二诊：3 月 15 日，前方服后月经 8 天而净，舌苔薄，脉弦细，治宜益理为先。药用黄芪 30g，黄芩 10g，川续断 15g，女贞子 18g，旱莲草 18g，干地黄 20g，怀山药 15g，泽泻 12g，潼蒺藜 12g，紫石英 15g；1 天 1 剂，14 剂。三诊：4 月 6 日，本届经行第三天，无腹痛，月经通畅，经量已少，舌苔薄，脉弦细，再调冲任、益奇经。药用炒当归10g，鹿角霜6g，潼蒺藜12g，小茴香6g，党参30g，淡苁蓉15g，炙龟甲20g，阿胶珠12g，紫石英15g，枸杞子20g，补骨脂15g，炒地榆30g，贯仲炭30g，血余炭20g；7剂。之后患者又按此方法调理一个月，月经逐渐恢复正常。

此外，我对痛经、不孕症、卵巢囊肿、子宫肌瘤等病注重使用补肝肾、益奇经、调经血、散癥结的方法治疗，也获满意疗效。

我个人认为，一个优秀中医师的成长，离不开"心向岐黄、疗效为先"的追求，离不开"学经典、跟名师、多临诊"的途径。所谓心向岐黄，就是说业医者对待中医药事业一定要志存高远、目标坚定，始终怀有一种热情、一种激情、一种信念；所谓疗效为先，就是说业医者治病救人一定要潜心钻研、精益求精，始终怀有一种责任、一种担当、一种使命。学经典、跟名师、多临诊，则已被中医界人士所公认。对一个中医师来说，"心向岐黄、疗效为先"的"八字境界"与"学经典、跟名师、多临诊"的"九字真言"，两者相辅相成，有了"八字境界"，"九字真言"就有了追求目标；有了"九字真言"，"八字境界"就有了行动路径。

附录二

"国医大师"何任之女、国家级名中医何若苹的养生之道——

养生先养心　养心先养德

记　者　余　敏　通讯员　汤　婕（2017年1月）

说起养生，国家级名中医何若苹谦虚地称，"自己才60岁，还不够格，但可以和大家分享一些健康的生活方式"。

六十花甲，但何医生却头发乌黑、皮肤红润光泽、语声清脆、性格爽朗，见过她的人，可能都会猜她才五十岁左右吧。

她认为，养生先养心，养心先养德，有仁爱之心和良好的心态，身体免疫功能自然会达到最佳状态。她日常饮食以清淡为主，早晚喜欢喝粥，且首选米仁粥。针对日益增多的肿瘤患者，她认为，不必谈癌色变，主张"不断扶正，适时祛邪，随证治之"。同时，她还推荐了抗癌食物，如荠菜、胡萝卜、山药、芋头、黑木耳、薏苡仁、黑芝麻等。

附录

何医生的养生心得可归纳为"淡泊名利，乐于奉献；饮食有节，以素为常；起居有序，适度锻炼；心胸宽阔，善待他人"。

养生先养心　养心先养德

自古名医多长寿。2009 年评选出的首届"国医大师"（全国 30 名）中，年龄最大者 93 岁，最小者 74 岁，从事中医临床和中药工作均在 55 年以上。他们年至耄耋精神不倦，诊治疾病思路清晰，带教学生不遗余力。这些八九十岁的老人能有如此健康的状态，是与他们长年注重养生分不开的。

何医生认为，"养生先养心，养心先养德"。孔子谓"有大德必得其寿""仁者寿"，通过自身道德性情的修养，可以帮助我们净化心灵，使思想纯正健康，情志恬淡愉悦，心神安宁，从而达到气息调和、气血畅达。

何医生出生于中医世家，祖父何公旦是民国时期杭州著名的中医，父亲何任享有中国"金匮研究第一人"的盛誉，被授予首届"国医大师"称号。作为钱塘"清源何"第三代传人，她从小熟读《黄帝内经》《伤寒论》《金匮要略》等中医经典，耳濡目染父亲的大家风范。

有人曾将何任的医德与医风做了以下概括：严以律己，远离吹嘘；乐于奉献，落实承诺；爱憎分明，宽容大度；言传身教，重在务实。

就是在这样的言传身教之下，何医生养成了"低调""不争"的个性，喜欢踏踏实实地做好每一件事情，"人的一生总会遇到许多来自不同方位的压力、矛盾，甚至是严重的冲突或打击，良好的人生态度有助于养生，所谓知足者常乐"。

医学研究也证实，人体中精神—神经—内分泌系统三者之间，存在着密切联系。一个人如果常怀仁爱之心，胸怀坦荡，就容易保持良好的心理状态，这样可以提高人体的免疫功能，促进有利于机体健康的激素分泌，使人体各组织器官的功能协调并达到最佳平衡状态，从而有利于防病保健、延年益寿。

所以，养生首先要做到淡泊名利，心存仁德之心，与人为善，常怀感恩之心。

饮食清淡　爱喝米仁粥

欲养脾健胃，关键在于饮食习惯和适量运动。

前者，要做到饮食有节、杂食不偏、宜温不凉；后者，中医理论认为，脾主四肢，脾气虚弱则四肢疲乏、精神倦怠、饮食不振，适当锻炼则精神爽朗、精力充沛、四肢有力，进食亦觉甘美，适当运动可调养脾胃。

何医生日常饮食清淡，食材多蒸、煮、炖，保持原汁原味，忌辛辣油炸。早餐和晚餐喜欢喝粥，以米仁粥为首选。

薏苡仁，又称米仁，味甘淡，性凉，归脾、胃、肺经，能健脾渗湿、除痹止泻、清热排脓，常用于水肿、脚气、小便不利、脾虚泄泻、肺痈等病证。"家父何任教授积累数十年临床经验，认为薏苡仁具有扶正抗肿瘤的作用。"她说。

选用粒大、色白、饱满的国产薏苡仁，每日 30～60g，洗净，加水在砂锅里煮成稀饭状，可加入少量红枣同煮，每日早上或下午空腹时服。为方便起见，也可用薏苡仁 250g 放入炖煲或高压锅内煮熟，待冷置冰箱内，服用时取适量略煮即可。

"另外，还要多吃水果。有人说自己脾胃虚弱，冬天吃水果容易拉肚子。我教大家一个方法：将水果切成丁，用点藕粉调和好，做成水果羹，这样吃起来就热乎乎了。"何医生说，自己冬天也喜欢这样吃水果。

粥：世间第一补人之物

李时珍在《本草纲目》中记载，粥有 62 种之多。清代中医温病学家王士雄明确指出，"病人，产妇，粥养最宜"，并将粥誉为"世间第一补人之物"。

何若苹把粥分为三类。白粥：纯用大米、麦、粟和玉米等煮成；食品粥：白粥中加入其他食物同煮；药粥：白粥中加入中药同煮而成，以健补脾胃、扶助正气。

她推荐几款药粥，可供不同人群选择：

1. 入暑之初，可用大麦和粳米煮粥，养胃扶正，清热解暑。

2. 中老年人反胃呕吐、腹痛者，则取生姜 30g（切成片）、炒米 50g，煮成粥。

3. 治咳血、吐血，用中药白及炖粥，补中气止血。

4. 糖尿病患者，可用山药、薏苡仁炖粥，补益脾胃，养肺滋肾。

不断扶正　适时祛邪　随证治之

现在肿瘤患者很多，作为中医肿瘤专家，何医生有什么建议呢？

"谈癌变色，自古皆然。其实，癌症真的没那么可怕，我们主张'带病延年'。"她介绍，1973 年父亲何任被查出膀胱癌，做了肿瘤摘除及膀胱部切除术。术后父亲自己给自己开中药，结合多年的临床心得，摸索出中医治疗肿瘤"不断扶正，适时祛邪，随证治之"这十二字法则。从 1973 年确诊，至 2012 年过世，历时整整 38 年。

"不断扶正"就是指治疗自始至终要调整正气，培益本元，使患者提高抗病能力，不同的阶段，用药程度上略有轻重。"适时祛邪"，即适时地用中医抗癌药，所谓适时，比如待化疗等告一段落或结束，恢复期间，可适时地用些抗癌中药。"随证治之"，指肿瘤治疗过程中，由于症状的轻重、病程的短长、年龄和性别的差异，以及饮食、环境的不同，出现证情多种多样，用药要视证情而进出。

"扶正，不仅要益气健脾、温阳补肾，还可养阴生津；祛邪，不仅要清热解毒、活血化瘀，还可化痰散结、理气解郁；至于随证治之，更是变化纷呈。"何医生说。

她还推荐一些抗肿瘤的食物，如甘蓝（俗称卷心菜）、荠菜、莴苣、胡萝卜、山药、芋头、黑木耳、麦麸、薏苡仁、红薯、黑芝麻、猕猴桃、菱角、泥鳅、海参、海带等。

另外，病由心生，肿瘤患者情志修炼很重要，要做到"心平气和、乐观开朗、移情超脱"。

附录三

浙医在线

好医生 | 国医大师何任之女、国家级名中医
何若苹教授：心诚行正

都市快报记者　葛丹娣　编　辑　王铖杰（2018-09-10）

"令公桃李满天下，何用堂前更种花"，今天是全国第 34 个教师节。节日前夕，怀着一颗崇敬之心，我拜访了国医大师何任之女、国家级名中医、浙江中医药大学兼职教授、传承型博士生导师何若苹主任中医师。

此前，对何若苹教授最大的印象是"何任之女"，关于医术、医德我个人了解不多；上网检索资料，她总在其父何老的报道中被提及，而在与何若苹教授及其学生的短暂交谈中，让我重新认识了这位国家级名中医。

学生眼中，何教授"仁心仁术疗病患，和蔼可亲勉后学"；患者眼中，何教授"不仅有过硬的医术，还有良好的医德，是一个让人忍不住为她叫好的医生"。

"心诚行正"，几十年来，何教授一直践行着其父何老的这句话，虽算不上家训，却让她受益匪浅，她的话语所传递的是精湛的医术和丰富的学术思想，是一种悲天悯人、拯救苍生的大医情怀；她的医道所秉承的是天、地、人合一的中医理论和养生学说，更是一种和谐的世界观和为人处世的哲学思辨。

耳濡目染 走上岐黄之路

上周四傍晚，我来到何教授坐诊的地方——浙江名中医馆，这是浙江省第一家名医馆，由国医大师何任一手创办，至今已有24年。

何教授的诊室在三楼东南面，15平方米左右，窗明几净、纤尘不染，窗台上郁郁葱葱的绿植，散发出自然的气息；墙上两侧的字画，瞬间拉近了人们与中医中药的距离。五幅字画中，居中的是何老书写于癸未年（2003年）中秋的书法——"敢将妙手疗疢（泛指疾病）难，勉作良医济世人"。

"这间诊室里的摆设、布置全是何老师自己一手操办的。本来诊室的墙上挂的是'望、闻'两个字，她觉得中医'四诊'（即望、闻、问、切）的基本原理是建立在整体观念和恒动观念基础上的，不能割裂开来，就让我们换成了现在这几幅。"

何教授的学生、浙江中医药大学第三临床医学院黄硕说，开始，他们也没太明白何教授的用意，只是觉得她是一个注重细节的人。与何教授朝夕相处的过程中，他们才发现这是因为她与中医早已不分彼此，所以才那么在意与中医相关的各个细节。

之所以选择何老的字画，何教授说："算是对自己的一个勉励，家父在世时就经常教育我们要脚踏实地、注重学习，不张扬、不虚浮，做一个正直的人、朴实的人。"她希望自己也能像父亲一样做一个正直、善良、勤勉和宽容的人。

何教授的从医经历，是一个漫长而又曲折的故事——

1955年5月，何教授出生在中医世家，祖父何公旦是民国时期杭州著名的中医，父亲何任享有中国"金匮研究第一人"的盛誉，是我国首届"国医大师"，也是浙江省第一位。

尽管早在儿时，何教授就已能背诵《汤头歌诀》，明辨药性之别，但那时何老并没有强迫她学习中医，继承衣钵，而是一切顺其自然。让她决心从事中医事业、坚持心向岐黄的，是命运的一次偶然机缘。

"20世纪60年代末70年代初，中医药事业遭受巨大浩劫，其中最严重的一个问题就是中医人才青黄不接"，何教授说，"我是闻着药香，背着中医典籍

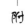

长大的，耳濡目染父亲的大家风范。于是，1978年高考时，我毫不犹豫地报考了浙江中医学院（现浙江中医药大学），很幸运地成了省统招五年制中医学徒班的学生。"

1983年，何教授顺利毕业，恰逢国家呼吁加快传承中医药步伐，尽快抢救名老中医的名方和验方，她被原浙江省卫生厅确认为何任教授的助手。那时，何教授既独立坐诊，也随父亲门诊，同时，她还着手整理出版何老的医著。

1991年，人事部、卫生部、国家中医药管理局联合下发了《关于采取紧急措施做好老中医药专家学术经验继承工作的决定》，何教授被确定为国医大师何任学术经验的继承人，并于1994年经国家中医药管理局考核出师。

"正是父亲长期以来的熏陶，加上这两次特殊的'使命'，让我有了较高的中医起点。"何教授说。

仁善之心　成就大医精诚

担任何老的助手和徒弟期间，何教授坦言，虽然他们之间是父女关系，生活中父亲也特别疼爱她，但为了更好地继承他的学术，他们之间"约法三章"，何老对她从不心慈手软，甚至有些苛刻。在何老的影响下，她深刻地感悟到，要炼成一名优秀的中医师，以下三方面缺一不可。

1. 重视经典。经典是铸就名医的基础，何教授年少之时，就在何老的引导下，诵读《汤头歌诀》《药性赋》等医学入门著作，甚至被要求出口成诵；进入医学院正规学习之后，她更是熟读、细研《黄帝内经》《金匮要略》等。直到现在，何教授还能像小学生背诵唐诗三百首一样，背诵中医典籍。

2. 实践总结。中医是一门实践性很强的学科，何老常教导何教授"治学贵在实践"。时至今日，何教授还保留着跟师门诊时的习惯——每次临诊回家后，都会抽空仔细审阅自己所写的脉案（门诊询问情况），回忆每个患者的用药情况，以及患者前次服药后的效果，一旦发现疑问就及时查资料，并进一步加以提炼，以提高疗效。

"何老师看门诊看得非常细，如果是初诊患者，她每次问诊的时间至少20分钟打底，复诊的患者也至少要5～10分钟，对于那些疑难复杂的患者，她不仅会标注出来，还会把他们的脉案带回家，思考再思考。"何教授的学生、浙江中医药大学第三临床医学院叶娜妮说。

3. 关爱患者。"捧着一颗心来，不带半根草去。"何教授说，何老时常用陶行知的这句话勉励她。在她自己从医从教的生涯中，她常常对自己的学生说："患者生病已经非常不幸了，当医生的能帮一把是一把。"

"何老师的号子很难挂，每次号源一放出来，5分钟不到就被抢光了，但每次门诊碰到那些想加号的患者，她都会给他们加，尤其是外地赶来的。我们都挺心疼她的，因为她腰不好，不能坐太久，而她看病又特别仔细，以至于常常要看到下午一两点钟。"浙江中医药大学第一临床医学院韩诗筠说。

在何教授问诊台的下方，有个木质的三级台阶，"那是她专门用来搁脚的，这样她的腰才会舒服一点"，学生叶娜妮说，"何老师凳子上的两块木质靠背也是特制的，不然，她的腰肯定吃不消。"

李女士（化名）是何教授的老患者，她清楚地记得何教授第一次给她开处方时的那份用心。"根据我的病症，龟板等动物性药材是最适合我的，但当何教授知道我是个素食主义者时，她立即调整了处方，改用植物性药材。"

如今，十多年过去了，李女士仍经常去何教授的门诊看病，每次看病，何教授不仅态度和蔼可亲，问诊详细，还常常鼓励她，她也时常和身边的人说，这些年要不是何教授的药，她真不知道自己能不能顺利退休。何教授是一位让她忍不住为其叫好的医生。

竭其所知　倾囊相授

年年岁岁、桃李芬芳，何教授站在三尺讲台上已二十余年，跟她"拜师学艺"的硕士研究生、博士研究生已有三十余人，如今，省市医院都有她的学生，且有些已成为科室的中流砥柱。

跟过何教授的学生曾惊讶过，在电子化病历普遍应用的今天，何教授仍坚持手写脉案（相当于西医的"病史"），且其脉案会详细到患者年龄、住址、主诉、症状变化、治法治则。

"那个角落的纸箱里装的全是何老师手写的脉案"，黄硕指着诊室一侧七八个约30厘米长宽高的纸箱说，"这只是其中一部分，老师家里还有很多。"

为什么要手写脉案？"手写脉案除了便于保存、查阅外，更重要的是，我希望学生能够通过我一气呵成的脉案，了解我用方用药的特色，更好地领悟我的学术经验。"何教授说，"这也有助于他们快速成长，将中医事业发扬光大。"

"如果说跟师是学中医的必经之路，那么何老师就是我这条路上的领路人。初见何老师，如慈母般亲切，然诊病时又严谨认真，这是医者普救众生的气度与胸怀。我深感千里之行的艰辛，深知学医是一生的事，这门学问的深度与厚度，足以令人托付终身。学习中医如抽丝剥茧，披沙拣金，在望闻问切、辨证论治上，尤其表现得淋漓尽致。中医就像是酒，时间越长越发醇厚，味道柔顺而透劲愈强。中医又如细水长流，重在平时的积累，欲速则不达，非急功近利

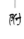

附
录

者所能学习。因此，我虽担心自己会白头，又希望自己能白头。"

何教授的学生徐艳琳在《我眼中的老师》一文中这样写道，她是浙江中医药大学"何任班"的学生，三年前跟随何教授学医。在她眼中，何教授从来都是低调并且淡泊不争的，总是踏踏实实地做好每一件事情，严于律己，宽容大度，重在务实；每次都是制订好详细稳妥的计划，然后一项项地实施，并及时做好各项总结。

"随风潜入夜，润物细无声。"几十年来，何教授言传身教，在她身上，学生们学到的不仅仅是诊病技能，还有为人处世之道，她对学生也饱含深情，曾亲笔写过一首诗送给毕业班的学生——

毕业意味着离别，
离别总伴随着不舍与忧伤，
铁打的老师，流水的学生，
相熟了便要分离。
一年又一年，
我们在慢慢变老，
而你们总是青春水灵、笑靥如花。
愿你们怀揣梦想，
一个个迈向美好的未来，
我会一直想你们，
惦记着，祝福着……

附录四

学生眼中的何若苹

——何若苹全国名老中医药专家传承工作室团队

我们的导师何若苹教授师出名门，其祖父何公旦是民国时期杭州著名的中医，父亲何任享有中国"金匮研究第一人"的盛誉，被授予首届"国医大师"称号。何老师从事中医临床工作已有40多年了，在跟随老师门诊期间，时时刻刻都能感受到老师的言传身教。何老师不仅医术精湛，诊治疾病用药精准，而且对待患者亲切和蔼，她在与每一位患者沟通交流时总是气氛融洽，使患者能够敞开心扉对她诉说，这大概源于老师低调朴实、慈悲善良的个性。回想和老师在一起的日子里，不仅学到了很多医理方药等知识，而且开开心心，使原本紧张忙碌的工作轻松了许多。

花开无声　香飘万家

凌晨 3 点左右，万籁俱寂，夜色正浓。在一个小区的一间老房子里，一位个头不高、身材微胖的老奶奶却早早地起床，忙忙碌碌地做着月饼。她被大家亲切地称作"月饼奶奶"，今年已经 78 岁了。她在 2012 年 6 月发现左肺占位，被诊断为肺部肿瘤，她的子女查到何老师的信息，特来老师处就诊。奶奶原来有抑郁症两年多，又经西医诊断为肺部肿瘤，心情更加抑郁、焦虑，诉说病情时，边说边哭。何老师耐心听她诉说，一边劝说安慰她，一边详细了解病情，以扶正祛邪之法立方。奶奶服中药一个多月，身体不适症状有了明显好转，去医院复查 CT，结果显示病灶已有吸收。其后奶奶信心大增，坚持服中药一年，左肺占位逐渐消除。

奶奶非常感谢何老师，时常托人送来自己做的点心，并附上感谢纸条说"您是我们病人的好医生，您是我的大恩人"。也正是从 2012 年开始，每逢中秋节，奶奶都义务做月饼，并把月饼亲手送到当地的养老院及医院的护工、环卫工人的手上，至今已经有七八年了。她说："何医生帮助我，治好了我的病，我要把爱传递下去，让大家都感到快乐、幸福。"

淡泊宁静，救死扶伤，何老师用真心、爱心呵护患者，并把这份爱传递下去。

虽踏荆棘　亦感阳光

成女士，33 岁，在剖腹产后一年即发现卵巢癌，做右卵巢癌切除术，并行 3 次化疗。其后一年多，又发现双侧乳腺癌，再次行双侧乳腺浸润性导管癌根治术。手术后半月，经病友介绍，前来何老师处就诊。成女士面色苍白，精神委顿，对于即将接受放化疗可能带来的不确定后果，感到十分恐惧，又想到孩子幼小，尚需要照顾，不免悲从中来，泣不成声。何老师耐心听其叙述，轻声安慰她，仔细查看病历资料，察色按脉，以益气血祛邪浊为治法立方。成女士总共做了 6 次化疗，25 次放疗，并在放化疗期间配合中医药治疗，化疗所引起的恶心呕吐及骨髓抑制都得到明显缓解，放疗导致的皮肤干燥黯黑也得以恢复。

而今，成女士坚持服中药已经多年，期间曾有肿瘤指标升高，担心是肿瘤复发，何老师精心辨治，肿瘤指标也降至正常范围。现在，成女士各项指标都正常，身体状况良好，生活、工作已恢复正常。

关爱在左，同情在右。何老师不断帮助、鼓励患者，在行医的道路上，处处播下爱的种子，使生命的花朵更加绚丽绽放，使身受病痛折磨的人在生命的旅途中，虽然有时踏到荆棘，但也能得到阳光般的温暖救助与关爱。

精心用药　叩开希望之门

杨大爷，85 岁，16 年前做了肝癌手术，是何老师的老患者，每月都由其子女陪着来看病。虽是肝癌术后，但老人精神爽利，腿脚灵活。出于好奇，我询问患者的病情，他的女儿跟我娓娓道来。16 年前，杨大爷检查出肝癌，做了手术治疗，术中还在体内置泵准备化疗，但患者拒绝化疗。考虑患者年事已高，体质较弱，家人多方打听，经病友介绍，来何老师处就诊。初诊时杨大爷由子女搀扶而来，身体羸弱、精神萎靡，子女代为转述病情，焦急而又担心。何老师仔细查看病历，详细询问病情，以扶正为主，佐以祛邪的治疗大法立方。服中药后，杨大爷体力逐渐恢复，胃口和精神都有好转。后来，杨大爷患肺结核，在某医院接受抗痨治疗时，因药物性"肝损"，肝功能指标异常，住院治疗期间感觉身体非常不适，哭着跟子女说："我想出院，找何医生开中药吃。"出院后，即来何老师处就诊，经何老师精心调治，其身体逐渐得到康复。

而今，杨大爷肝癌术后已有 16 年，未经化疗，坚持服中药，身体状况良好，精神佳。近几年，杨大爷的女儿和女婿也先后患肿瘤，均就诊于何老师处，其妻子、子女身体有不适时，也来何老师处就诊，一家人可谓何老师的"忠实粉丝"。

耐心倾听，细心辨治，精益求精，正是何老师神奇的医术叩开了杨大爷一家人健康的希望之门。

心连心　点亮生命之光

徐大伯，78 岁，2013 年 MRI 检查出枕骨肿瘤，西医建议手术治疗，患者坚持不做手术。2015 年 MRI 复查，结果显示肿瘤增大并伴有骨质破坏，家人都劝其手术治疗，但患者恐惧手术，没有选择西医治疗。后来还去阅读了何任老先生的书籍，对自己的疾病有了一定的了解。随着病情的发展，徐大伯出现了手足抽搐、晕厥、鼻衄等症状，十分焦虑，便来何老师处就诊。何老师详细询问病情，仔细辨治，以滋肾平肝、息风止痉之法立方，开中药 7 剂，徐大伯服药后自觉症状改善明显，在社区转方，共服药一个月。二诊时，徐大伯手足抽搐没再发作，但是由于患者家庭经济比较紧张，为减少医药费同时又不影响疗效，何老师反复考虑，精简了药材，后患者凭处方在当地转方，服中药3月，晕厥没有发作，鼻子也不出血了。徐大伯对中药立竿见影的效果感到很惊讶，非常感谢何老师，并勉励我们说："中医中药是中华文化的瑰宝，你们要跟着何医生好好学，继承并发扬下去。"

《孟子》曰："医者，是乃仁术也。"审病诊疾，用药精准，何老师设身处地为患者考虑，点亮了患者的生命之光。

心贴心 温暖生命之痛

张某，女，33岁，身形瘦弱，结肠溃疡型中低分化腺癌根治术后半月，经病友介绍，前来何老师处就诊。刚开口谈及自身病情，张某便泣不成声，悲观、失望溢于言表。何老师递予纸巾，仔细查看病历资料，精心辨证，以扶正祛邪大法立方。服中药7剂后，张某感觉体力大增，精神好转。而后信心倍增的张某先后共进行八次化疗，期间中药不曾间断。2014年10月8日最后一次化疗结束时，张某激动地握起何老师的双手，称何老师为恩人，并反复强调："是您一直在鼓励我，让我不断看到希望，用语言和中药把我从黑暗拉向黎明，您给了我信心，我一定会与病魔战斗到底。"

张某坚持服中药至今，身体状况良好，精神佳，她每逢其他患者总说："想到何医生便有了安全感，看到何医生病就好了一半。"

生命之重，重于泰山。何老师正是在日复一日的埋头深思、精心辨证、抬头笑迎、耐心讲解、不断鼓励中托起了患者的生命泰山。

生命之光 驱散疾病的阴霾

尤某，女，58岁。这是一位来自江西上饶的患者，时隔三年再次来到诊室，见到何老师，她觉得一切都是那么熟悉。还是在桌前伏案执笔，与患者耐心交谈的何医生，还是那个能缓解她病痛、给予她治疗、带给她宽慰的何医生，只是几缕银丝已然悄悄爬上何医生的鬓角。

八年前，这位患者在杭州某医院被诊断为"肝内胆管结石、急性胆管炎、胆源性肝硬化"，这病说大不大，说小却也带给她很多困扰。她在多次手术之后，还是无法摆脱用引流管导引胆石的方法。即使术后在造口处覆盖了一块纱布，患者还是经常发生伤口感染，一旦这个口被排出的结石堵住，就马上会发烧。

求医问药之路异常坎坷，幸而她终于找到了何老师。患者掀起衣服，只见她的腰上缠绕了一圈纱布，何老师在惊讶之余也满怀心疼，这么长的一段时间，生活质量都受到了影响。何老师耐心地为其开具了清化湿热、疏肝利胆的中药。患者回忆说，她当时就是吃了2014年3月开的中药后，脘腹胀滞不舒等各项症状就明显好转了，不但没再发烧，而且人也渐渐地长胖些了，亲朋们见到她都说气色变好了许多，这样一直维持了两年。后来患者因故停药，由于造口仍在，一旦护理不当，病情极易反复。今年她有机会在杭州居住，便迫不及待地又来找何老师进行治疗了。

她说之后都离不开何老师了，何老师的医术医德，在她迁延氤氲的病情中，犹如一缕阳光，穿破层层阴霾，照进内心最脆弱的地方，给予她希望。

普同一等　视病患如亲人

孙某，女，61岁。第一次见到这位患者时，是2020年6月16日。她来诊室就诊时，佝偻着腰，被女儿搀扶着，看上去十分虚弱。考虑到患者的身体状况，何老师让她提前坐下看病。患者坐下后无力地低垂着头，女儿在旁边一手托着她长长的鼻导管，一手搀扶着她，仿佛一不留神她就会瘫倒下去。

这是一位卵巢恶性肿瘤转移复发引起肠梗阻的患者，已经整整14日未解大便了，现在即使流质饮食都感觉到脘腹胀滞难忍。拜访了数位名医，尝试了许多方法都未能见效。因为肠梗阻引起这样的症状，其痛苦非常人可知。患者说话声音低微而无力，她女儿偷偷拿出了一个红包塞给何老师，希望能为自己的母亲减轻些许痛苦也好。何老师婉言谢绝了并说自己对患者一定会尽心尽力医治的。何老师四诊合参，仔细辨证，为患者开了4帖中药。

4天后，我们在诊室见到了她的女儿，没见到母亲，正感到疑惑，未想她一坐下就向我们说了一个好消息，她母亲在服用6月16日方药后的第三天晚上就自己解出大便了！对于平常人来说，这可能是一件再简单不过的事情，但是对于这样一位17日未能顺利解便的患者来说，这样的疗效、这样的神奇，是无法用言语来形容的。患者女儿说因为母亲虚弱，便前来代述母亲病情，并多次为何老师的医学造诣而叹服，感谢为其母减轻了痛苦。何老师多次询问了患者目前的情况，细致入微让人感到温馨。

何老师对待患者像是朋友、家人，在解决患者不适的同时，还能很好地和患者沟通，建立和睦的医患关系。这样的医术医德对于我们学生来说，是需要终身学习和铭记的！

佛心妙手送子辑录三则

以心为灯　愿做生命的守护神

倪女士，44 岁，2014 年底来何老师处就诊。倪女士已有一个 18 岁的女儿，想要怀二胎已经很多年了，由于有子宫肌瘤、子宫腺肌症，而且年纪偏大，一直没能怀上。倪女士说她在 2012 至 2014 年在上海做了多次"试管婴儿"，花费 10 多万，一直没有成功。后来通过朋友介绍，来找何老师就诊。提起这两年做"试管婴儿"期间，多次往返上海与温州两地，旅途劳顿，加上打针引起的身体不适，感到非常痛苦。何老师见其情绪低落、焦虑，先是耐心安慰她，同时详细询问病史，以理气活血、疏调消癥为大法立方。服中药 14 剂后，倪女士即感觉身体轻快，坚持服中药 1 个月后，说她原来的痛经、乳房胀痛等不适症状都得到了明显缓解。2015 年 2 月下旬，大概服药一个半月后，倪女士月经未来潮，到医院检查，结果显示已怀孕。2016 年初，倪女士专程来看何老师，一见面她激动地对老师说："何医生，您还记得我吗？ 2014 年底的时候我在您这里调理想生二胎，现在小儿子已经快 4 个月了，我们全家都很感谢您。"大家听了，都由衷地为她感到高兴。

一个新生命的诞生犹如天使降临人间，何老师正是通过自己精湛的医术，成了许多小生命的守护神。

以己之心　疗波之疾

陈女士，31 岁，说起她求医诊治的故事，也着实有些崎岖坎坷，幸而遇到了何老师，将这一切艰难化作点点幸福，融入患者的生活。2014 年 7 月陈女士因婚后意外怀孕，肚子疼痛剧烈，在医院被诊断为左输卵管异位妊娠，也就是我们常说的妇产科急重症——宫外孕。幸而及时发现，陈女士马上做手术切除了左侧输卵管，同时将右卵巢的囊肿也一并剥离。由于仅剩的右输卵管在术后出现了堵塞，她又去做了右输卵管造影疏通。之后陈女士的月经量开始减少，而且复查疑有"多囊卵巢"的情况，于是她在何老师处服中药调治并定期监测卵泡，希望在恢复月经和体能情况后，能重新怀孕生个宝宝，满足她做妈妈的心愿。何老师针对她的症状分析判断，精准用药，兼顾陈女士的情绪，使她逐渐从之前的打击中走了出来。

没过几个月，陈女士又一次怀孕了。然而老天似乎又想跟她开个玩笑，就

附录

在大家庆祝这个好消息的时候，她检查发现孕卵附着于右输卵管口近宫腔侧，也就是差不多在近子宫角处，如果胚胎在这狭小处着床孕育，也很有可能发生破裂。所有人的心一下子提到了嗓子眼，难道又要重演一遍当时的场景吗？陈女士不敢想，恐惧悲伤涌上她的心头，她只剩下一侧输卵管了，如果这次再发生之前的情况，她当妈妈的机会就更加渺小了。何老师思考后不但为她开出一剂剂良方，更是给予一次次安慰。陈女士在一周后满怀忐忑，复查发现孕卵终于进入到宫腔内了，不由地喜极而泣。2015 年 11 月，孩子呱呱坠地，而陈女士由于哺乳期停服中药大半年，在恢复月经后又出现了一系列症状，如经量少、经期长、经前乳胀、口腔溃疡、感冒流涕等。何老师认为产后调理非常重要，有些症状如没及时治疗，可能会遗留终生，于是遣方用药，以补益冲任、疏肝理脾之法，极大地改善了陈女士的身体情况。现在陈女士还坚持服用中药，想着怀个健康的"二宝"呢！

以己之心，疗彼之疾。何老师就是这样，几十年如一日，用心治愈患者疾病，让患者感受到温暖，给患者带去生生不息的希望。

送双骄　谱写动人诗篇

等熙熙攘攘的患者一个个满意地离开，诊室逐渐恢复宁静，只剩下一两位患者，此时已接近下午一点了。诊室里，何老师仍然挺直着疲惫的腰身，微蹙着眉头，认真地阅读着患者的病例资料。诊室门口的华女士不停地侧身探看，已经在外等候多时了。直到最后一位患者离开，她终于按捺不住，激动地拿着一面鲜艳的锦旗走了进来，原来，她是来感谢何老师帮她诞下两个可爱的宝宝的！

6 年前，华女士还在海外读书，虽然结婚了，但是由于月经失调，一直没有怀上孩子，做了检查发现右卵巢内还存在有畸胎瘤的可能。由于在国外服用汤药不方便，何老师给她开了理气补血、疏肝调经的中成药。没想到服药两个月后，华女士的月经就正常了，而且成功怀孕。2018 年底华女士的第一个孩子 5 岁了，这次她来找何老师，是苦于想响应国家的二胎政策，但是却一直怀不上。何老师从她的各项症状总结辨证为胞宫虚寒，用中药加减调治了仅一月余，就得知华女士又怀上了。华女士对何老师的医术赞叹不绝，并且满怀希望地在何老师这里喝中药保胎，还学会了"用一盅糯米黏住胎儿"的保胎小方法。

怀胎十月慈母心，二胎顺利诞下后，华女士出现了严重的产后症状，不仅汗出如雨，全身酸痛，而且情绪一度十分低沉抑郁，她婆婆在一旁也十分心疼焦急。何老师自始至终都耐心开导，细心安慰，并为华女士开具了疏肝解郁的中药。于是就出现了文章开头华女士抱着二胎宝宝进来送锦旗的场面，欣喜与感激之情溢于言表。这正如锦旗上所述"送双娇花开富贵，赞医者仁心仁术"。何老师用精湛医术，创造了一个又一个生命的奇迹，谱写了无数动人的诗篇。